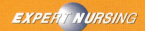

心臓外科
エキスパートナーシング

改訂第4版

監修
龍野勝彦

編集
安藤　誠
三浦稚郁子

南江堂

著者一覧

■ 監　修
龍野　勝彦　　　たつの　かつひこ　　　榊原記念病院特命顧問/タツノ内科・循環器科

■ 編　集
安藤　誠　　　　あんどう　まこと　　　金沢医科大学循環器外科
　　　　　　　　　　　　　　　　　　　（元・榊原記念病院心臓血管外科小児）
三浦　稚郁子　　みうら　ちかこ　　　　地域医療振興協会地域看護介護部
　　　　　　　　　　　　　　　　　　　（元・榊原記念病院看護部）

■ 執筆者（執筆順）
安藤　誠　　　　あんどう　まこと　　　金沢医科大学循環器外科
　　　　　　　　　　　　　　　　　　　（元・榊原記念病院心臓血管外科小児）
井口　信雄　　　いぐち　のぶお　　　　榊原記念病院循環器内科
馬原　啓太郎　　まはら　けいたろう　　榊原記念病院循環器内科
谷崎　剛平　　　たにざき　こうへい　　榊原記念病院循環器内科
鈴木　誠　　　　すずき　まこと　　　　榊原記念病院循環器内科
井上　完起　　　いのうえ　かんき　　　榊原記念病院循環器内科
金　一　　　　　きん　はじめ　　　　　岩手医科大学心臓血管外科学講座
平田　康隆　　　ひらた　やすたか　　　東京大学医学部附属病院心臓外科
細田　徹　　　　ほそだ　とおる　　　　榊原記念病院総合診療部
牟田口有紀　　　むたぐち　ゆき　　　　榊原記念病院看護部/手術看護認定看護師
大竹　丹子　　　おおたけ　あきこ　　　榊原記念病院臨床検査科
山形　泰士　　　やまがた　ひろし　　　榊原記念病院看護部/集中ケア認定看護師
石井　典子　　　いしい　のりこ　　　　榊原記念病院看護部

■ 執筆協力（五十音順）
荒木　郁美　　　　　杉森　邦夫　　　　　長谷川　克己
石川　隆尉　　　　　曽根　慎一　　　　　林田　直樹
維田　隆夫　　　　　高井　孝子　　　　　松尾　浩三
大滝　英二　　　　　高尾　あや子　　　　宮崎　彰
大野　加代子　　　　高橋　幸宏　　　　　村山　博和
加瀬川　均　　　　　永野　敏昭　　　　　山口　悦子
熊谷　由美子　　　　中村　精岳　　　　　山田　みどり

監修の序

このたび『心臓外科エキスパートナーシング』の改訂第4版が刊行されました．1990年，本書の初版が世に出たとき，当時の大分医科大学第二外科の調 __ 治教授が書評の中で，「この本はやがて版を重ねて読み継がれるであろう」と述べられていました．その言葉どおり本書はその後版を重ね，2004年12月には改訂第3版が刊行されました．それから十数年経過して，このたび南江堂から再改訂の話がありましたが，私自身の手で本書を改訂することは不可能になってしまいました．そこで榊原記念病院の安藤 誠心臓血管外科部長（当時）と三浦稚郁子看護部長（当時）に話をしたところ，快く編集を引き受けて下さり，榊原記念病院を中心とした方々の手で再版されることになりました．内容が一新され，図もカラー化されてみやすくなったのは誠に嬉しいことです．願わくば，本書が全国の看護関係の皆様，とりわけ心臓血管外科の看護に関心を持っておられる看護学生の方々にお読みいただければ幸いと考えます．

2019年3月

龍 野 勝 彦

改訂第4版の序

　『心臓外科エキスパートナーシング』の初版が発刊されたのが1990年，それから実に30年近くの年月が経ちました．私が医師となったのが1991年ですが，実は仕事を始めて最初に購入したのがこの書でした．もともと名前のとおり看護師向けに発行されたものでしたが，内容の充実度から領域を越えて医師の間でも評判となっていました．当時，医師になりたての私にとって最も必要であったのは実践的でしかもよくまとまった書であり，この『心臓外科エキスパートナーシング』はまさにうってつけの書であったのです．また，今では本書が看護教諭の間で広く読まれているという事実からも，一般看護師向けの書の範疇を越えた特異な立場に立った書であることが分かります．

　今回，本書の原編者である龍野勝彦先生より編者のバトンを受け取ることとなりました．龍野先生は私の所属していた榊原記念病院における恩師です．今回そのこともあり，原点回帰して，一部を除きほぼ榊原記念病院で現在勤務している医師，看護師に執筆をお願いしました．内容も榊原記念病院の現場で実践されている診療がそのまま伝わるような構成となっています．また，とくに今回からはイラストもカラー化し，さらに各疾患にその要旨（Minimum Essentials）を付記してより読者に親しみやすい構成となるよう工夫しています．内容も，従来のものに加え，心筋再生医療などの最新の循環器関連の知見を盛り込むこととしました．

　今回の発刊に際しては，榊原記念病院の医師，看護師の方に加え，わが施設では実施していない心臓移植などに関しては東京大学平田康隆先生にも寄稿していただきました．また，南江堂の担当者の方々にも常に迅速に編集作業のご対応をいただき，あわせてここに感謝の意を表させていただきます．

2019年3月

安藤　誠

初版の序

　榊原記念病院が開設されてから12年たちました．医療のほかの分野と同様，心臓外科の技術も急速に進歩しており，この12年間に私たちの職場にも膨大な知識が蓄積されました．

　本書は私たちが積み重ねてきたルーチンワークをまとめたものですが，そのすべてを一冊の本におさめることは到底不可能です．ここではその中から，心臓外科で働いている若手医師や看護婦，検査技師，臨床工学技士が毎日見聞きしている，ごく基本的な事柄を記載しました．

　本文については図や表を中心に述べましたので，心臓外科を専門としていない読者の方にはかなり説明不足の面があるかもしれません．他の心臓外科学，心臓病学の教科書と合わせて，この小書をお使いいただければ幸いです．また文を簡略化するために著者の独断で，混乱が生じない程度に疾患名から「症」を，手術名から「術」を省略しました．ご諒承いただきたいと存じます．

　執筆にあたって，林　孝和医師（現，林クリニック院長），山崎　絆総婦長，安藤恵美子婦長，坂爪三代治検査技師長にマニュアルの作成と整理をお願いしました．これらの方々からは早々に原稿をいただき，それを見ながら私が書き始めたのが5年前のことです．2年前に最後の項を書き終えましたが，その時すでに初めの頃に書いたところが一部古くなっていました．そこで校正の段階で，古い部分はできるだけ新しい内容に書き直しましたが，まだ十分とはいえません．これはひとえに著者の筆の遅さに責任があることです．

　また本書の発刊にさいしては，南江堂の皆様に言葉で表せないくらいお世話になりました．心から感謝の意を表す次第です．

　1990年5月

龍 野 勝 彦

目　次

1章　心臓手術に必要な基礎知識　　1

1. 心臓・大血管の構造と機能 …………………………………………… 安藤　誠　1
　1）心臓・大血管の構造 …………………………………………………………… 1
　2）刺激伝導系 ……………………………………………………………………… 11
2. 心臓病の診断と内科的治療 ……………………………………………………… 14
　1）診断の進め方と一般検査 ………………………………………… 井口　信雄　14
　2）心音，心電図，胸部X線撮影 …………………………………… 馬原啓太郎　16
　3）心エコー ………………………………………………………… 馬原啓太郎　21
　4）ホルター心電図 …………………………………………………… 谷崎　剛平　28
　5）負荷試験 …………………………………………………………… 井口　信雄　31
　6）心臓核医学検査 …………………………………………………… 井口　信雄　35
　7）心臓カテーテル …………………………………………………… 鈴木　誠　38
　8）電気生理検査 ……………………………………………………… 谷崎　剛平　53
　9）カテーテルアブレーション ……………………………………… 谷崎　剛平　56
　10）カテーテルインターベンション ………………………………… 鈴木　誠　61
　11）ペースメーカ治療 ………………………………………………… 井上　完起　69
　12）植込み型除細動器 ………………………………………………… 井上　完起　77
3. 心臓・大血管手術の基礎 ……………………………………………… 安藤　誠　82
　1）心臓・大血管手術の進め方 …………………………………………………… 82
　2）開　胸 …………………………………………………………………………… 83
　3）人工心肺 ………………………………………………………………………… 86
　4）閉　胸 …………………………………………………………………………… 109

2章　心臓・大血管疾患の種類と治療　　113

1. 先天性心疾患 …………………………………………………………… 安藤　誠　114
　1）大血管の異常 …………………………………………………………………… 114
　2）非チアノーゼ性心疾患 ………………………………………………………… 129
　3）チアノーゼ性心疾患 …………………………………………………………… 155
2. 後天性心疾患 …………………………………………………………… 金　一　184
　1）心臓弁膜症 ……………………………………………………………………… 184
　2）冠動脈疾患 ……………………………………………………………………… 195
　3）大血管疾患 ……………………………………………………………………… 203
　4）その他の心疾患 ………………………………………………………………… 213
3. 補助循環と補助人工心臓 ……………………………………………… 平田　康隆　220
　1）補助循環 ………………………………………………………………………… 220
　2）補助人工心臓（VAD） ………………………………………………………… 223

4．心臓移植 ……………………………………………… 平田　康隆　227
5．最新の心臓外科 ……………………………………… 細田　　徹　231

3章　心臓・大血管手術の患者管理と看護　235

1．手術前の患者管理と看護 …………………………………………… 235
　1）術前検査 ……………………………………………… 牟田口有紀　235
　2）血液の準備 …………………………………………… 大竹　丹子　236
　3）手術説明 ……………………………………………… 牟田口有紀　241
　4）手術前の患者管理 …………………………………… 牟田口有紀　245
　5）術前処置 ……………………………………………… 牟田口有紀　246
2．手術室での患者管理と看護 ………………………… 牟田口有紀　249
3．集中治療室での術後患者管理と看護 ……………… 山形　泰士　282
4．一般病棟での術後患者管理と看護 ………………… 石井　典子　349
5．手術前後の患者の安全管理 ………………………… 石井　典子　364

4章　心臓手術の歴史　安藤　誠　371

索　引 …………………………………………………………………… 379

1章 心臓手術に必要な基礎知識

1 心臓・大血管の構造と機能

1）心臓・大血管の構造

　心臓および大血管の構造と機能を述べる．ここでは解剖学用語とは異なり，心臓外科医が日常使用している名称を採用した．また解剖学用語は一部 Anderson & Becker の著書[1]を参考にした．

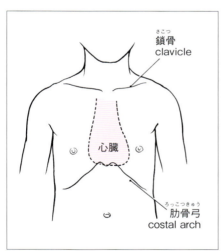

図1-1　体表面からみた心臓の輪郭

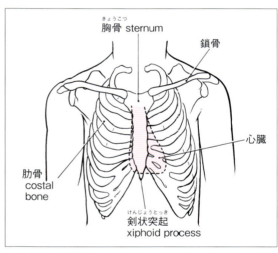

図1-2　胸郭内の心臓の位置

---

[1] Anderson RH, Becker AE：Cardiac Anatomy：an integrated text and colour atlas, Gower Medical Publ., London, 1980（堀 原一監訳：心臓解剖カラーアトラス，南江堂，東京，1986）

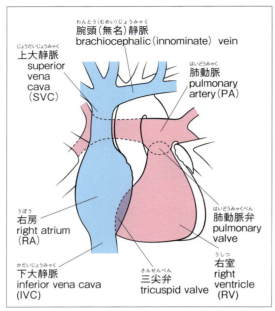

図1-3　右心系のつながり方（正面）

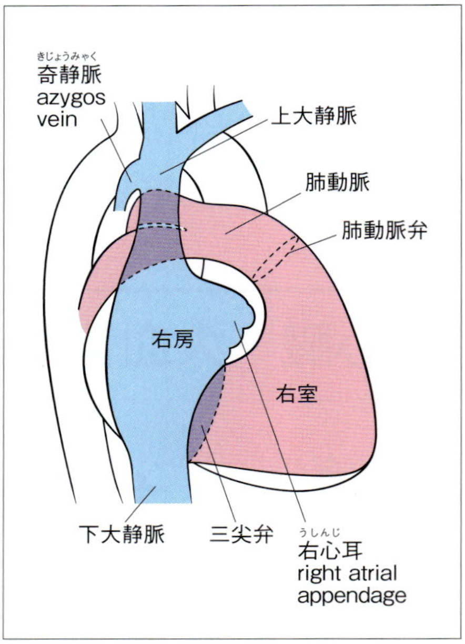

図1-4　右心系のつながり方（側面）

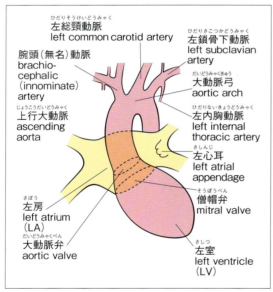

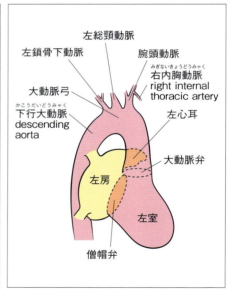

図1-5　左心系のつながり方（正面）

図1-6　左心系のつながり方（側面）

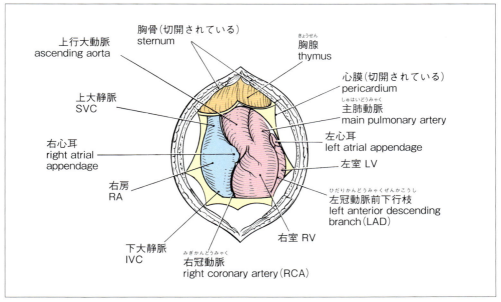

図1-7 胸骨正中切開でみえる心臓の前面

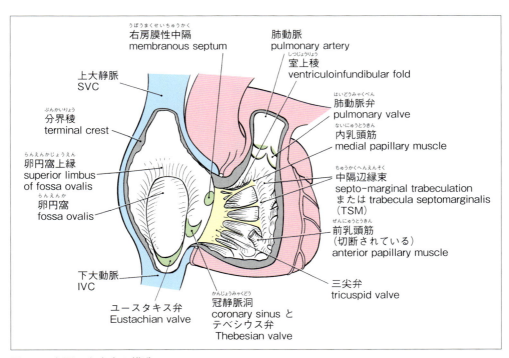

図1-8 右房・右室内の構造

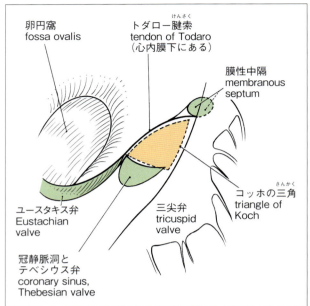

図1-9　冠静脈洞周辺の解剖（Anderson & Becker）
冠静脈洞から膜性心室中隔に至るコッホの三角には房室伝導路があって，心臓外科解剖上きわめて重要なところである．房室伝導路については図1-25〜28に詳述する．

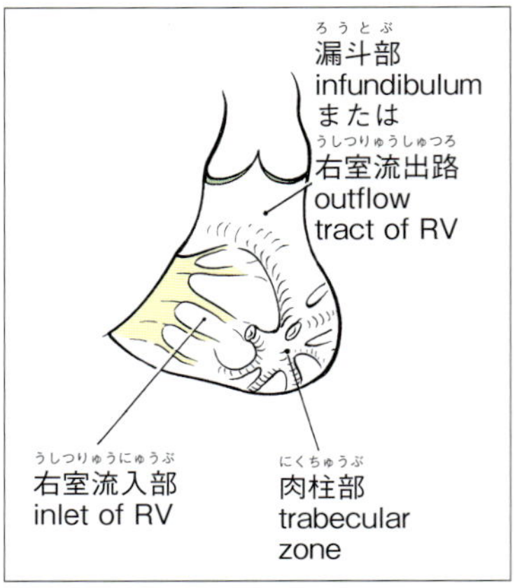

図1-10　右室内の名称

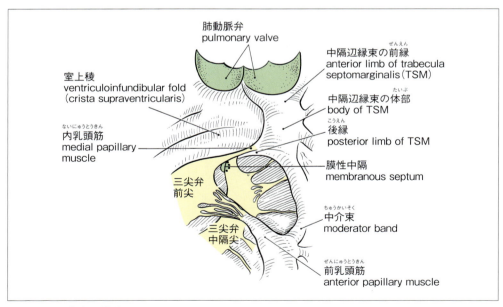

図1-11　右室内の構造

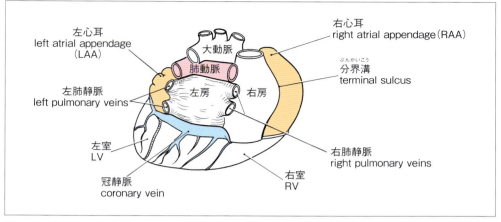

図1-12 心臓後面と左房

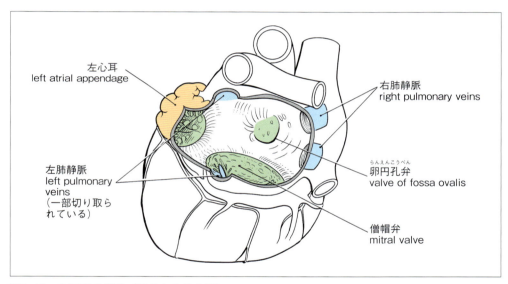

図1-13 左房内の構造（後ろからみた図）

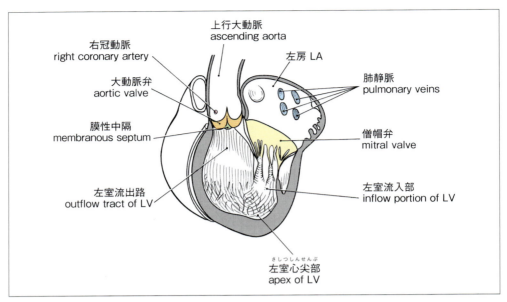

図1-14 左房,左室,大動脈のつながり(左側面からみた図)

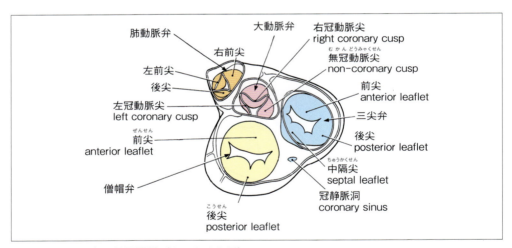

図1-15 4つの弁の位置関係(上からみた図)
肺動脈弁は左前方,大動脈弁はその右後方,三尖弁は右やや前方,僧帽弁は左後方にある.

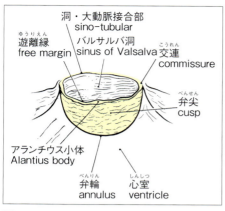

図1-16　大動脈弁，肺動脈弁の構造と名称

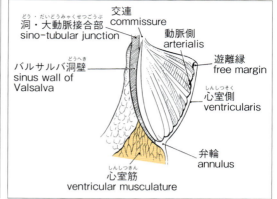

図1-17　大動脈弁，肺動脈弁の縦断面立体像
大動脈弁には横に走る弾性線維がある．

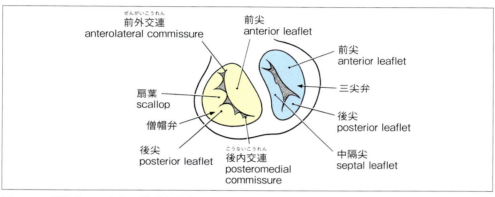

図1-18　僧帽弁，三尖弁の構造と名称
僧帽弁は前尖と後尖に分かれるが，後尖は3つの扇形の分葉に分かれる．三尖弁は前尖，中隔尖，後尖に分かれる．

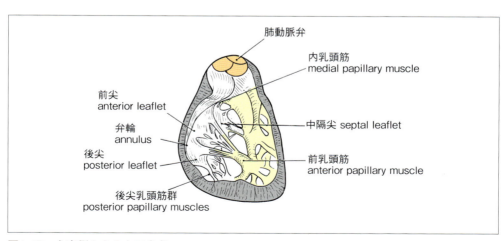

図1-19　右室側からみた三尖弁

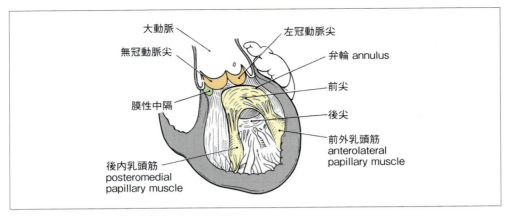

図1-20 左室側からみた僧帽弁

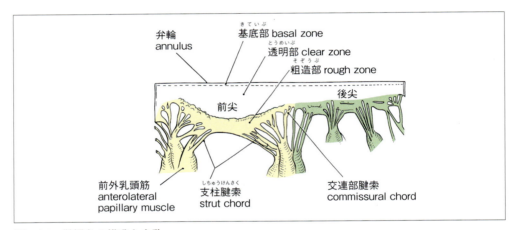

図1-21 僧帽弁の構造と名称
透明部は薄く,平滑な表面をしているが,粗造部はやや厚く,表面が凸凹している.支柱腱索は弁尖の最も重要な腱索である.

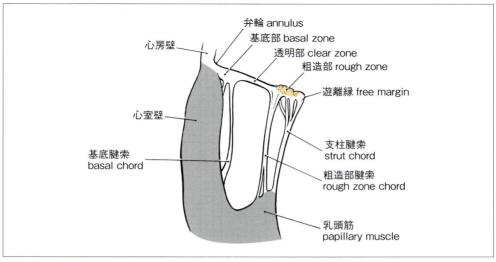

図1-22 僧帽弁の断面と名称

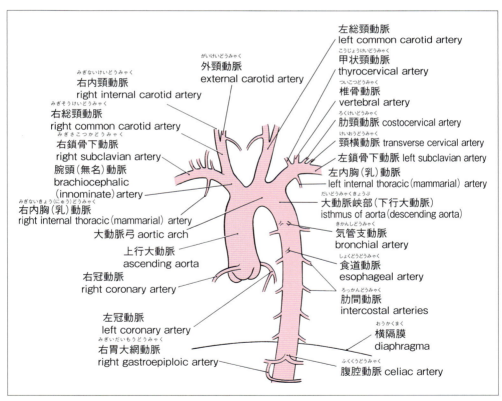

図1-23 胸腹部大動脈とその分枝

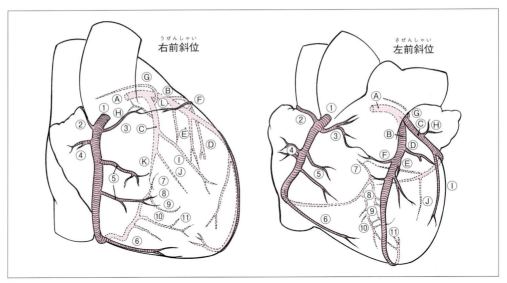

図1-24　冠動脈

〔右冠動脈〕
① 右冠状動脈　right coronary artery（RCA）
② 洞房結節枝　artery to the sinoatrial node
③ 右円錐枝　right conus branch
④ 右房枝　right atrial branch
⑤ 前右室枝　anterior right ventricular branch
⑥ 鋭縁枝　acute marginal branch
⑦ 房室結節枝　artery to the atrioventricular node
⑧ 十字　crux
⑨ 後左室枝　posterior left ventricular branch
⑩ 後下行枝　posterior descending branch（PD）
　（後室間枝）　(posterior interventricular branch)
⑪ 後中隔枝　posterior septal branches

〔左冠動脈〕
Ⓐ 左主幹部　left main trunk（LMT）
Ⓑ 前下行枝　anterior descending branch（LAD）
　（前室間枝）　(anterior interventricular branch)
Ⓒ 左回旋枝　left circumflex branch（LCX）
Ⓓ 対角枝　diagonal branch（DB）
Ⓔ 中隔枝　septal branch（SB）
Ⓕ 左円錐枝　left conal branch
Ⓖ 洞房結節枝　sinoatrial branch
　　　　　　（左冠動脈支配のとき）
Ⓗ 左房枝　left atrial branches
Ⓘ 鈍縁枝　obtuse marginal branch（OM）
Ⓙ 後側方枝　posterolateral branch

1 心臓・大血管の構造と機能

2）刺激伝導系

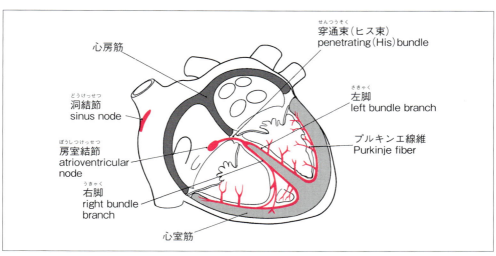

図1-25　刺激伝導系
洞 結 節：右心房の外側上方．
房室結節：右心房の三尖弁中隔尖弁輪のすぐ上にある．
穿 通 束：ヒス束のことで，房室間の線維輪を通して左右の脚につながる．

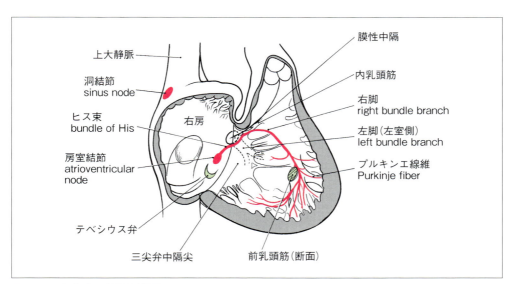

図1-26　右心系の刺激伝導系

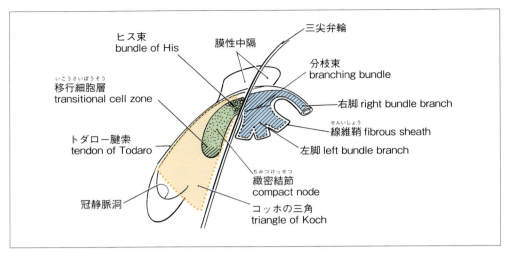

図1-27　房室結節から左右脚にかけての模式図
冠静脈洞の上前方でトダロー腱索と三尖弁輪に囲まれた部分をコッホの三角といい，房室結節とヒス束がここにある．房室結節は移行細胞層と緻密結節からなり，ヒス束を通していったん心室側に移行し，左脚を出したのち右脚となって右室側に出る．

[Davies MJ, et al：The Conduction System of the Heart, p24, Butterworths, London, 1983 より作成]

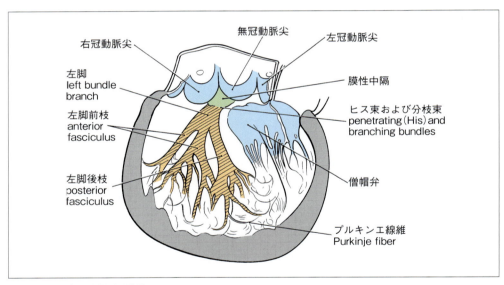

図1-28　左室の刺激伝導系

表1-1 Rawlatt の正常弁口径の基準

体表面積 (m²)	僧帽弁 (mm)	三尖弁 (mm)	大動脈弁 (mm)	肺動脈弁 (mm)
0.25	11.2	13.4	7.4	8.4
0.30	12.6	14.9	8.1	9.3
0.35	13.6	16.2	8.9	10.1
0.40	14.4	17.3	9.5	10.7
0.45	15.2	18.2	10.1	11.3
0.50	15.8	19.2	10.7	11.9
0.60	16.9	20.7	11.5	12.8
0.70	17.9	21.9	12.3	13.5
0.80	18.8	23.0	13.0	14.2
0.90	19.7	24.0	13.4	14.8
1.0	20.2	24.9	14.0	15.3
1.2	21.4	26.2	14.8	16.2
1.4	22.3	27.7	15.5	17.0
1.6	23.1	28.9	16.1	17.6
1.8	23.8	29.1	16.5	18.2
2.0	24.2	30.0	17.2	18.0

小児の心内修復術を行う際，参考となる．
近似標準偏差：僧帽弁；＜0.3 m²±1.9，＞0.3 m²±1.6，
　　　　　　　三尖弁；＜1.0 m²±1.7，＞1.0 m²±1.5

[Stark J, de Leval M：Surgery for Congenital Heart Disease, Grune & Stratton, London, p471, Table 36.4, 1983／Rawlatt UF, Rimoldi HJA, Lev M：The quantitative anatomy of the normal child's heart. Pediat Clin North Am **10**：499-588, 1963 より作成]

2 心臓病の診断と内科的治療

1) 診断の進め方と一般検査

　心臓病の診断において，問診による病歴聴取と採血などによる一般状態の把握は基本となる．とくに問診では以下を念頭に置きながら行うことが大切である．

・どのような症状がいつから，どんなときに起こり，そして増悪しているのか？
・これまでの経緯（健診での異常や既往歴）
・近親者に心臓病罹患者はいないのか（家族歴）
・腎臓病や肺疾患はないのか（鑑別診断）

　この中で，心不全症状に関してはNYHA心機能分類（**表1-2**），不安定狭心症に関してはBraunwald分類（**表1-3**）などを用いて客観的に評価する．

　また一般検査としての採血項目は，通常の血算，生化学検査や尿検査に加えて，以下の検査などを必要に応じて行う必要がある．

・動脈血液ガス分析
・凝固能検査（PT-INR, トロンボテスト, FDP, フィブリノーゲンなど）
・甲状腺機能検査（TSH, FT3, FT4など）
・内分泌検査〔血清レニン活性（RA）, 血中アルドステロン濃度など〕
・心不全バイオマーカー（BNP, NT-proBNPなど）
・心筋梗塞バイオマーカー（CK-MB, トロポニンT, HFABPなど）

表1-2　NYHA（New York Heart Association）心機能分類

Ⅰ　心疾患はあるが身体活動に制限はない.
　日常的な身体活動では著しい疲労,動悸,呼吸困難あるいは狭心痛を生じない.

Ⅱ　軽度ないし中等度の身体活動の制限がある.安静時には無症状.
　日常的な身体活動で疲労,動悸,呼吸困難あるいは狭心痛を生じる.

Ⅲ　高度な身体活動の制限がある.安静時には無症状.
　日常的な身体活動以下の労作で疲労,動悸,呼吸困難あるいは狭心痛を生じる.

Ⅳ　心疾患のためいかなる身体活動も制限される.
　心不全症状や狭心痛が安静時にも存在する.わずかな労作でこれらの症状は増悪する.

NYHA心機能分類とはニューヨーク心臓協会（New York Heart Association）が作成し,身体活動による自覚症状の程度により心疾患の重症度を分類したもので,心不全における重症度分類として広く用いられている.classⅡはさらにclassⅡs：身体活動に軽度制限のある場合,classⅡm：身体活動に中等度制限のある場合に分類される.
［Yancy CW, et al：2013 ACCF/AHA guideline for the management of heart failure：a report of the American College of Cardiology Foundation/American Heart Association Task Force on practice guidelines. Circulation 128：e240-e327, 2013 より引用］

表1-3　不安定狭心症の Braunwald 分類

〈重症度〉
ClassⅠ：新規発症の重症または増悪型狭心症
・最近2カ月以内に発症した狭心症
・1日に3回以上発作が頻発するか,軽労作にても発作が起きる増悪型労作狭心症.安静狭心症は認めない.
ClassⅡ：亜急性安静狭心症
・最近1カ月以内に1回以上の安静狭心症があるが,48時間以内に発作を認めない.
ClassⅢ：急性安静狭心症
・48時間以内に1回以上の安静時発作を認める.

〈臨床状況〉
Class A：二次性不安定狭心症（貧血,発熱,低血圧,頻脈などの心外因子により出現）
Class B：一次性不安定狭心症（Class Aに示すような心外因子のないもの）
Class C：梗塞後不安定狭心症（心筋梗塞発症後2週間以内の不安定狭心症）

〈治療状況〉
1）未治療もしくは最小限の狭心症治療中
2）一般的な安定狭心症の治療中（通常量のβ遮断薬,長時間持続硝酸薬,Ca拮抗薬）
3）ニトログリセリン静注を含む最大限の抗狭心症薬による治療中

［Braunwald E：Unstable angina. A classification. Circulation 80：410-414, 1989 より引用］

2 | 心臓病の診断と内科的治療

2) 心音，心電図，胸部 X 線撮影

A 心音，心雑音

心音はⅠ音・Ⅱ音・Ⅲ音・Ⅳ音を，胸骨縁第2〜4肋間，心尖部，胸骨正中部などで，強度・性質・分裂の有無などについて聞き分ける（**図1-29**，**図1-30**）．心雑音は収縮期か拡張期か，部位，性質，Levine（レバイン）分類による強度（**表1-4**）について調べる．

B 心電図

心電図は12誘導［Ⅰ，Ⅱ，Ⅲ，aVR，aVL，aVF，V1〜V6，場合によってはV3R，V4R，

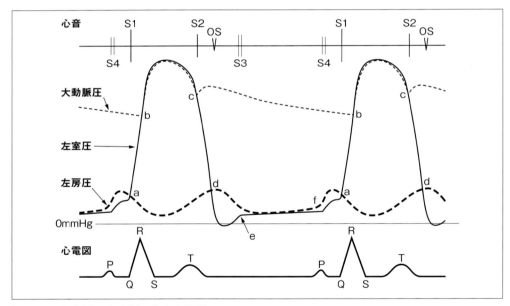

図1-29　心内圧・心時相・心音の関係
a-b：等容収縮期，b-c：駆出期，c-d：等容拡張期，d-e：急速流入期，e-f：緩徐流入期，f-a：心房収縮期．
　　a点：左室圧が左房圧を越える．僧帽弁閉鎖→Ⅰ音（S1）に一致．
　　b点：左室圧が大動脈圧より高くなる．大動脈弁開放に一致．
　　c点：左室収縮が終了し，左室圧が大動脈圧より低くなる．大動脈弁閉鎖→Ⅱ音（S2）に一致．
　　d点：左房圧が左室圧より高まる．僧帽弁開放→僧帽弁開放音（OS）に一致．
　　e点：左房から左室への急速な血液流入による急峻な左室圧上昇．Ⅲ音（S3）に一致．
　　f点：左房収縮開始．左房圧上昇しⅣ音（S4）発生．
Ⅰ音（S1）・Ⅱ音（S2）以外の心音は過剰心音（extra-sound）と呼ばれ，多くは病的状態で聴取される（正常小児でもⅢ音が聴取されることがある）．

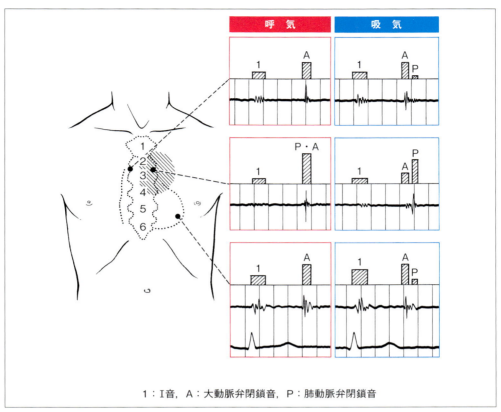

1：I音，A：大動脈弁閉鎖音，P：肺動脈弁閉鎖音

図1-30　心音の部位，呼吸による相違（Ravin による）

表1-4　心雑音の強度の分類（Levine 分類）

I度	faintest	やっと聴診しうる程度のごく弱い雑音．聴診器を当て，耳が慣れてから雑音の存在が分かる
II度	slight	軽度の雑音，聴診器を当ててただちに心雑音の存在が分かる
III度	moderate	中等度の雑音
IV度	loud	強い雑音
V度	very loud	非常に強い雑音．聴診器を胸壁から離すと聴こえなくなる
VI度	extremely loud	聴診器を胸壁から離してもなお聴こえるきわめて強い雑音

I〜III度では胸壁上でスリル（thrill）を触れないが，IV〜VI度ではスリルを触れる．

V_7も（図1-31）］を記録する．心電図波形は図1-32に示すように，各部位に電気伝導に従って，P, Q, R, S, Tの名称が付けられている．心電図は12誘導すべてについて，P波形，PQ間隔，QRS波形，ST，T波形，QT間隔などについて調べる．心臓は洞結節から規則的な刺激を出している．この刺激は心房に伝わり，房室結節→ヒス束→右脚・左脚へと興奮が伝わる．このような心房から心室までの正常なリズムを洞調律という．

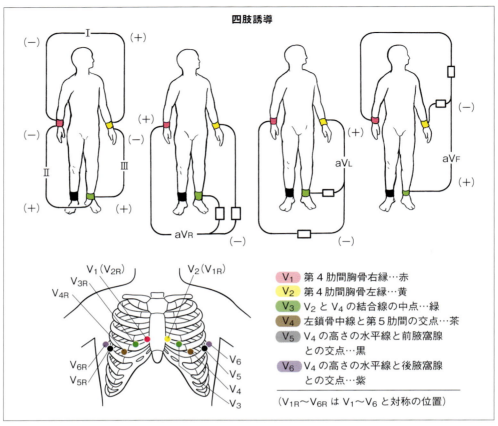

図1-31 心電図の電極の付け方

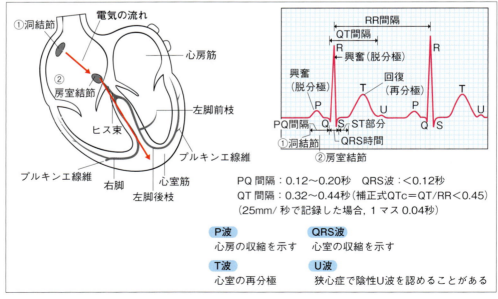

図1-32 心臓内の電気伝導と心電図各部の名称

a．心電図の読み方のポイント

① RR 間隔
- 心拍数の正常は 50〜100 bpm（濃いマス目で 3 マスから 6 マス分）.
- 整か不整か（絶対不整は心房細動を疑う）.

② P 波
- II 誘導か V1 誘導で P 波を探す.
- 洞調律では I・II・aVF・V3〜V6 誘導で陽性，aVR 誘導で陰性である.
- II（III）誘導で高さ 2.5 mm 以上なら右房負荷.
- V1 誘導で幅と深さが 1 mm 以上なら左房負荷.
- P 波がみえないとき：
  基線が細かく震え，RR 不整なら心房細動.
  ギザギザのノコギリのような基線で RR 整なら心房粗動.

③ PQ 間隔
- 正常は 3 mm（=0.12 秒）〜5 mm（=0.2 秒）.
- 第 1 度房室ブロックでは PQ 間隔は延長しているが一定であり，房室伝導の途絶もない.
- 第 2 度房室ブロックでは，Wenckebach 型房室ブロックは PQ 間隔が徐々に延長した後に房室伝導が途絶するのに対して，Mobitz II 型では PQ 間隔は一定であり，その後突然房室伝導が途絶する.

④ QRS 波
- 軸：I および II 誘導で R＞S であれば正軸.
  I 誘導で R＜S なら右軸偏位，II 誘導で R＜S なら左軸偏位.
  移行帯（R/S=1 となる誘導）は V2-3 〜 V4-5の間にあれば正常.
- 幅：II 誘導で 2.5 mm（=0.1 秒）未満であれば正常.
  脚ブロック，変行伝導，WPW 症候群，心室ペーシング，心室不整脈で拡大.
- 高さ：$SV_1 + RV_{5 or 6} > 35$ mm で左室高電位.
- 異常 Q 波：幅 1 mm 以上，深さが R の 1/4 以上（III・aVF・V1誘導以外で）.
  完成した心筋梗塞を示唆する.

⑤ ST-T
- 基本は等電位線レベルが正常.
- ST 上昇は心筋梗塞，心外膜炎に注意（胸痛の有無が重要）. その他，たこつぼ型心筋症，ブルガダ症候群，早期再分極など.
- 胸痛＋ST 低下は狭心症を疑う.
- 陰性 T 波は，心筋虚血，心肥大，電解質異常（低カリウム／カルシウム／マグネシウム血症）など.

⑥ QT 間隔
- $QTc = QT/\sqrt{RR} = 0.35〜0.44$ 秒が正常.
- T 波の終点が RR 間隔の 1/2 を越えていると明らかな QT 延長.

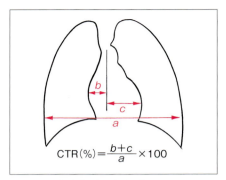

図1-33　心胸郭比の測り方

・ほとんどが二次性で，低カリウム血症，薬剤性（マクロライド系抗菌薬，ヒスタミン H_2 受容体拮抗薬など）が多い．

b．心拍数の測定

標準心電図では記録速度が 25 mm/秒 であるから，心電図上の RR 間隔を測り，

$$心拍数/分（bpm）= \frac{1,500}{RR\ 間隔（mm）}$$

の式に代入する．最近は多くの心電図で自動的に計算される．

C 胸部 X 線撮影

胸部 X 線写真では，心臓大血管，肺動脈，肺静脈，気管，気管支，肺，肋間，胸郭，横隔膜，上腹部臓器などについて，その形や位置，大きさなどを調べ，心胸郭比（CTR）を計算する．

CTR の測り方は図1-33 に示した．CTR は，1 回の測定値よりもその変化に意味があるので，経時的な記録が必要である．

2 | 心臓病の診断と内科的治療

3) 心エコー

A 表示方法

エコー（超音波）画像には，一般的に，画像表示としてはMモードと断層法が，血流表示としてはドプラ法があり，それらが組み合わされて使用されている．

a．Mモード

1本のエコービーム上のエコー輝度の動きを経時的に表示した画像で，縦方向は距離，横方向は時間軸である．壁厚や内径の計測および弁・壁運動の時相分析に使用される．

b．断層法

多数のエコービームを扇型に投射し，二次元すなわち断層像をリアルタイムに描出するもので，Bモードまたは2Dエコー（two-dimensional echocardiography：2DE）とも呼ばれる．機器の進歩により描出フレーム数が増加し鮮明な画像が得られるようになったことから，壁厚や内径の計測はMモードでなく断層図上で行われる傾向にある（図1-34）．

c．ドプラ法

動く物体に音波が反射する際に，動体速度に応じて周波数が変化するドプラ現象を利用して，血流速度を計測する方法である．血流速度波形の表示法には，縦軸に血流速度，横軸に時間軸で表すMモードドプラと，プローブに近づく血流を赤色系で，遠ざかる血流を青色系で断層図上に表示するBモードカラードプラがある．最近では，心筋の移動速度を表示する組織ドプラ（tissue Doppler）も利用されている．

B 経胸壁心エコー

前胸壁肋間にプローブを当てて撮像する方法（transthoracic echocardiography：TTE）で，一般に行われている心エコーのことである．Mモード，断層法およびドプラ法を用いて観察・計測する項目を次に示す．

a．形態診断

心室径，心房径，血管径，心室壁厚をMモードまたは断層像から計測し，拡大・縮小や，肥厚・菲薄化が診断される．弁の断層図からは弁口開放制限や狭窄，弁尖接合異常または逸脱，弁および腱索の肥厚・癒合・短縮・石灰化を判定する．また心臓内外の異常構造物があれば，それが血栓・腫瘍・疣贅（ゆうぜい）・心嚢液・血腫・形成異常か鑑別する必要がある．

b．心機能評価

心エコーで評価しうる心機能指標として，左室収縮能では，左室局所壁運動と短径短縮率および左室駆出率があり，左室流入血流などから求めた左室拡張能（後述）が挙げられる．

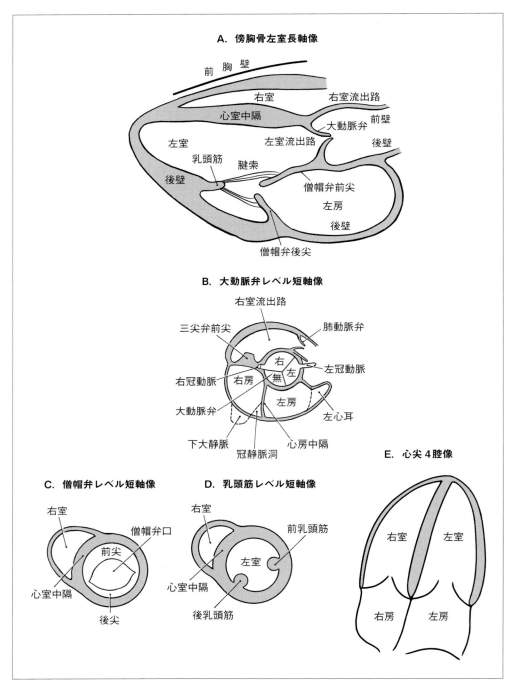

図1-34　断層心エコー法の基本断面

　左室局所壁運動は，収縮期の壁厚増大の程度で分類され，50％以上の増大率を示す正常壁運動を normokinesis, 15％から50％未満に低下しているものを hypokinesis, 15％未満のものを akinesis, 収縮期に外方にふくらみ壁菲薄化がみられるものを dyskinesis とし，左室壁局所ごとに壁運動の程度を評価している．左室壁局所の表示法には一般的に**図1-35**

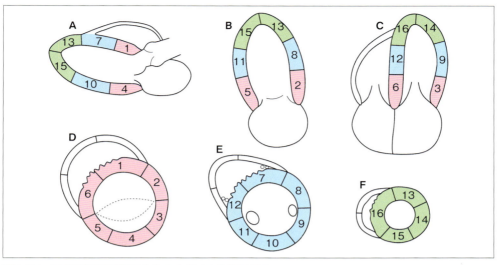

図1-35 局所壁運動評価のための左室16分画モデル

A：傍胸骨3腔像
B：心尖2腔像
C：心尖4腔像
D：心基部短軸像
E：中央部短軸像
F：心尖部短軸像

1：心基部前中隔
2：心基部前壁
3：心基部側壁
4：心基部後壁
5：心基部下壁
6：心基部下中隔
7：中央部前中隔
8：中央部前壁

9：中央部側壁
10：中央部後壁
11：中央部下壁
12：中央部下中隔
13：心尖部前壁
14：心尖部側壁
15：心尖部下壁
16：心尖部中隔

[American Society of Echocardiography Committee on Standards. Recommendations for quantification of the left ventricle by two-dimensional echocardiography. Am Soc Echocardiogr 2：358-367, 1989 より作成]

表1-5 左室径による左室収縮能指標の求め方

短径短縮率	$\%FS = \dfrac{LVDd - LVDs}{LVDd} \times 100$
左室駆出率	$LVEF = \dfrac{LVEDV - LVESV}{LVEDV} \times 100$
Pombo法	$LVEDV = \dfrac{\pi}{3} \times LVDd^3 \quad LVESV = \dfrac{\pi}{3} \times LVDs^3$
Teichholz法	$LVEDV = \dfrac{7}{2.4 + LVDd} \times LVDd^3 \quad LVESV = \dfrac{7}{2.4 + LVDs} \times LVDs^3$

%FS：短径短縮率，LVEF：左室駆出率，LVDd：左室拡張末期径，LVDs：左室収縮末期径，LVEDV：左室拡張末期容積，LVESV：左室収縮末期容積

の左室16分画モデル（American Society of Echocardiography：ASE）が用いられている．

　短径短縮率（% fractional shortening：%FS）は傍胸骨像での左室拡張末期径と左室収縮末期径から算出する．左室駆出率（left ventricular ejection fraction：LVEF）は傍胸骨像から求める方法（Pombo法とTeichholz法）と心尖部像から求める方法（Area-Length法とmodified Simpson法）とがある（表1-5，図1-36）．これらの指標は左室全体の収縮

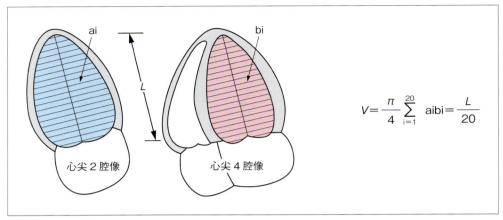

図1-36 modified Simpson 法による左室容積（V）の求め方
modified Simpson 法では，左室を長軸方向に 20 等分し，円盤状に分割された各々の容積を積分して左室容積を求めている．
ai：左室腔を長軸方向に 20 等分した，各レベルでの心尖 2 腔像左室短軸径，bi：同様にした心尖 4 腔像の左室短軸径，L：左室長軸径

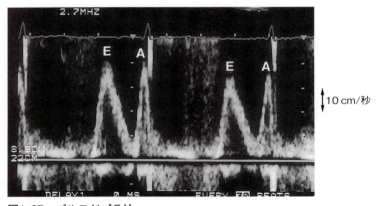

図1-37 パルスドプラ法
左室流入路（経僧帽弁口）血流のパルスドプラによる記録．急速流入を表すE波と左房収縮による流入を示すA波からなる．

能の指標である．短径短縮率は拡張末期左室短軸径に対する収縮による短軸径の変化率であり，駆出率は拡張末期容積に対する1回拍出量の比率として表されている．駆出率では局所壁運動異常による誤差が少ない modified Simpson 法が汎用されている．近年では，3次元エコーを用いて，計算式を用いずに直接的に左室拡張末期容積と左室収縮末期容積を計測する方法も用いられるようになってきている．

c．ドプラ法

パルスドプラを使用して任意の血流速度を記録することができる（**図1-37**）．

血流速度（V）と圧較差（P）との関係は次の簡易ベルヌーイの式

$$P\,(\mathrm{mmHg}) = 4V^2\,(\mathrm{m/sec})$$

で表され，心内圧の推定（**図1-38**）や狭窄弁前後の圧較差計測に使用される．左室流入血

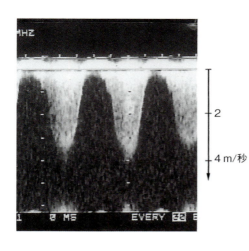

図1-38 連続波ドプラ法による圧の推定
三尖弁逆流の連続波ドプラによる波型を示す．最高流速は 4 m/sec であることから簡易ベルヌーイの式により，$4×4^2≒64$ mmHg の収縮期圧較差があることを示す．右房圧を 10 mmHg と仮定すれば，右室圧は $64+10≒74$ mmHg となる．

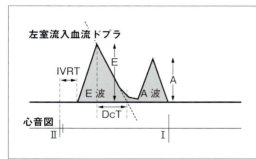

図1-39 左室流入血流波形による左室拡張能指標
左室拡張能が低下すると E/A 比は低下，DcT（E 波減衰時間：decelaration time）は延長，IVRT［等容弛緩（拡張）期：isovolemic relaxation time］は延長する（弛緩異常：abnormal relaxation）．さらに左室壁のコンプライアンスが低下すると，E/A 比は増大，DcT は短縮，IVRT も短縮する（拘束性充満：restrictive filling）．弛緩異常から拘束性充満に移行する過程でE/A 比とDcTが基準値になる偽正常化（pseudonormalization）を呈する時期がある．

［Oh JK, et al：Echo Manual, Little, Brown and Company, 1994 より作成］

流パターンは左室拡張能の評価に利用されている（**図1-39**）．

Bモードカラードプラでは弁逆流重症度評価（**図1-40**）やシャント疾患診断（**図1-41**）が可能となっている．

C 経食道心エコー

屈曲性のあるシャフト先端にプローブを装着した内視鏡様の装置で，食道または胃内に挿入し，心臓断層像を背面または下方から描出する検査法（transesophageal echocardiography：TEE）である．食道が直接心臓に接するために鮮明な心臓断層像が得られる．左右心房内の血栓や腫瘍，大動脈弁・僧帽弁および心房中隔欠損の詳細な診断に有用である．また，胸部大動脈解離の診断や開胸手術の術中検査にも有用である．3次元経食道心エコーを用いることでより詳細に描写できる．僧帽弁形成術や経カテーテル的心房中隔閉鎖術の前には，必須の検査になりつつある（**図1-42**）．

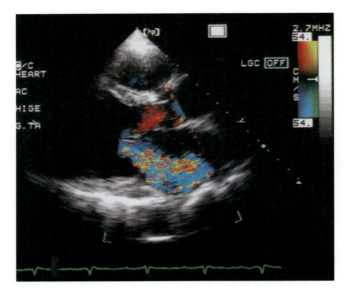

図1-40 カラードプラ法の例
左房内の黄色と緑色のシグナルが僧帽弁逆流を表す.

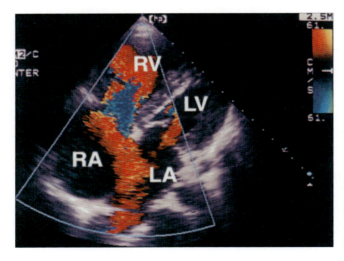

図1-41 Bモードカラードプラ
心房中隔欠損症の左房（LA）から右房（RA）へのシャント血流が描出されている.
LV：左室, RV：右室

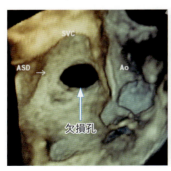
心房中隔欠損

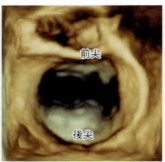
僧帽弁逸脱症（拡張期）

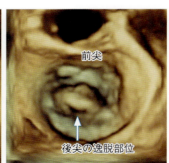
僧帽弁逸脱症（収縮期）

図1-42 3次元経食道心エコー

D 負荷心エコー

　運動または薬物投与中の局所壁運動と安静時のそれとを比較して，障害された心筋（梗塞，虚血）か，正常の心筋かを判定する方法である．これまでは狭心症の診断に用いられてきたが，近年では弁膜症の手術適応を検討する上で重要な検査となってきている．負荷方法は，運動では臥位エルゴメーターやトレッドミル，薬物ではドブタミンが使用されている．

❷ 心臓病の診断と内科的治療

4) ホルター心電図

　心臓は電気的な信号にコントロールされ，血液を全身に循環させるポンプとして働いている臓器である．この電気的な現象を体表面から捉えるのが心電図検査である．長時間記録型の心電図を，考案者の名前からホルター心電図と呼ぶ．

Ⅰ　ホルター心電図の適応

　狭心症や不整脈の発作は，それが起きている最中にのみ，心電図に変化が表れることが多い．長時間連続記録することで，これらの変化を捉えることが，ホルター心電図の適応の一つである．その他，何らかの胸部症状自覚時の心電図波形の変化やリズムの変化のチェック，失神発作時の心電図のドキュメント，不整脈に対する薬物療法やカテーテル治療の効果判定，恒久的ペースメーカなどのデバイス機能のチェックなどに使用される．さらに近年では TWA（T-wave alternans）や加算平均による遅延電位の計測，周期性の心拍変動を用いた睡眠時無呼吸の検査などにも応用されている（表1-6）．

表1-6　ホルター心電図の適応

① 不整脈のチェック
② 症状（失神，動機，胸痛など）時の調律，波形のチェック
③ 心筋虚血のチェック
④ 不整脈治療（薬物療法，アブレーションなど）の効果判定
⑤ ペースメーカ，除細動器の作動状況チェック
⑥ 心電図波形の日内変動のチェック
⑦ その他（加算平均心電図，TWA，周期性心拍変動など）

Ⅱ　実際の検査方法

　電極は胸部の決められた位置に貼付する．日常生活中の記録であり，剥がれにくくする工夫が必要だが，長時間の貼り付けであり，表皮剥離などへの配慮が必要な症例も少なくない．心房波（P 波）が明瞭に記録される NASA 誘導，心室波（QRS 波）や ST 変化が評価しやすい CM5 誘導が多用される．その装着部位を図1-43 に示す．通常検査ではこの 2 つの双極誘導を 24 時間記録するが，目的に応じて 12 誘導記録が可能なものや，24 時間以上の連続記録が可能な機種もある．以前は検査中には入浴やシャワーの使用はできなかったが，最近では防水機能を有する機種も使用可能になっている．検査結果は SD カードなどのメディアに記録され，専用の解析コンピュータを用いて波形変化やリズムチェックが行われる．患者は症状自覚時に日記に記載することになっている．

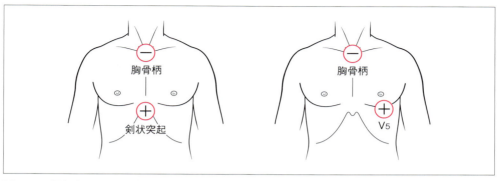

図1-43　電極装着の方法（左：NASA誘導，右：CM5誘導）

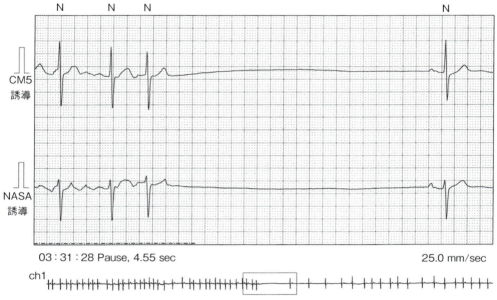

図1-44　心房細動停止時に約4.6秒の洞停止を認める

Ⅲ　ホルター心電図の実例

図1-44では心房細動停止時に約4.6秒の洞停止を認めている．めまい症状の精査で施行した検査で，症状に一致して洞停止が記録された．洞不全症候群と診断され，恒久的ペースメーカ植込み術となった．**図1-45**では著明なST上昇に引き続いて非持続性の心室頻拍が出現している．最下段にはch1（CM5誘導）の圧縮波形があり，繰り返し心室頻拍が起きていることが分かる．冠攣縮性狭心症に対する薬物療法を開始し症状は改善した．診断ならびにその後の薬効評価に，ホルター心電図が有用であった．

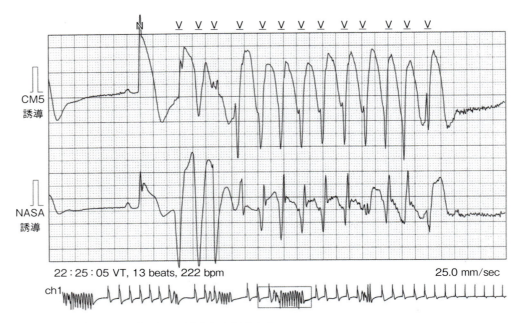

図1-45　ST部分の上昇とそれに続く心室頻拍を認める

Ⅳ　ホルター心電図の解析にあたって

解析時に早急な対応が望ましい所見を**表1-7**に示す．心拍数が180 bpmを超える速い心室頻拍や，危険なタイプの心室期外収縮，著明なQT延長など，致死的不整脈につながる所見はとくに大切である．またペースメーカへの依存が高い症例でのペースメーカ不全や，除細動器の不具合なども危険なサインであり，早急な対応が必要となる．

表1-7　早期の対応が必要な所見

① 症候性の徐脈，3秒以上のRRの延長
② 速い非持続性心室頻拍（180 bpm以上，6連以上）
③ 著明なQT延長
④ 運動時の心室不整脈の増加
⑤ R on T型の心室期外収縮，多形性心室頻拍
⑥ 優位なST変化（上昇発作，低下発作）
⑦ ペースメーカ不全（依存度が高い場合）
⑧ 除細動器の頻回作動

2 心臓病の診断と内科的治療

5） 負荷試験

　心臓病の中には，労作性狭心症のように安静時には症状も心電図変化もみられないものがある．こうしたものは運動や薬物などによって負荷をかけて初めて自覚症状や心電図変化がみられ，診断することが可能となる．

　日常臨床において，負荷試験を行う目的は以下の場合である．

- 狭心症などの心筋虚血の診断
- 心筋バイアビリティ（血行再建により壁運動の改善が期待できるか）の評価
- 不整脈疾患の診断およびリスク評価
- 弁膜症疾患の診断（僧帽弁狭窄症や心機能低下のみられる大動脈弁狭窄症など）

I 負荷方法

　負荷方法としては運動負荷と薬物負荷に分けることができ，それぞれ以下の方法がある．

A 運動負荷（それぞれの特徴を図1-46に示す）

- マスター負荷試験
- トレッドミル運動負荷試験
- エルゴメーター負荷試験

負荷様式	単一定量負荷	多段階負荷	ランプ負荷
実際の方法	マスター負荷試験	トレッドミル エルゴメーター	エルゴメーター
負荷量と時間の関係	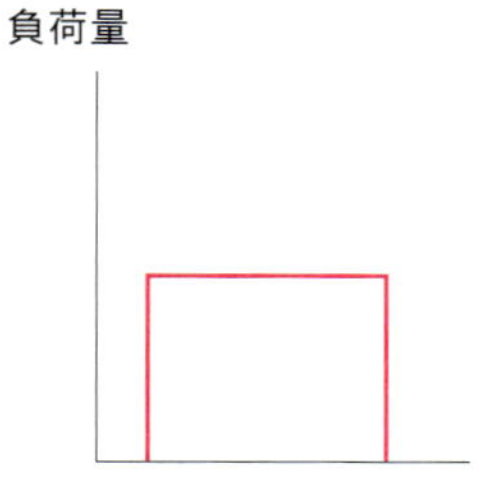 （負荷量：矩形）	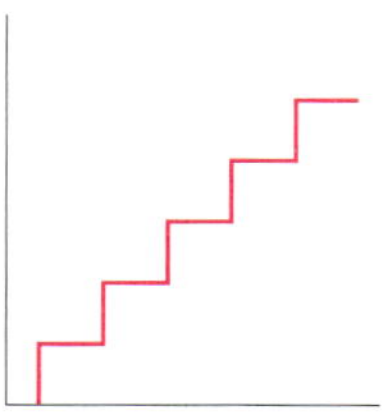 （負荷量：階段状）	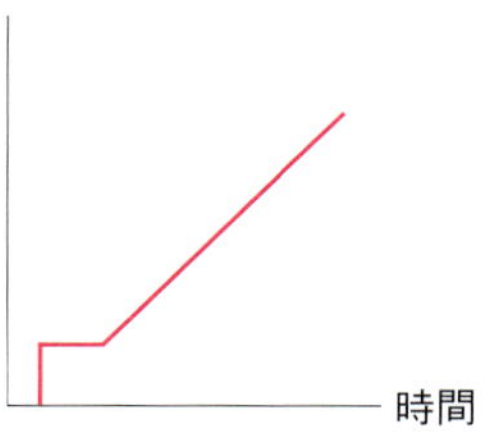 （負荷量：直線増加）
特徴	評価が不安定である	定常状態をつくり，確認しながらできる	負荷に対する反応が分かりやすい

図1-46　運動負荷試験の種類

表1-8 運動負荷試験中止の適応

絶対的適応	① 収縮期血圧が負荷前よりも 10 mmHg 以上低下し，他の虚血所見がある場合
	② 中等度から高度の狭心痛
	③ 神経症状増強（運動失調，めまい，near-syncope）
	④ 循環不良所見（チアノーゼ，蒼白）
	⑤ 心電図，血圧のモニタリング不能
	⑥ 患者からの中止希望
	⑦ 持続性心室頻拍
	⑧ 正常 Q 波がない誘導（V1 または aVR 以外）での 1 mm 以上の ST 上昇
相対的適応	① 収縮期血圧が負荷前よりも 10 mmHg 以上低下するが，他に虚血所見がない場合
	② 強い ST 低下（2 mm 以上の水平型または下降型 ST 低下）または著明な軸変位
	③ 多源性または 3 連性心室期外収縮，上室頻拍，心ブロック，徐脈など
	④ 疲労，息切れ，喘鳴，下肢こむら返り，跛行（はこう）
	⑤ 脚ブロック，心室内伝導遅延が心室頻拍と鑑別できないとき
	⑥ 胸痛の増大
	⑦ 高血圧反応（拡張期血圧 250 mmHg 以上または拡張期血圧 115 mmHg 以上）

[Gibbons RJ, et al：ACC/AHA guidelines for exercise testing：exclusive summary. A report of the American College of Cardiology/American Heart Association Task Force on Practice Guidelines (Committee on Exercise Testing). Circulation **96**：345-354, 1997 より作成]

　運動負荷に際しては，どのくらいまで負荷をかければいいのか，ある程度の目標が必要である．通常，心電図，血圧をモニターしながら目標心拍数を設定して行う．

最大心拍数：運動量を漸増させても，それ以上心拍数が増加しない最大運動時の心拍数
　　　　　　（通常，年齢が最大の規定因子である）
　　　　　　最大心拍数＝220－年齢　　　（Blackburn の式）
目標心拍数：運動負荷試験の際，被検者に十分な負荷がかかったと考えられる心拍数
　　　　　　目標心拍数＝最大心拍数×85％　（施設によって異なる）

a．運動負荷の中止基準について

　運動負荷試験は**表1-8**のような所見がみられた際には中止することが望ましい．これ以上負荷を継続することによって重症虚血発作や事故をきたすことがあるからである．また運動負荷に伴って心電図上認められる ST 低下は虚血発作を示唆する所見であるが，**図1-47**のように T 波の変化を伴った ST 低下の方がより真の虚血発作を反映している可能性があることを理解しておく必要がある．

　とくに運動負荷中にリスクの高い不整脈がみられた場合には，中止を検討すべきであり，要注意である（**図1-48**）．

b．運動負荷試験後に注意すべきこと

　運動負荷試験において重要なことは，運動直後にも自律神経活動の変化により，様々な身体反応が起こりうることを理解して，注意することである（**表1-9**）．

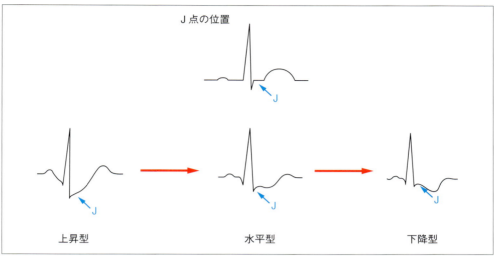

図1-47　運動負荷試験中の ST の変化
上昇型より水平型，さらには下降型の方が，より心筋虚血の状態を示している．

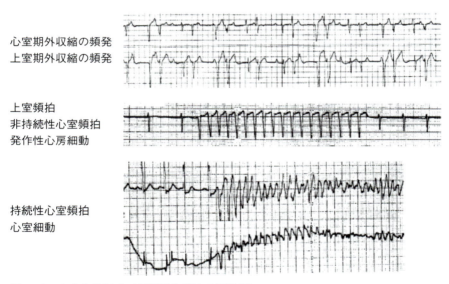

心室期外収縮の頻発
上室期外収縮の頻発

上室頻拍
非持続性心室頻拍
発作性心房細動

持続性心室頻拍
心室細動

図1-48　中止を検討すべき運動負荷中の不整脈

表1-9　運動負荷試験終了後に注意すべきこと

回復期の心電図変化と血圧
・虚血性の変化（ST 上昇や低下など）所見の遷延 ・自覚症状（胸痛など）の持続 ・血圧の変化 　−とくに負荷直後に迷走神経反射による血圧の低下や徐脈がみられることがある 　−重症不整脈の出現
二重負荷に対する注意
・負荷直後はなるべく安静を保つよう指示（とくに虚血や不整脈が誘発された場合）

表1-10　薬物負荷試験の禁忌

- 気管支喘息，またはその既往
- 完全房室ブロック，または高度房室ブロック
- 著明な低血圧
- 発症 1 ヵ月以内の脳梗塞
- 当該薬物にアレルギー

B　薬物負荷

- ジピリダモール負荷
- アデノシン負荷
- ドブタミン負荷

　ジピリダモールやアデノシンは血管拡張薬であり，冠動脈血流を数倍に増加させることができるが，狭窄病変の血流増加は制限されるため，狭窄病変を有する冠動脈血流は相対的に低下して診断に至る．薬物負荷心筋シンチはこれを画像化してものである．

　これらのうちジピリダモールとアデノシンは，いずれも血管拡張作用のあるアデノシンの血中濃度を上昇させて冠動脈血流を増加させるが，このアデノシンにより気管支には収縮作用があり，血圧は低下させ，また房室伝導に対しても抑制的に働くため，**表1-10** のような場合には禁忌となることもある．

　またドブタミン負荷は低用量で用いた場合には壁運動改善によるバイアビリティ評価に，また高用量で用いた場合は虚血による局所壁運動などの虚血評価において重要である．

2 | 心臓病の診断と内科的治療

6) 心臓核医学検査

　心臓核医学検査は，各種の放射性同位元素（radioisotope：RI）でラベルした製剤を体内に投与し，この放射線をガンマカメラを備えた SPECT（single photon emission computed tomography）装置で撮像し，多断面からの心臓断層図として画像化することにより，心筋の虚血・生存の可能性（viability）・代謝障害および心機能を診断することができる．非侵襲的に施行できることから，高齢者やハイリスク患者に対しても検査可能な検査法である．
　近年は検出器に半導体素子を用いたものが登場し，空間分解能の向上（より正確に画像化できる）や感度の向上（撮像時間の短縮や放射性医薬品の使用量を減らすことによる被曝の低減）が得られるようになっている．

I 心筋血流イメージング

　^{201}Tl（Thallium-201），^{99m}Tc-MIBI（Technetium-99m hexakis 2-methoxyisobutyl isonitrile, Technetium-99m sestamibi），^{99m}Tc-tetrofosmim などの製剤は生存心筋細胞に血流から一定の割合で取り込まれるために，心筋灌流を表すトレーサーとして使われている．
　とくに運動や薬物を用いた負荷心筋シンチは，狭心症や無症候性心筋虚血などの症例において，心筋虚血を証明する方法として有用である．
　図1-49 は 81 歳男性の狭心症の症例における運動負荷心筋シンチである．上段が負荷時像，下段が安静時像を示している．負荷時像において前壁中隔の集積低下を認め（⇨），安静時像ではほぼ正常な集積が示されている．これは負荷時に前壁中隔の血流が一時的に低下していたことを証明しているものであり，この領域を灌流する左前下行枝に狭窄病変が存在し狭心症をきたしていると考えられたものである．

II 心筋代謝イメージング

　心筋細胞はエネルギー源の多く（安静時で 60〜70％）を脂肪酸代謝から産生している．^{123}I-BMIPP（^{123}I-β-methyl-iodophenyl pentadecanoic acid）は脂肪酸製剤で，これを使用した心筋イメージは心筋細胞の脂肪酸代謝を反映する．低酸素または虚血状態ではブドウ糖代謝の比率が高まり，一方で脂肪酸代謝は低下するために，^{123}I-BMIPP の心筋シンチ画像では虚血心筋での集積低下を示す．その集積低下は前出の血流イメージよりも顕著であるため，血流イメージと比べて集積低下が認められた領域は，代謝障害と診断される．

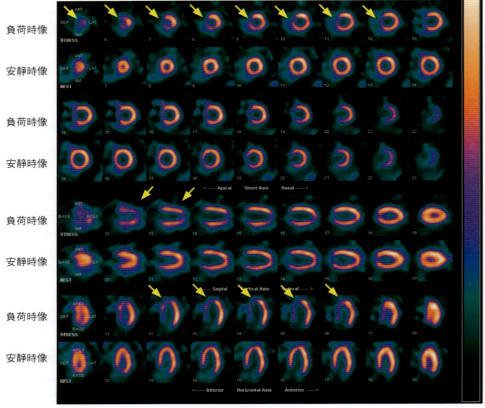

図1-49　狭心症の症例（81歳男性）における運動負荷心筋シンチ

Ⅲ　心筋交感神経機能イメージング

　^{123}I-MIBG（^{123}I-metaiodobenzylguanidine）は交感神経刺激作用を有しないが，ノルアドレナリン類似の体内動態を示し交感神経終末に集積することから，^{123}I-MIBG の心筋シンチグラフィは心筋内の交感神経活動を反映している．交感神経終末は虚血に弱いために，^{123}I-MIBG の集積低下は，虚血による心筋障害の存在を反映していると考えられている．また，早期像と比較して遅延像での著明な集積低下は ^{123}I-MIBG の洗い出し亢進を示し，交感神経活性の異常亢進を反映しているとされる．このため，心筋症の診断や慢性心不全の予後，β遮断薬治療効果の判定にも用いられる．

Ⅳ　心筋梗塞イメージング

　^{99m}Tc-PYP（^{99m}Tc-pyrophosphate，^{99m}Tc-ピロリン酸）は急性心筋梗塞や心筋炎で障害された心筋細胞内のカルシウムと結合し，集積した陽性像として描出する．急性心筋梗塞では発症12時間以降より検出され，48〜72時間で集積は最大となる．2週間以上経過すると検出困難となるため，急性心筋梗塞と陳旧性のものとの鑑別診断が可能である．

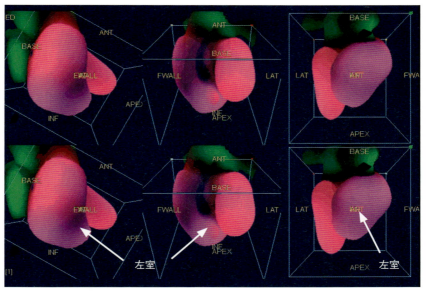
図1-50 心プールSPECT検査

V 循環動態検査

^{99m}Tc-HSA（ヒト血清アルブミン）を静脈内に投与し，これが血流で循環する様子をガンマカメラにより追跡し，以下のことが診断できる．
① 比較的太い動脈や静脈の走行，狭窄など．例：RIアンギオグラフィ，RIベノグラフィ，左右短絡診断．
② 壁運動異常，左右の心室の心容積の評価（拡張期，収縮期の測定から収縮率を求める），拡張能評価など（例：心プールシンチ）．とくに感度の著明に向上した半導体検出器を用いることによって，心プールSPECT検査が可能になり，3次元的に心機能を評価することが容易になってきた（図1-50）．

VI その他

肺血流イメージング：^{99m}Tc-MAA（大凝集アルブミン）を静注すると肺毛細血管に集積する．これを利用して，肺梗塞（梗塞領域は欠損像），弁膜症での肺血流分布の異常，先天性心疾患の肺血流状態などを診断・評価する．
血栓イメージング：^{111}In（インジウム）フィブリノーゲンにより新鮮血栓を描出でき，動脈瘤や深部静脈血栓症などが診断できる．

2 | 心臓病の診断と内科的治療

7）心臓カテーテル

I 概要

心臓カテーテル検査の適応と検査を行うにあたっての基本手技と血行動態の測定について解説する．

A 心臓カテーテル検査の適応

心臓カテーテル検査は心血管疾患の確定診断とその病態把握を目的として行われる観血的検査法であり，現在手技は確立され広く普及している．

表1-11に本検査の相対的禁忌を示すが，危険性と有益性を慎重に加味していけば本検査の適応範囲は幅広い．虚血性心疾患では，冠動脈病変の同定と重症度を評価し，治療の適応と適切な時期について最終的に決定する手段となる．心不全については，

表1-11 心臓カテーテル検査の相対的禁忌

- 活動性消化管出血
- 脳梗塞発症急性期
- 重篤な電解質異常
- 補正されていない薬物中毒
- 制御されていない血液凝固能の異常
- 造影剤によるアナフィラキシーショックの高リスク
- 血液透析を予定していない末期腎不全
- 原因不明の高度貧血
- 検査に同意のない患者

近年の各種非観血的画像情報とともに本検査を行うわけであるが，その中でも非虚血性心不全の原因を確定することのできる心筋生検は重要な役割を担う．さらに各部位の心内圧測定や心拍出量の計測は，不安定な循環動態を評価・治療していく上で，非観血的検査では得られない信頼性の高い血行動態情報を提供する．短絡性先天性心疾患では上記血行動態評価に加えて心臓各部位の酸素飽和度から短絡率を求め，より詳細な病態把握を行っている．

B 心臓カテーテル検査の手技

心臓カテーテル検査は，動脈もしくは静脈にカテーテルという管を挿入しその管内（カテーテルルーメンという）に造影剤を注入して心臓各部位の造影を行ったり，カテーテルルーメンに満たされた生理食塩液を介して伝播する心内圧を測定したりする．

カテーテル検査は，ガウンを含む各種無菌物品を用いて清潔操作で行う検査である．図1-51にカテーテル検査用の基本物品の一例を示す．カテーテル検査が開始された1900年代初頭はカテーテルを血管内に挿入するためにカットダウンといわれる外科的血管切開を用いていたが，同年代半ばには皮膚表面から針を穿刺して挿入するセルジンガー法という

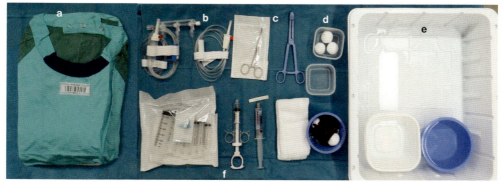

図1-51 カテーテル検査物品の一例（カテーテルならびシースイントロデューサーは除く）
a：清潔ガウン，b：3連コック，c：綿球鉗子（穿刺部を消毒する際に使用），d：綿球と清潔ガーゼ（下段の綿球はイソジン液で満たされている），e：各種ボウル（カテーテルやガイドワイヤの洗浄や収納に使う），f：各種サイズの注射シリンジと薬剤

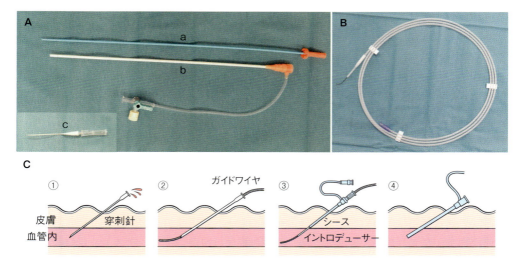

図1-52 シースイントロデューサーとセルジンガー変法
A．シースイントロデューサーの内筒（a），外筒（b）と穿刺針（c）
B．ガイドワイヤ
C．セルジンガー変法の手順：①穿刺針を血管内に挿入し，その外筒を残す．②穿刺針の外筒からガイドワイヤを入れる．③ガイドワイヤを介して穿刺針外筒からシースイントロデューサーに交換．④シースイントロデューサーの外筒のみ残してカテーテル挿入の準備完了．

方法が開発され，侵襲度の軽減，清潔操作の向上につながり，本検査は大きく普及した．現在，このセルジンガー法の変法により，血管内に挿入した穿刺針を用いてガイドワイヤを挿入し，シースイントロデューサーに入れ替えることにより，一度の穿刺で色々なカテーテルに交換することが可能になった（**図1-52**）．

　カテーテルイントロデューサーを挿入する動脈は主に大腿動脈と橈骨動脈であり，まれに上腕動脈を使用する．総大腿動脈の場合，上前腸骨棘と恥骨結合を結ぶ鼠径靱帯を確認し，その2横指下（約3cm）で動脈拍動を最も触知できる部分を穿刺する（**図1-53**）．腹

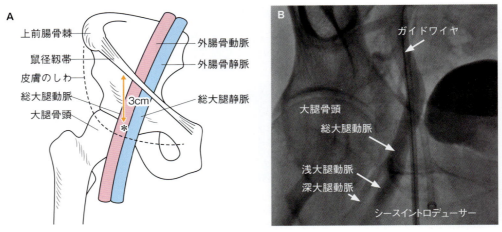

図1-53 大腿動脈穿刺部位（A）と実際のX線透視画像（B）

部肥満がある場合，大腿屈曲の際にできる皮膚のしわを参考にして穿刺部位を決めると，穿刺部位が低くなり，深大腿動脈を穿刺してしまい，仮性瘤を含む大きな血腫形成をきたすことがある．鼠径靱帯より中枢で穿刺した場合には後腹膜へ出血することがあり，さらに留意しなくてはいけない．穿刺の際に大腿神経に触れて激痛を誘発したり，穿刺角度が悪く大腿動静脈を一緒に穿通したままシースイントロデューサーを導入すると，そこに動静脈瘻を形成したりすることもある．したがって，カテーテル検査を始めるにあたっては，まず穿刺におけるセルジンガー法の正確な習得が大切である．

橈骨動脈は，穿刺部位の確認が容易であることや止血が簡便であるため現在頻用されているが，血管径が大腿動脈と比較して細いため，ときにカテーテル検査後閉塞することがある．橈骨動脈領域の母指側の灌流は，手掌でループによりつながっている尺骨動脈からの血流でまかなわれる必要があるため，穿刺の際には事前にアレンテストで尺側動脈灌流異常の有無を確認しておかなくてはいけない．最近はアレンテストの変法を行うことが多い．

まず穿刺予定側の手首の橈骨動脈と尺骨動脈を両手で圧迫し，掌への血流を遮断した状態でグーとパーを10回程度してもらい，完全に掌から血液を追い出して阻血状態の白い手掌を作る．次に尺骨動脈側の圧迫を解除し，掌への血流を再開し，赤みが戻る時間が10秒以内であれば橈骨動脈領域への良好な尺骨動脈血流があると判定し，アレンテスト陽性とする．もし陰性であれば，前述した橈骨動脈血流不全が発生した場合，掌の阻血を起こす危険があるため同部位からのカテーテル検査は避ける．

C 血行動態の測定

心臓カテーテル検査の特徴の一つは，心内圧や心拍出量を経時的に測定し体循環ならびに肺循環を正確に評価できることにある．肺動脈カテーテルは，この血行動態測定を目的としたカテーテルであり，エドワーズライフサイエンス社の商品名であるSwan-Ganzカテーテルが一般的呼称である．肘静脈，大腿静脈，内頸静脈，鎖骨下静脈がカテーテルの

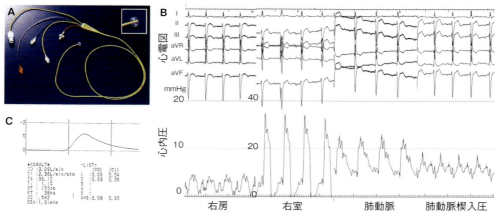

熱希釈法による心拍出量算出

図1-54 肺動脈カテーテル（A）と同カテーテルを用いた心内圧各部位の実際の記録（B），熱希釈法による心拍出量算出記録（C）

表1-12 各心内圧の基準値

部位	平均圧（基準範囲）mmHg
右房圧	
a 波	6（2-7）
v 波	5（2-7）
平均	3（1-5）
右室圧	
収縮期	25（15-30）
拡張末期	4（1-7）
肺動脈圧	
収縮期	25（15-30）
拡張期	9（4-12）
平均	15（9-19）
肺動脈楔入圧	
平均	9（4-12）

部位	平均圧（基準範囲）mmHg
左房圧	
a 波	10（4-16）
v 波	12（6-21）
平均	8（2-12）
左室圧	
収縮期	130（90-140）
拡張末期	8（5-12）
大動脈圧	
収縮期	130（90-140）
拡張期	70（60-90）
平均	85（70-105）

挿入部位として用いられる．先端から数 mm の位置にバルーンが付いており，静脈から挿入後はこのバルーンを用いて，血流に乗って右心房，右心室，肺動脈へカテーテルを運ぶ．複数のカテーテルルーメンを用いて，心臓の各部位の圧や酸素飽和度の測定，熱希釈法による心拍出量の計測を行い，様々な循環病態を評価することができる（**図1-54A**）．肺動脈カテーテルは右心系の各内圧を測定しているが，肺動脈楔入圧は平均左心房圧を反映していることは知っておく必要がある（**図1-54B**）．心内圧の基準値を**表1-12**に記載した．熱希釈法では 5～10 mL の冷生理食塩液を一気に右心房内のカテーテルルーメンに注入し，肺動脈レベルにある温度センサーが血液温度の変化を感知し，その変化率に基づいて心拍出量を計測していく（**図1-54C**）．三尖弁閉鎖不全症や肺動脈弁閉鎖不全症がある場合や高度な低心拍出量の状態では，熱希釈法では正確性を欠くため，Fick 法にて心拍出量を測定

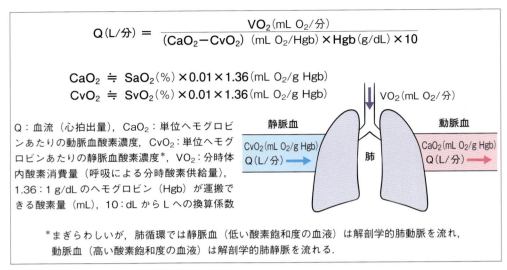

図1-55　Fick法による心拍出量算出の概念

する必要がある．

　Fick法は，肺循環前後の酸素飽和度の差と肺からの酸素摂取量を測定することにより肺血流量を算出するものである（図1-55）．短絡疾患がない場合，肺からの酸素摂取量は全身の酸素消費量と原則同じであり，肺循環量と体循環量は一致する．酸素摂取量の正確な測定はDouglas（ダグラス）バッグ法やポーラログラフ法による呼気測定を要するが，手技が煩雑なため，被検者の年齢，性別と体表面積を用いた簡易式から計算することも多い．簡易式は実測した実際の酸素摂取量と比較して誤差を生じることもあるが，前述した右心系弁膜症や極度の低心拍出症候群の場合には，熱希釈法と比較することにより信頼性は向上する．その他，大動脈圧・心内圧の測定と心拍出量を組み合わせて弁口面積を計算したり（図1-56），心臓の各部位の酸素飽和度を計測し，心内短絡の有無を同定し，その短絡率を計算したりするなど（図1-57），カテーテル検査の用途は広い．

D 新しいスタイルのカテーテル検査室

　検査を主体として確立された心臓カテーテル法は，外科的治療に比べ低侵襲である利点を生かし，カテーテルインターベンションとして虚血性心疾患，弁膜症，先天性心疾患，大動脈疾患などの幅広い循環器領域で多用される時代になった．この要求に応えるべく，カテーテル検査室そのものもハイブリッドOR（operating room）と呼ばれる外科的手技とあわせた高度循環器治療が可能なカテーテル室として変貌を遂げている（図1-58）．

A

B

弁口面積を求める Gorlin（ゴーリン）の公式

$$\text{AVA}\,(\text{cm}^2) = \frac{\text{Cardiac output}\,(\text{L/分}) \times 1{,}000}{44.3 \times \text{HR} \times \text{SEP} \times \sqrt{\text{mean gradient}}}$$

$$\fallingdotseq \frac{\text{Cardiac output}\,(\text{L/分})}{\sqrt{\text{mean gradient}}}$$

$$\because 44.3 \times \text{HR} \times \text{SEP} \fallingdotseq 1{,}000$$

peak-to-peak PG：最大左室圧と最大大動脈圧の圧較差
instantaneous PG：その時相の大動脈と左室の圧較差
mean PG：大動脈と左室の収縮期平均圧較差

AOP：aortic pressure（大動脈圧）
LVP：left ventricular pressure（左室圧）
PG：pressure gradient（圧較差）
SEP：systolic ejection period（収縮時間）
AVA：aortic valve area（大動脈弁口面積）
HR：heart rate（心拍数）

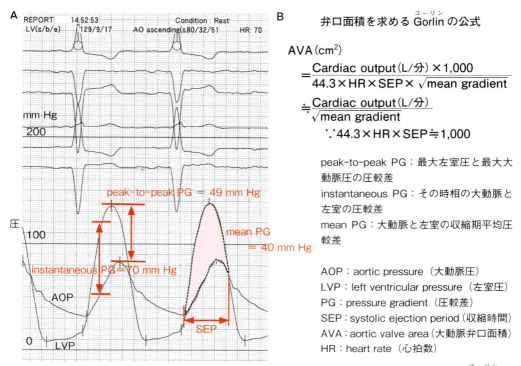

図1-56　大動脈弁狭窄症患者の左室圧と大動脈圧の同時記録（A）と弁口面積算出のための Gorlin（ゴーリン）の公式（B）

A

B

酸素飽和度の Step up の場所	優位な Step up 値の目安	代表的疾患
右房レベル	7%以上	・心房中隔欠損症 ・心内膜欠損症 ・バルサルバ洞動脈瘤破裂
右室レベル	5%以上	・心室中隔欠損症 ・バルサルバ洞動脈瘤破裂 ・冠動脈の右室への瘻孔
肺動脈レベル	5%以上	・動脈管開存症 ・AP window ・冠動脈の肺動脈への瘻孔

左右短絡量（L-R シャント）

$$\text{L-Rシャント} = \frac{\text{肺動脈血酸素飽和度} - \text{混合静脈血酸素飽和度}}{\text{肺静脈血酸素飽和度} - \text{混合静脈血酸素飽和度}} \times 100$$

$$\text{Aの例をもとにしたL-Rシャント} = \frac{89.3 - 78.5}{96.0 - 78.5} \times 100 = 61.7\%$$

肺動脈血酸素飽和度＝(90.1＋88.6)/2＝89.3
混合静脈血酸素飽和度＝(3×78.2＋79.3)/4＝78.5

図1-57　心臓各部位の酸素飽和度

A．心房中隔欠損症の各部位の酸素飽和度の一例：赤字はシャント計算式に用いる数値，赤丸は酸素飽和度の step up の場所．
B．各部位の酸素飽和度の異常値と疑われる各種短絡疾患のまとめと A の患者の短絡率の計算式

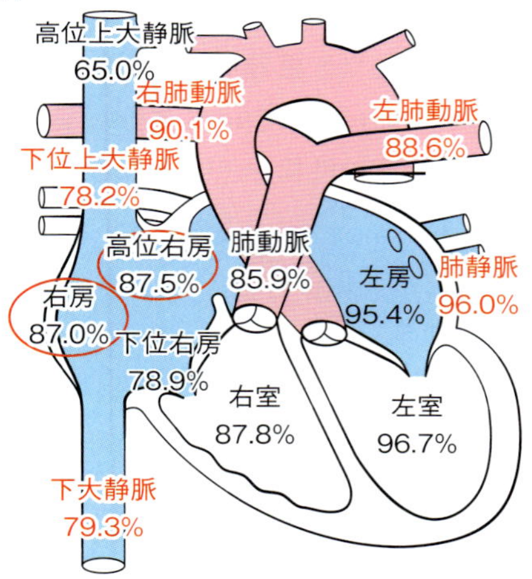

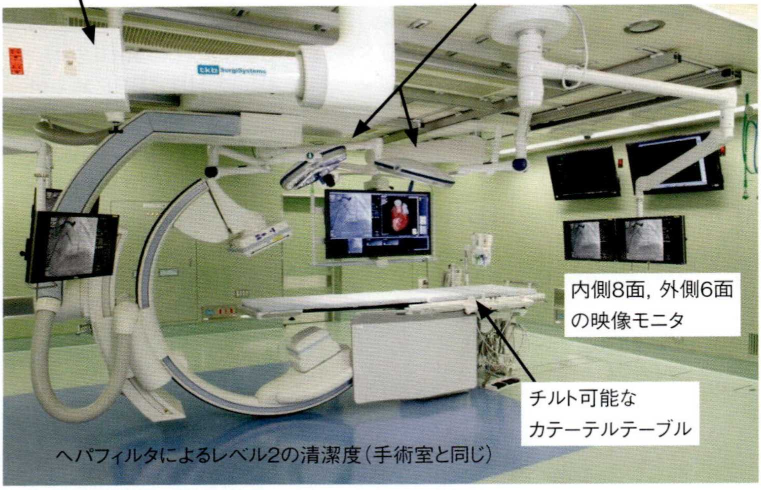

図1-58　榊原記念病院のハイブリッド OR カテーテル検査室

Ⅱ　冠動脈造影など

　心臓血管疾患の診断には造影検査は不可欠である．目的とする心臓や血管の部分にカテーテルを誘導し，造影剤を注入して連続的にシネフィルムやデジタル画像を撮影する方法である．造影部位は疾患によって異なるが，**表1-13** に先天性心疾患の造影部位を，**表1-14** に後天性心疾患の造影部位をまとめた．もちろん同一の疾患でも患者によって必要な情報は異なるので，常にこれらの表のとおりに造影が行われるわけではない．

　冠動脈造影と左室造影について解説し，あわせて冠動脈病変の性状を評価する上で重要な役割を担う冠動脈血管内イメージング法について概説する．

Ａ　冠動脈造影

　心臓カテーテル室で行う冠動脈造影は，冠動脈の器質的ならびに機能的病変の有無や先天性冠動脈形態異常の同定，経皮的冠動脈形成術（percutaneous coronary intervention：PCI）や冠動脈バイパス術の治療の評価を行うための検査である（**図1-59**）．冠動脈造影は，カテーテル接続側から圧トランスデューサへの接続，カテーテルフラッシュ用のヘパリン加生理食塩液用の回路，造影剤用のルートの3連コックを閉鎖回路として用いる（**図1-60A**）．この回路では，造影剤を注入しているとき以外は常に血圧をモニタリングする．

　冠動脈造影のためのカテーテルの種類は複数あるが，Judkins 法を用いて冠動脈入口部にカテーテルを入れる操作が一般的である．左冠動脈用の Judkins カテーテルを JL（Judkins Left の略）と表記し，右冠動脈用を JR（Judkins Right の略）と表する．JL には2つの大きなカーブがあり，JR は1つ小さなカーブを有しており，その形状により JL3.5 や JL4，JR4，JR5 と数値を付けて表現する．カテーテルの太さはその外径を Fr（フレンチサ

表1-13 主な先天性心疾患の造影部位

疾患名	右房	右室	肺動脈	肺静脈・左房	大動脈	左室	冠動脈	コメント
心房中隔欠損				◎		○		
心室中隔欠損		○			△	○		
心内膜床欠損		○				◎		
動脈管開存					◎			動脈管（ボタロー管）をカテーテルを通して造影 乳児では左橈骨動脈からの逆行性大動脈 上行・下行大動脈造影
大動脈縮窄					○	△		
大動脈離断					△	○		
肺動脈狭窄		◎						
大動脈狭窄					◎	○		乳児重症例は造影しないで心エコーのみで診断
冠動脈疾患					△	○	◎	
エプスタイン病	○	◎				△		
ファロー四徴症		◎	△		○		△	
完全大血管転位		◎			○	○	△	BAS を行う
総肺静脈還流異常			○					重症例は造影せず心エコーのみで診断
三尖弁閉鎖	◎	△				○		
総動脈幹		◎			△			
純型肺動脈閉鎖		○				△		BAS を行うことがある
両大血管右室起始		◎	△	△	△	○		型により異なる
単心室	△	○			△	△	○	型により異なる

◎必ず，○多くは，△必要があれば造影，BAS：バルーンカテーテルによる心房中隔欠損作成術.

表1-14 主な後天性心疾患の造影部位

疾患	造影部位					コメント
	冠動脈	左室	大動脈	右室	肺動脈	
冠動脈疾患	◎	○				
弁膜症 MS	△	○	△		△	
MR		◎	△			
AS	△	○	◎			
AR	△	○	◎		△※	※大動脈炎症候群の場合
TR				◎		
大動脈瘤	○※		◎			※とくにドベーキーⅠ型の場合

MS：僧帽弁狭窄，MR：僧帽弁閉鎖不全，AS：大動脈弁狭窄，AR：大動脈弁閉鎖不全，
TR：三尖弁閉鎖不全.

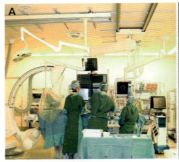
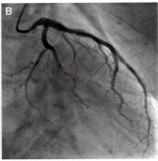
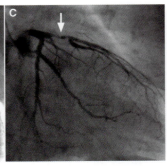

図1-59　冠動脈造影
A．心臓カテーテル検査室全景，B．正常冠動脈造影，C．冠動脈狭窄造影（⇨）

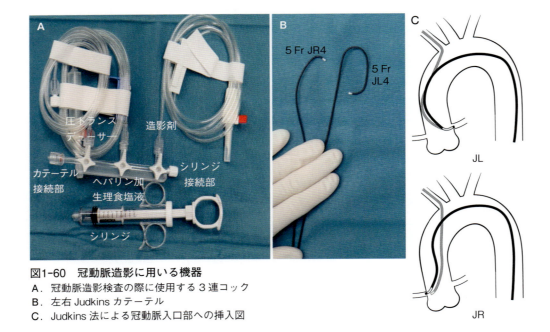

図1-60　冠動脈造影に用いる機器
A．冠動脈造影検査の際に使用する3連コック
B．左右Judkinsカテーテル
C．Judkins法による冠動脈入口部への挿入図

イズ）で表記する．Frはカテーテル断面の直径（mm）をπで除したもので，1Frは1/π mm，約0.3 mmに相当する．すなわち，5 Frのカテーテルとは外径約1.5 mmに相当し，Frが大きいほどカテーテル径は大きくなる（図1-60BC）．冠動脈狭窄の表記は米国心臓協会（American Heart Association：AHA）の定義に従い，各冠動脈部位を#番号とその狭窄率で表す（図1-61）．

a．症例からみる冠動脈造影検査の有用性

（1）労作性狭心症（図1-62）

症例は，通勤歩行時の胸部圧迫感を自覚し，安静にすると2〜3分で軽快する56歳の男性．動脈硬化による器質的冠動脈狭窄がある場合，運動による心筋酸素消費量の増加に対する十分な酸素供給ができないため胸痛症状が出ることがあり，これを労作性狭心症という．図1-62Bの運動負荷心電図には虚血性ST低下所見（➡）があり，図1-62Aの負荷心筋シンチでは左室前壁中隔領域の広範囲虚血を示している（➡）．冠動脈造影検査を行う

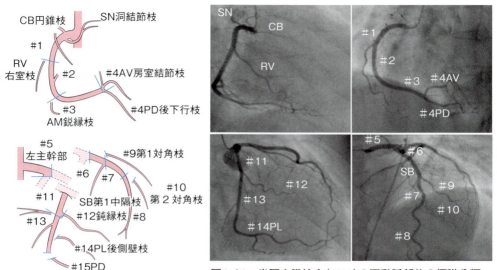

図1-61 米国心臓協会(AHA)の冠動脈部位の標識分類

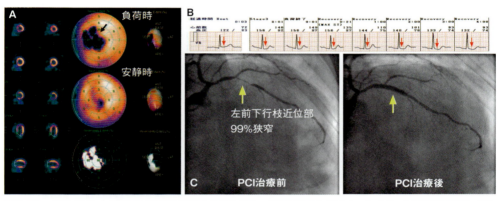

図1-62 労作性狭心症患者の運動負荷心電図 (B), 運動負荷心筋シンチ (A) と冠動脈造影 (C) の比較
56歳男性. 通勤歩行時の胸焼けや胸が押される感じを自覚. 休むと2～3分で症状は消失する.

と, 狭心症の責任病変が左前下行枝 AHA#6 99%狭窄であると確定診断ができる. あわせて PCI による血行再建治療評価も造影検査で行う.

(2) 冠攣縮性狭心症 (図1-63)

　夜間から早朝の動悸を伴う胸痛を主訴とする68歳男性に対してホルター心電図を装着したところ, 心室頻拍を伴う胸痛時の ST 低下所見を認めた. アセチルコリン負荷冠動脈造影検査にて有意な冠攣縮を誘発し, 冠攣縮性狭心症と確定診断した. このように, 器質的のみならず機能的冠動脈狭窄の確定診断目的も冠動脈造影検査にて行う.

(3) 不安定狭心症 (図1-64)

　労作性の胸痛から徐々に安静時胸痛へと進展した71歳男性に対し冠動脈CT検査を施行し, 左主幹部狭窄の疑い所見 (⇨) を得たため, 緊急冠動脈造影検査を施行した. 一部冠

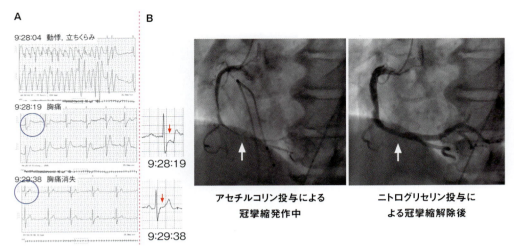

図1-63　冠攣縮性狭心症患者のホルター心電図（A）とアセチルコリン負荷冠動脈造影所見（B：⇨）
68歳男性．夜間の胸痛，その後，動悸と立ちくらみがあった．

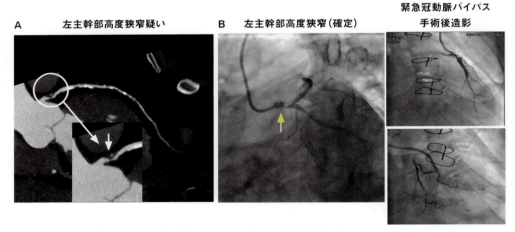

図1-64　不安定狭心症患者の冠動脈CT（A：⇨）と冠動脈造影（B：⇨）の比較
71歳男性．1年前から平坦な道を20分ぐらい歩くと胸部圧迫感を自覚していたが，ここ数日は家の中で少し動いても胸が重くなり，昨晩はテレビを観ているときも胸痛を自覚した．

動脈プラークの破綻（⇨）を含むAHA#5 99％狭窄病変による不安定狭心症と確定診断した．冠動脈造影検査では，非観血的画像診断で疑われた冠動脈疾患を確定し，その形態を鮮明に描出できる．冠動脈バイパス術施行後はその評価も行う．急性心筋梗塞の場合は，緊急冠動脈造影検査により責任冠動脈病変部位を同定し，PCIの治療効果もあわせて評価する．

b．冠動脈読影の留意点

　図1-65Aに左前下行枝入口部の右前斜位頭側造影像と右前斜位腹側造影像を示す．同一病変にもかかわらず，90％狭窄像と10％狭窄像を呈している．冠動脈プラークは同心円状に冠動脈狭窄をきたすことはまれであり，偏心性狭窄をきたす．したがって，同じ狭窄病

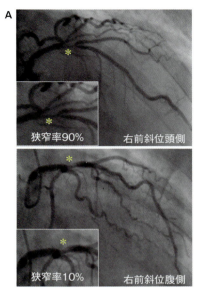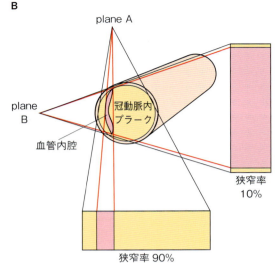

図1-65 冠動脈読影の留意点
A．右前斜位頭側側と右前斜位腹側側からの冠動脈造影の比較
B．冠動脈多角的読影の模式図

変でもみる角度によっては大きくその狭窄率が異なることがあるため，3次元の冠動脈構造物を正確に評価するには多角的な造影により評価する必要がある．**図1-65B**に，plane AとBという2点の異なった角度から撮像した冠動脈読影の留意点を模式図で示した．

B 左室造影

　心エコー検査，心臓核医学検査そして心臓MRI検査により左心室の壁運動評価は可能になったが，左室機能を評価するという点で左室圧の測定とあわせて行う左室造影検査の重要性は変わらない．左室造影は通常，右前斜位30°と左前斜位60°の二方向撮影で行う．先天性心疾患の場合はその解剖に応じて撮影方向を決定する．局所壁運動は視覚的に正常収縮（normokinesis），収縮低下（hypokinesis），無収縮（akinesis），収縮期膨隆（dyskinesis），心室瘤（aneurysm）に分けて評価することが多いが，壁運動を正確に評価するときにはセンターライン法を用いた左室壁運動評価を用いる（**図1-66**）．左室圧と組み合わせて心時相にあわせた左室圧-容量曲線を作成すれば，さらに詳細な心機能評価を行うことができる．

C 冠動脈血管内イメージング法

　冠動脈血管内イメージング法の進歩は，冠動脈造影検査では分からない冠動脈内構造や動脈硬化プラーク性状についての情報提供を可能にした．冠動脈血管内イメージング法としては血管内エコー検査（intravascular ultrasound：IVUS），光干渉断層検査（optical coherence tomography：OCT），血管内視鏡検査の3種類があり，とくにIVUSはわが国で頻用されている．

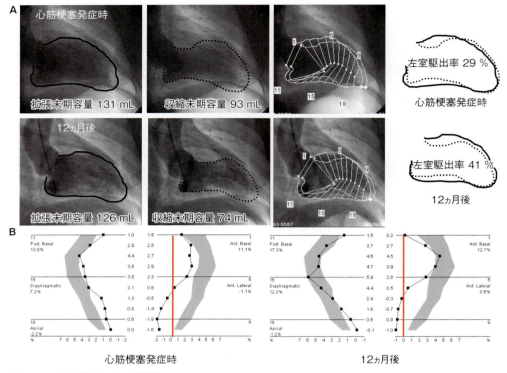

図1-66 心筋梗塞の左室造影
A．急性心筋梗塞急性期（上）と慢性期（下）の左室造影の比較
B．各左室造影のセンターライン法による壁運動評価の比較

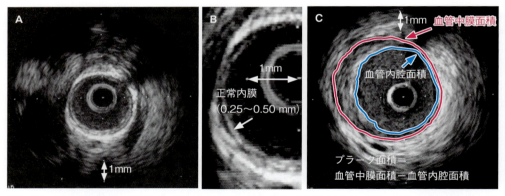

図1-67 正常冠動脈のIVUS像（A）とその拡大図（B），IVUSによるプラーク面積計測方法（C）

（1）血管内エコー検査（IVUS）

　血管内腔からのエコーにより血管の3層構造の断面像を描出し，血管内膜から中膜にかけてのプラーク量やその性状を把握するために用いる（図1-67）．石灰化プラークの場合はエコーが奥に届かないため情報が限られてくる．IVUSによる血管径の計測はPCI治療を行うときのバルーンカテーテルサイズを選択する際に活用する．冠動脈血管造影では正常にみえる部位にも，実際には動脈硬化プラークが付着していることがIVUSでは分かる（図1-68A）．エコーに対する反射率の違いを用いたプラーク組織性状の描出も実用化され

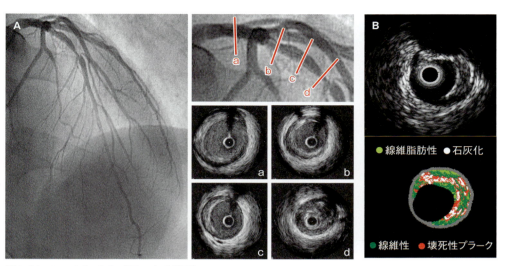

図1-68 IVUS によるプラークの識別
A．冠動脈造影と IVUS 像の比較
B．IVUS によるプラーク組織性状の識別

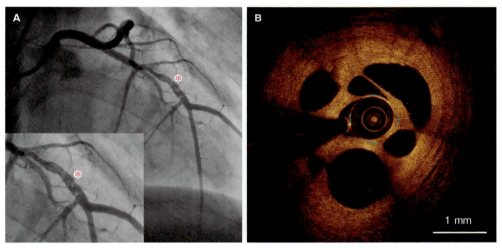

図1-69 冠動脈造影（A）と同部位（＊印）の OCT 像（B）

ている（図1-68B）．
(2) 光干渉断層検査（OCT）

　近赤外線を血管内部から照射して血管内腔を描出する OCT は，IVUS の解像度の約10倍である 10〜15 μmm の微細構造をみることを可能にした．IVUS では限界がある石灰化プラーク評価も，OCT は可能にする．図1-69 では一見正常にみえる冠動脈造影所見（＊印）が OCT で評価すると多数の内腔に分かれていることを描出している．

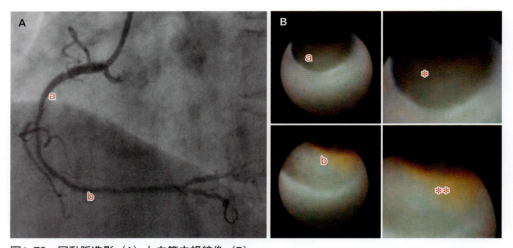

図1-70 冠動脈造影（A）と血管内視鏡像（B）
a：右冠動脈正常血管内視鏡像（*），b：同血管プラークにより黄色調を呈する血管内視鏡像（**）

(3) 血管内視鏡検査

　光ファイバーを用いて血管内のプラーク性状を内視鏡で直接観察できるようにした検査である．正常な内膜は白色平滑であるが，プラークの沈着に伴い黄色調に変化しているのを観察することが可能になる．**図1-70**は同じ血管内においても正常内膜部位と黄色調プラークを有する部位が混在していることを示している．

2 | 心臓病の診断と内科的治療

8）電気生理検査

　右房の上側壁に存在する洞結節（発電所）からの電気信号は，結節間路を介して房室結節（中継所）に集まり，ヒス束を介して心室に伝播する（図1-71）．電極カテーテルを各所に留置し，電気の伝わりや，電気刺激に対する反応を調べる検査が，電気生理検査（electro-physiological study：EPS）である．

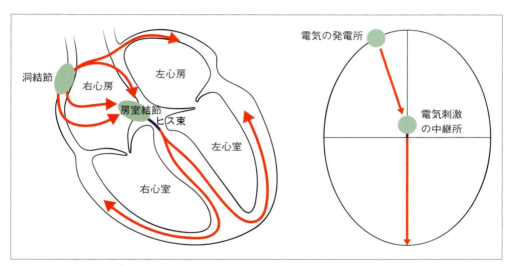

図1-71　特殊刺激伝導系の模式図（右図は概略図）

I 機材・道具など

　カテーテル操作は透視を用いた清潔操作のため，検査はカテーテル室で行う．大腿動静脈，内頸静脈や鎖骨下静脈からのシースを介して，電極カテーテルを心内へ導入する．カテーテルには複数の電極が付いており，先端は可変式になっているものが多い．リング状のものや，心腔内除細動が可能なものなどがある（図1-72）．電極カテーテルから得られる信号は，ポリグラフと呼ばれるコンピュータに出力される．心筋に対する電気刺激には心臓刺激装置を用いる．心臓内の電気的情報を3Dで表現した心内膜面に投影する3Dマッピングシステムも多用されている（表1-15）．

表1-15　電気生理検査に必要な機材・道具など

① シース
② 電極カテーテル
③ 心臓刺激装置
④ 心内心電図記録装置（ポリグラフ）
⑤ X線透視装置（カテーテル検査室）
⑥ 3Dマッピング装置
　（CARTO[*1]/EnSite[*2]/RHYTHMIA[*3]）
⑦ 体外式除細動器

[*1]Biosense Webster，[*2]Abbott，[*3]Boston Scientific

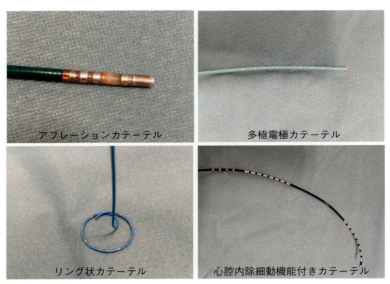

図1-72　各種電極カテーテル

II 具体的な方法

電極カテーテルは心房と心室，そしてヒス束電位記録部位に留置する．心房は高位右房側壁や，冠静脈洞などに留置し，心室は右室心尖部や流出路に留置する．**図1-73**はカテーテルを各所に配置して得られた心内心電図の画面である．心筋刺激法には，一定の間隔での連続刺激を行う高頻度刺激法と，後半の数拍の刺激間隔を短縮する期外刺激法がある．心房・心室それぞれで順次刺激を行い，必要に応じてイソプロテレノール負荷や抗不整脈薬使用下での検査を追加する．

III 電気生理検査で分かること（表1-16）

洞不全症候群や房室ブロックの診断に有用である．心室刺激で室房伝導を確認することは，上室頻拍の診断では重要である．逆行性伝導が房室結節か副伝導路かを判定する．致死性不整脈の有無や薬物療法の効果判定なども可能である．

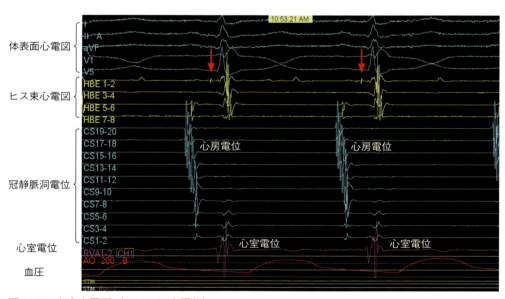

図1-73　心内心電図（➡はヒス束電位）

表1-16　電気生理検査で分かること

① 刺激伝導系機能（洞結節機能，房室結節機能）の評価
② 心房筋，心室筋の伝導能，不応期の評価
③ 頻脈性不整脈の誘発性，メカニズムの評価
④ 致死性不整脈の誘発性の評価
⑤ 心筋障害の程度，範囲・分布の評価
⑥ 薬物療法の効果判定

2 心臓病の診断と内科的治療

9) カテーテルアブレーション

　カテーテルアブレーションは，頻脈性不整脈に対する根治療法である．頻脈性不整脈のメカニズムはリエントリーと呼ばれる異常な伝導回路によるものと，電気信号が特定の場所から発生する刺激生成異常に分けられる（**図1-74**）．リエントリー性不整脈である通常型心房粗動を**図1-75**に示す．右心房を左前斜位からみており，三尖弁輪が正面にみえる．右図は CARTO という 3D マッピングシステムで頻拍を記録したもので，左図はその模式図である．CARTO では興奮伝播は赤から紫に向かって進行する．この図から通常型心房粗動のリエントリー回路は，三尖弁輪を反時計方向に回旋していることが分かる．**図1-76**は刺激生成異常による心房期外収縮の一例で，図は EnSite と呼ばれる 3D マッピングシステムで記録した興奮伝播である．赤色の一点から周囲に電気信号が広がっていることが分かる．リエントリーでは回路の一部を遮断することで，刺激生成異常ではその部位を焼灼することで頻拍は根治する．

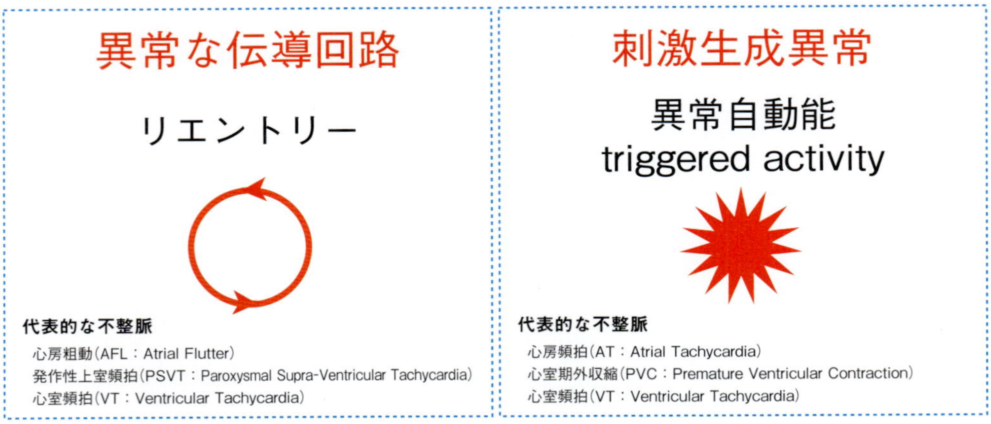

異常な伝導回路
リエントリー

代表的な不整脈
心房粗動(AFL：Atrial Flutter)
発作性上室頻拍(PSVT：Paroxysmal Supra-Ventricular Tachycardia)
心室頻拍(VT：Ventricular Tachycardia)

刺激生成異常
異常自動能
triggered activity

代表的な不整脈
心房頻拍(AT：Atrial Tachycardia)
心室期外収縮(PVC：Premature Ventricular Contraction)
心室頻拍(VT：Ventricular Tachycardia)

図1-74　頻脈性不整脈のメカニズム

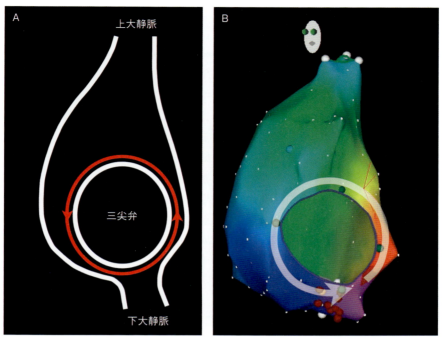

図1-75 通常型心房粗動：CARTO を用いた 3D マッピング（B）と模式図（A）
B の下方の赤丸はアブレーション施行箇所．

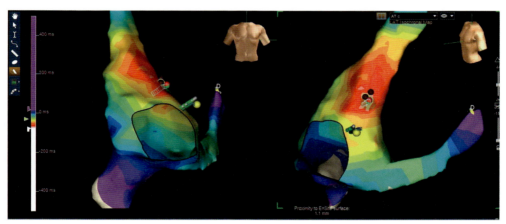

図1-76 刺激生成異常による心房期外収縮：EnSite を用いた 3D マッピング画像
図中黒丸はアブレーション施行箇所．

I 方法，原理

　現在最も汎用されているエネルギーは高周波である．アブレーションカテーテルの先端電極と，体表面に貼った対極板との間で，500キロヘルツ程度の高周波通電を行う．**図1-77A**に示すようにアブレーションカテーテルは，通常大腿部から挿入される．カテーテル先端を心筋に接して通電すると，その部位の心筋を構成する分子が振動し，摩擦による抵抗熱が発生する．その熱は周囲に伝導し，3～4 mm程度の範囲の心筋が50～60℃に温められる．心筋は電気を通す性質を持っているが，熱の作用で不可逆的に非伝導性組織へと変化する．これがアブレーションの原理である．実際の通電では，局所で発生した熱により，カテーテルそのものの温度が上昇する．通電を続けるためには，周囲の血流によりカテーテル先端が冷却される必要がある．十分な血流が得られない部位などでは，生理食塩液の灌流でカテーテルを冷却するイリゲーションシステムが用いられる．

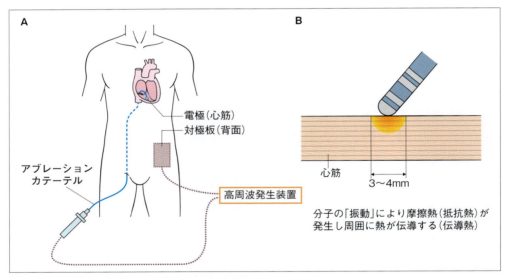

図1-77　高周波カテーテルアブレーションの原理

表1-17　アブレーションの適応疾患

① 発作性上室頻拍（PSVT）
　　房室結節リエントリー性頻拍（AVNRT），房室リエントリー性頻拍（AVRT），
　　心房頻拍（AT）
② 心房粗動（AFL）
　　通常型心房粗動，非通常型心房粗動
③ 心房細動（AF）
　　発作性心房細動，持続性心房細動
④ 心室頻拍（VT），心室細動（VF）
　　特発性心室頻拍，基礎心疾患に伴う心室頻拍，ブルガダ症候群
⑤ 心室期外収縮（PVC）

AVNRT：atrioventricular nodal reentrant tachycardia，AVRT：atrioventricular reentrant tachycardia，AF：atrial fibrillation，VF：ventricular fibrillation

Ⅱ　適　応

　上室性不整脈では，二重房室結節による房室結節リエントリー性頻拍や副伝導路を介する房室リエントリー性頻拍が代表であり，心房頻拍や通常型心房粗動に対してもその有効性は確立している．3Dマッピングシステムを使用し，弁膜症術後や先天性心疾患術後の非通常型心房粗動に対する治療も積極的に行われている．心室不整脈では，特発性心室頻拍，陳旧性心筋梗塞や心筋症に合併する心室頻拍，流出路や弁輪部から発生する単形性心室期外収縮が治療の対象となる．近年では特発性心室細動の代表疾患であるブルガダ症候群で認められる心室細動に対して，心外膜アブレーションの有用性が報告されている．現在，最もアブレーションされている不整脈は心房細動である．有症候性，薬物療法抵抗性の発作性心房細動で基礎心疾患などがない症例はよい適応とされている（**表1-17**）．

Ⅲ　心房細動アブレーション

　心房細動は期外収縮を除くと，最も頻度の高い不整脈である．発作性心房細動はトリガーと呼ばれる心房期外収縮に引き続いて起こり（**図1-78**），このトリガーは左房−肺静脈接合部から発生するとの報告から，心房細動のカテーテルアブレーションが始まった．左房−肺静脈の電気的な隔離が必要不可欠な処置といわれ，アブレーションカテーテルを用いた高周波による線状焼灼が一般的である（**図1-79**）．近年，バルーン型のカテーテルを用いて各肺静脈を一括で隔離する方法が開発された．従来の高周波エネルギーを用いたものや，冷凍凝固という新しいエネルギーも使用可能となっている（**図1-80**）．心房細動に対するカテーテルアブレーションは大きな変革期を迎えている．

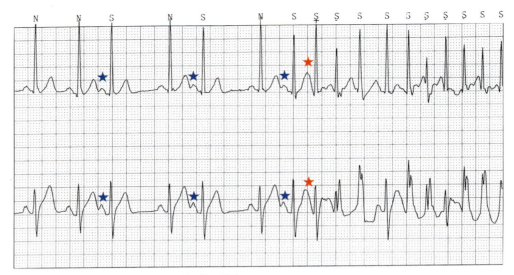

図1-78 心房期外収縮からの心房細動の発生
★が心房期外収縮．4個目の心房期外収縮（★）をトリガーとして心房細動が発生している．

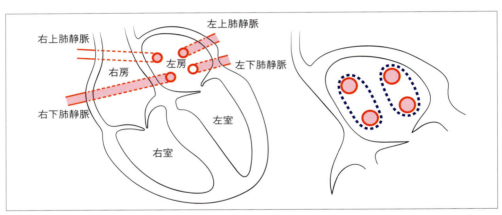

図1-79 肺静脈隔離

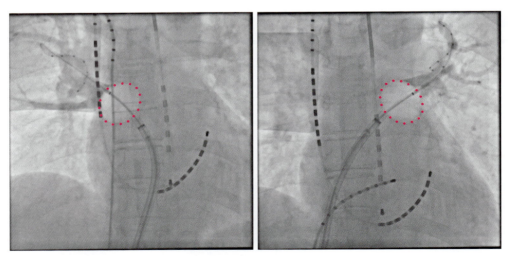

図1-80 冷凍凝固バルーンによる上肺静脈の隔離
赤点線が拡張したバルーン．造影剤を注入して肺静脈の閉塞を確認している．

2 心臓病の診断と内科的治療

10) カテーテルインターベンション

　冠動脈疾患のみならず，弁膜疾患，先天性心疾患，大動脈や脳血管を含む末梢動静脈血管など全身の心血管疾患に対して行うカテーテル治療をカテーテルインターベンションという．本項では冠動脈疾患に対するカテーテルインターベンションである経皮的冠動脈形成術（percutaneous coronary intervention：PCI）について解説する．

I　PCI の基本手技

　PCI は，心筋虚血もしくは心筋梗塞の責任病変である冠動脈狭窄病変を修復形成することにより血行再建を行う手技である．

　ガイディングカテーテルは，カテーテルルーメンにバルーンカテーテルやステントカテーテルなどの血管治療器材（デバイス）を通すためのある一定の強度を確保したインターベンション用の造影カテーテルである．X 線透視下で病変部位を通過したガイドワイヤを利用して各種デバイスで病変の治療を行う（図1-81）．病変部位においたバルーンをインデフレーションデバイスにより圧力をかけながら拡張し，血管狭窄部を押し広げていく（図1-82）．

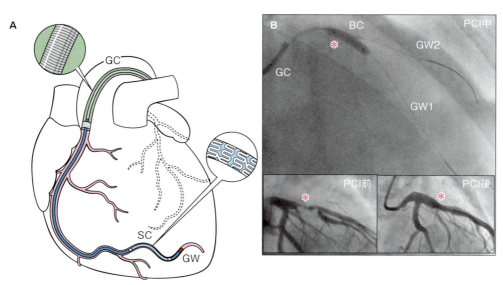

図1-81　PCI の概要
A．PCI 基本手技の図　B．PCI（＊が治療部位）の実際
GC：ガイディングカテーテル，GW：ガイドワイヤ，BC：バルーンカテーテル，SC：ステントカテーテル

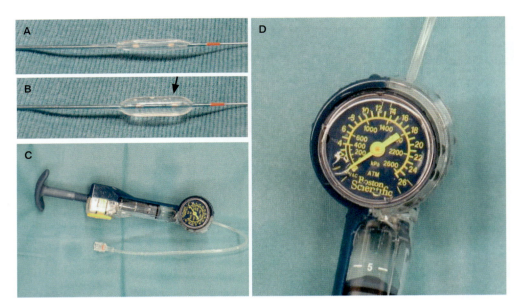

図1-82 バルーンカテーテル拡張前（A）と拡張中（B：➡），バルーンカテーテルの拡張の際に用いるインデフレーションデバイス（C）とその圧力表示計の拡大図（D）

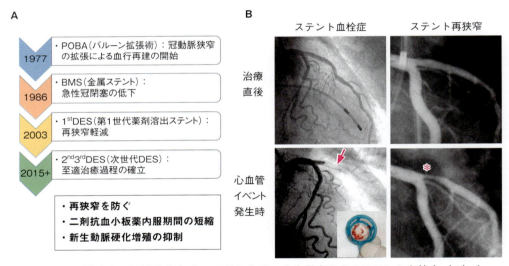

図1-83 PCIデバイスの変遷（A）と，ステントの二大合併症であるステント血栓症（➡）とステント内再狭窄（＊）（B）

　PCIはバルーン拡張術しかない時代に多くの急性血栓冠閉塞をきたしたため，その解決策として金属ステントが開発された（図1-83A）．金属ステントは病変部位の血管内内腔の保持を目的としたデバイスであり，バルーン外側に畳み込んである網目状の金属がバルーン拡張により病変部位に圧着・留置されるようになっている．

　金属ステントは，ステント血栓症を予防する目的で2種類の抗血小板薬の内服を必要とする．バルーン形成術単独に比べて金属ステントは急性冠閉塞を有意に抑制したが，PCI治療6ヵ月後の慢性期の再狭窄率は依然高かった[1]．そこで慢性期再狭窄を防ぐ薬剤が塗

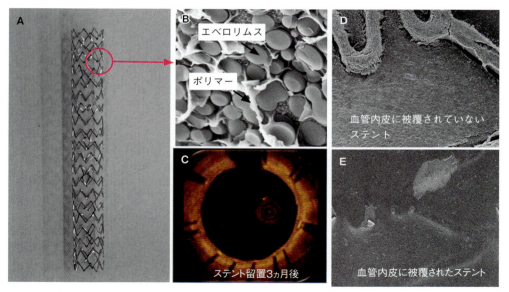

図1-84 薬剤溶出ステント（DES）
A．第3世代DES　B．ステント表面の走査電子顕微鏡像
C．ステント留置3ヵ月後のOCT像：ステントは内皮により被覆されている．
D．血管内皮に被覆されていないステント
E．血管内皮に被覆されているステント

布された第1世代薬剤溶出ステント（drug-eluting stent：DES）が登場し，再狭窄率は著減した．しかし，新生動脈硬化の発生という新たな難題が出ており，現在この課題を克服するべく第2・第3世代薬剤溶出ステントが開発され（**図1-84**），慎重にその臨床転帰を経過観察している．

II　PCIの適応

デバイスの進歩によりPCIの至適病変についてのガイドラインは刷新されており，従来から定番とされている病変の難易度分類（**表1-18**）も一概に妥当とはいえなくなってきている．しかし，PCIによる冠動脈治療が同灌流心筋の虚血を解除し，経過をよくするという目的であることに変わりはない．心筋虚血に対する評価法として，負荷心電図や核医学などの非侵襲的検査に加え，近年は冠動脈内圧測定により機能的狭窄重症度評価を行う心筋血流予備量比（fractional flow reserve：FFR）を用いた病変のPCI適正評価を行っている（**図1-85**）．

FFRは，パパベリンやアデノシンによる最大冠動脈拡張を得た状態で，先端圧センサー付きガイドワイヤにて冠動脈狭窄部の遠位端の圧（Pd）と冠動脈入口部の圧（Pa）を同時に測定し，その比率（Pd/Pa比）により生理学的な有意狭窄の有無を評価する方法である．狭窄がない場合，冠動脈圧はどこも等圧であるためその比率は1.0を示すが，心筋虚血に関係する有意な狭窄の場合，狭窄遠位部の血流の低下に伴い冠動脈内圧は低下するためPd/Pa比が低下する．PCI治療を決定する際のPd/Pa比のカットオフ値を0.8として虚血

表1-18 PCIの難易度分類

	Type A	Type B	Type C
病変長	限局性（＜10 mm）	管状（10～20 mm）	びまん性（20 mm＜）
病変の形	求心性	偏心性	—
病変までの到達の難易度	容易	中等度の近位部屈曲	高度の近位部屈曲
病変部の屈曲	屈曲なし（＜45°）	中等度（45～90°）	高度（90°＜）
病変の辺縁	平滑	不整	—
病変の石灰化	無または軽度	中度から高度	—
病変の閉塞	無	3ヵ月未満の完全閉塞	3ヵ月以上の完全閉塞
入口部病変の有無	無	有	—
分岐部病変の有無	無	ガイドワイヤが2本必要な分岐部病変	保護不可能な分岐部病変
血栓の有無	無	有	—
静脈グラフト病変の有無	無	—	有

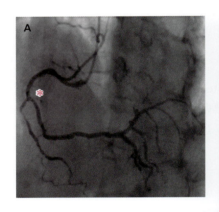
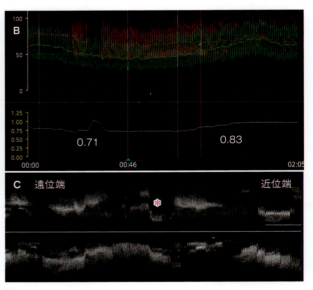

図1-85 心筋血流予備量比（FFR）の一例
冠動脈造影（A）ならびにIVUS（C）で認める冠動脈内プラークによる中等度狭窄（＊）を境に，FFR値が0.71から0.83に上昇している（B）．

性心疾患を治療した場合，薬物療法単独治療群や冠動脈造影のみで決定したPCI治療群と比較して臨床転帰が有意に優れていることが，多くの臨床医学研究で実証されている．このFFRを用いたPCIによる冠動脈治療は，冠動脈造影の画像情報に標的冠血管とその灌流心筋間の生理学的機能情報を加えたものであり，PCIによる治療適否を決める上で有用性が高い．

Ⅲ　PCI後の止血

　PCIのための穿刺血管は，冠動脈造影検査の場合と同様に主に大腿動脈と橈骨動脈であり，ときに上腕動脈を使用する．造影用カテーテルが4 Frから5 Frの小径サイズであるのに対して，PCIは6 Frから8 Frの大きいサイズを使用する．さらにPCIはステント血栓閉塞を予防するための抗血小板薬の内服に加え，ACT時間が300秒前後になるようにヘパリンを使用するため，PCI終了後の出血合併症の発生に留意を要する．とくに大口径のカテーテル使用後の用手圧迫止血は重篤な出血や血腫を形成することがあり，長期臥床安静を強いるため患者の苦痛も強い．最近は各穿刺部位に応じた止血デバイスを使用することが多く，各施設でその後の安静解除までのプロトコルを作成している（**図1-86**，**表1-19**）．

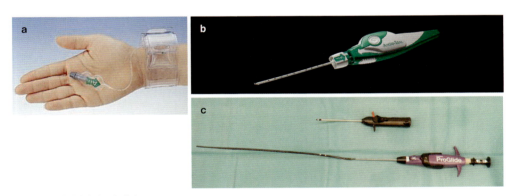

図1-86　各種止血デバイス
橈骨動脈止血用デバイスのTRバンド（テルモ社；a），大腿動脈止血デバイスのアンジオシール（ST. JUDE MEDICAL；b）とパークローズ（テルモ社；c）

表1-19　榊原記念病院における止血プロトコル

	橈骨動脈 TRバンド 4〜6 Fr	上腕動脈 用手圧迫	上腕動脈 とめ太くん	大腿動脈 用手圧迫	大腿動脈止血 デバイス
帰室時	床上安静	床上安静 肘部屈曲禁 （シーネ使用）	収縮期血圧＋30 mmHg で 10 分 ⇒－10 mmHg で 30 分	ロール固定 絶対安静	絶対安静
帰室 30 分後	安静解除	安静解除	収縮期と拡張期血圧の 中間圧で 30 分		
帰室 1 時間後			拡張期圧で 2 時間	ベッドアップ 30° 他力側臥位可	ベッドアップ 30° 他力側臥位可
帰室 2 時間後	TRバンド 2 mL 減圧	圧迫ベルトを 緩める			
帰室 3 時間後		圧迫ベルト除去 シーネ固定継続	拡張期圧－30 mmHg で 時間シーネ除去		
帰室 4 時間後	TRバンド 2 mL 減圧 （計 4 mL）	圧迫ロール, シー ネ除去, カテーテ ル・ドレープ貼付		床上フリー	床上フリー
帰室 5 時間後				ロールアウト カテーテル・ ドレープ貼付	ロールアウト カテーテル・ ドレープ貼付
帰室 6 時間後	TRバンド 除去		30 mmHg で 2 時間 または翌朝まで		

Ⅳ　その他の PCI デバイス

　PCI ではいくつか病変の特徴に合わせて追加デバイスを利用することがある．その一つが高度石灰化の動脈硬化狭窄病変のときに同部位の石灰化を削り取る高速回転式アテレクトミー（ロータブレータ）というデバイスである．20〜30 μmm のダイヤモンドの結晶を 2,000 から 3,000 個埋め込んだ紡錘形の先端をした Burr というデバイスを用いて，分時 180,000 から 200,000 回転させながらドリルのように病変部位の石灰を削る．血管径に合わせて 1.5 mm から 2.25 mm まで Burr サイズを選択できる（図1-87）．

　もう一つは DCA（directional coronary atherectomy）という方向性冠動脈粥腫切除術である．これは冠動脈近位部病変，主に左前下行枝入口部に偏心性狭窄を有する動脈硬化病変の治療に用いられることが多い．ステントバルーンやバルーンカテーテルによる治療ではときにプラークシフトによる側枝狭窄や閉塞をきたすことがあるが，DCA は切除したプラークをその先端にあるノーズコーンに貯めて体外へ取り出すため，その心配がない（図1-88）．ロータブレータと DCA を用いた各症例を図1-89 に示す．

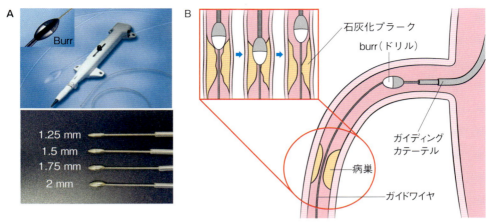

図1-87 ロータブレータの各種 Burr（A）とその使用模式図（B）

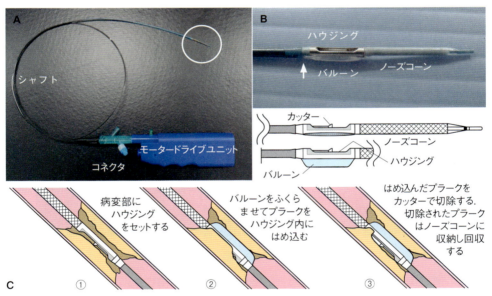

図1-88 DCA デバイスの全容（A）と先端の粥腫切除部位拡大図（B），DCA の使用方法の模式図（C）

　最近は，バルーン形成術のみでは高率に発生していた冠動脈再狭窄を回避する目的で，薬剤溶出バルーンも登場した（**図1-90**）．このカテーテルでは，表面にコーティングされたパクリタキセルという再狭窄予防のための薬剤がバルーン拡張時に造影剤と接触することにより，治療部位の血管部位に速やかに移行することにより再狭窄を回避できる．

引用文献

1）循環器病の診断と治療に関するガイドライン（2010年度合同研究班報告）：安定冠動脈疾患における待機的PCIのガイドライン（2011年改訂版）．日本循環器学会，2011（2018年11月22日，日本循環器学会HP閲覧，最新情報は http://www.j-circ.or.jp/guideline/ をご確認下さい）

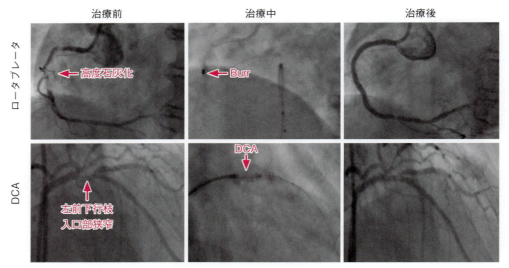

図1-89　ロータブレータ使用の実例（上段）とDCAの実例（下段）

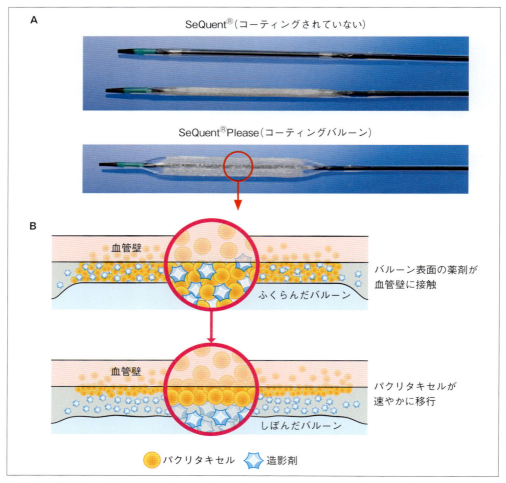

図1-90　薬剤溶出バルーンのバルーン部分の比較拡大図（A）とその機序の模式図（B）

2 心臓病の診断と内科的治療

11）ペースメーカ治療

　ペースメーカとは，血行動態に影響しうる徐脈性不整脈に対して，電気信号を感知（センシング）し刺激（ペーシング）することで，心収縮を起こさせる人工臓器である．恒久的ペースメーカは，徐脈性不整脈疾患や心不全治療のために恒久的な使用を前提とする体内植込み式のペースメーカのことをいう．また，一時的ペースメーカは，急性心筋梗塞や電解質異常などの治療可能な別の要因による徐脈の一時的な治療や，心臓手術後の徐脈予防などの短期的な徐脈治療を目的としている．

　ペースメーカは，リチウムなどの電池とセンシング回路，ペーシング回路からなる本体（ジェネレーター）とリードの組み合わせで構成される．リードは右心房や右心室，またはその両方に留置され，心臓から出た電気信号をセンシングしジェネレーターに伝え，心臓の状態に応じてペーシングを心臓に伝える（図1-91）．近年はリードレスペースメーカといい，リードと本体が一体化されて，カプセル型をした本体を大腿静脈から専用のカテーテルを用いて右室に直接留置するペースメーカも使用可能となってきている（図1-92）．

I　ペースメーカの適応

　徐脈性不整脈があり，それにより失神，めまいなどの脳虚血症状や心不全を認める場合は絶対適応になる．なお，投与が不可欠な薬剤による徐脈も適応になる．

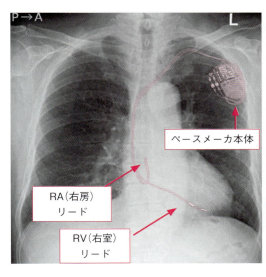

図1-91　ペースメーカ本体とリード線

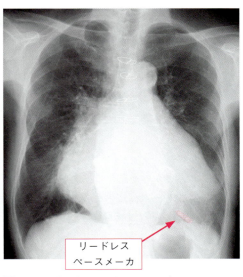

図1-92　リードレスペースメーカ

表1-20　ペースメーカの適応となる疾患

① 房室ブロック

Class I
1. 徐脈による明らかな臨床症状を有する第2度, 高度または第3度房室ブロック
2. 高度または第3度房室ブロックで以下のいずれかを伴う場合
   (1) 投与不可欠な薬剤によるもの
   (2) 改善の予測が不可能な術後房室ブロック
   (3) 房室接合部のカテーテルアブレーション後
   (4) 進行性の神経筋疾患に伴う房室ブロック
   (5) 覚醒時に著明な徐脈や長時間の心室停止を示すもの

Class IIa
1. 症状のない持続性の第3度房室ブロック
2. 症状のない第2度または高度房室ブロックで, 以下のいずれかを伴う場合
   (1) ブロック部位がヒス束内, またはヒス束下のもの
   (2) 徐脈による進行性の心拡大を伴うもの
   (3) 運動または硫酸アトロピン負荷で伝導が不変もしくは悪化するもの
3. 徐脈によると思われる症状があり, 他に原因のない第1度房室ブロックで, ブロック部位がヒス束内またはヒス束下のもの

② 洞不全症候群

Class I
1. 失神, 痙攣, 眼前暗黒感, めまい, 息切れ, 易疲労感などの症状あるいは心不全があり, それが洞結節機能低下に基づく徐脈, 洞房ブロック, 洞停止あるいは運動時の心拍応答不全によることが確認された場合. それが長期間の必要不可欠な薬剤投与による場合を含む

Class IIa
1. 上記の症状があり, 徐脈や心室停止を認めるが, 両者の関連が明確でない場合
2. 徐脈頻脈症候群で, 頻脈に対して必要不可欠な薬剤により徐脈をきたす場合

③ 徐脈性心房細動

Class I
1. 失神, 痙攣, 眼前暗黒感, めまい, 息切れ, 易疲労感などの症状あるいは心不全があり, それが徐脈や心室停止によるものであることが確認された場合. それが長期間の必要不可欠な薬剤投与による場合を含む

Class IIa
1. 上記の症状があり, 徐脈や心室停止を認めるが, 両者の関連が明確でない場合

［日本循環器学会ほか：循環器病の診断と治療に関するガイドライン（2010年度合同研究班報告）：不整脈の非薬物治療ガイドライン（2011年改訂版）, 2011（2018年10月17日, 日本循環器学会HP閲覧, 最新情報は http://www.j-circ.or.jp/guideline/をご確認下さい）を参考に作成］

　ペースメーカの適応になる対象疾患は, 房室ブロック, 洞不全症候群, 徐脈性心房細動などがある. 日本循環器学会の『不整脈の非薬物治療ガイドライン（2011年改訂版）』にてペースメーカの適応と考えられるエビデンスClass IおよびIIaの症候は表1-20のとおりである[1].
　なお, ACC/AHA/HRSガイドライン（2008年）では5秒以上の心室停止を認める場合はClass Iのペースメーカ適応としている.

表1-21　NBG コード（国際ペースメーカコード）

	1	2	3	4	5
	ペーシング部位	センシング部位	センシング機能	プログラマビリティおよびレート応答機能	抗頻拍機能
	O：機能なし	O：機能なし	O：機能なし	O：機能なし	O：機能なし
	A：心房	A：心房	T：同期	P：プログラマブル	P：ペーシング
	V：心室	V：心室	I：抑制	M：マルチプログラマブル	S：ショック
	D：心房および心室	D：心房および心室	D：同期および抑制	C：テレメトリー機能あり	D：ペーシングおよびショック
				R：レート応答機能あり	

[Bernstein AD, et al : The NASPE/BPEG generic pacemaker code for antibradyarrhythmia and adaptive-rate pacing and antitachyarrhythmia device. PACE 10 : 794-799, 1987 より作成]

　上記のような徐脈性不整脈以外にもペースメーカの適応となる疾患がある．例えば，心抑制型の神経調節性失神ではペーシングで失神が予防できることが報告されており，ペースメーカの適応になる．また，閉塞性肥大型心筋症では，心尖部からの心室ペーシングを行うことで心室壁収縮が非同期化して左室流出路の狭窄が軽減する場合があり，ペースメーカの適応になる．

Ⅱ　モードについて

　ペースメーカは，作動様式により NBG コード（NASPE/BPEG Generic pacemaker code，国際ペースメーカコード）と呼ばれるアルファベット3文字で分類される．付加機能を表すため4・5文字目にも記号が使われる場合もある（**表1-21**）[2]．
・1・2文字目：それぞれリードのペーシング部位，センシング部位
・3文字目：センシングしたときのペースメーカ応答様式
・4文字目：レート応答（R）機能などのプログラム機能
・5文字目：抗頻拍機能
　主なペーシングモードを，a．シングルチャンバーペーシング，b．デュアルチャンバーペーシング，c．その他，に分けて解説する．

a．シングルチャンバーペーシング

（1）AOO/VOO

　センシングは行わずに心房/心室のペーシングのみを行う．ペースメーカチェック時，緊急時，条件付きMRI対応ペースメーカのMRI撮像中などに使用し，通常のペーシングモードとしては使用されない．

（2）VVI

　自己心室波を感知した場合に心室スパイクが抑制されるモードで，体外式（一時的）ペーシングなどでよく用いられる最も基本的なペーシングモードである．徐脈性心房細動，徐脈発作の頻度が少ない洞不全症候群や発作性高度房室ブロックなどで選択される（**図1-93**）．

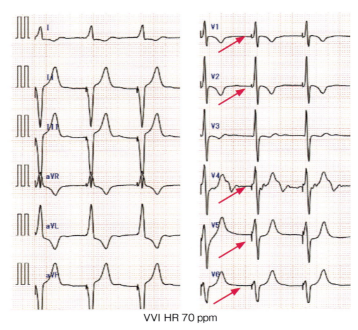

図1-93　VVIペースメーカの心電図
心室ペーシングスパイク（➡）に続いてQRS波が認められる．

(3) AAI

自己心房波を感知した場合に心房スパイクが抑制されるモードで，房室伝導の保たれた洞不全症候群などで選択される．

(4) VVT

自己心室波を感知した場合，直後にペーシングスパイクを出すモードで，単極リードを用いた症例などで，筋電位などのオーバーセンシングによるペーシング間隔の延長を認めるような場合に選択される．

(5) AAT

VVTと同様に自己心房波を感知した場合，ペーシングスパイクを出すモードである．

b．デュアルチャンバーペーシング

(1) DDD

心房・心室ともにセンシング・ペーシングを行う．心房・心室ともに自己の電位を感知した場合にはペーシングは抑制し，自己の心房波を感知した場合にはそれに同期させて心室ペーシングを行う．房室ブロックや洞不全症候群など，多くの不整脈に対応できるペーシングモードであり，現在多くの症例に選択されている（図1-94）．

(2) VDD

自己の心房波を感知した場合，それに同期させて心室ペーシングを行う．自己の心室波を感知した場合は，心室ペーシングは抑制される．自己の心房レートが設定下限レートよりも低い場合にはVVIモードで作動する．洞機能の保たれた房室ブロックなどに選択される．1本のVDD専用リードで使用可能なモードのため，かつては房室ブロック症例で多く

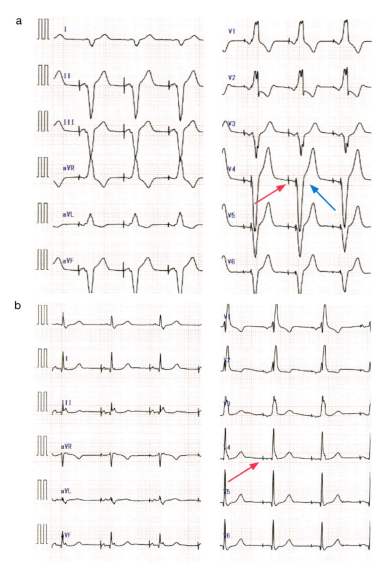

図1-94 DDDペースメーカの心電図
a：心房ペーシング波形（RA pace），心室ペーシング波形（RV pace）．心房（RA）ペーシングスパイク（➡）に続くP波，それに遅れて心室（RV）ペーシングスパイク（➡）に続くQRS波が認められる（心房・心室の両方を刺激している）．
b：心房ペーシング波形（RA pace），自己脈．心房ペーシングスパイク（➡）に続くP波，それに遅れて自己脈のQRS波が認められる．

選択されていたが，心房ペーシングができないという欠点やリードの長期成績の問題などから，新規でVDD専用リードを選択することは少なくなった．

(3) DDI

自己の心房・心室波ともに感知され，心房・心室順次ペーシングを行うが，設定下限レートよりも早期の自己心房は感知しない．発作性心房細動などの上室性不整脈を合併する洞不全症候群などに選択される．

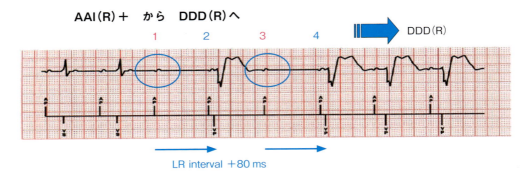

図1-95　MVP（Managed Ventricular Pacing）モード（Medtronic 社）

(4) 自己QRSを温存させるペーシングモード

　従来のDDDペースメーカより自己QRSを温存するためにAVディレイを自動的に延長するサーチAVディレイなどの機能があり，房室伝導が保たれた洞不全症候群や発作性高度房室ブロック症例などに設定していた．しかし，顕著な第1度房室ブロックを有する症例などでは，心室ペーシングが入ってしまうことが少なくなかった．最近では，房室ブロックが出現しQRSが欠落するまではAAIモードで動き，QRSが欠落した際にDDDに切り替わる，MVP（Medtronic 社），Safe-R（Sorin 社），RYTHMIQ（Boston Scientific 社）などのペーシングモードも使用可能となり，自己QRSを温存するペーシングが選択しやすくなった（図1-95）．

c．その他の主要な機能

(1) レート応答機能（rate-responsive mode）

　レート応答機能とは，ペースメーカが患者の身体活動に応じてペーシングレートを上昇させる機能である．この機能を活かすにはセンサーの選択および設定条件が重要である．多くの機種で選択可能な体動感知型の他に，呼吸数・胸郭インピーダンス感知型のセンサーなどが選択できる機種もある．体動感知型のセンサーは速やかに反応しやすい利点があるが，自転車こぎなどの体幹があまり動かない労作には反応しにくいという欠点がある．最近では，2つのセンサーが併用可能でお互いの欠点を補えるブレンドセンサーやデュアルセンサーといわれるものが使用可能な機種もある．

(2) モードスイッチ

　発作性心房細動などの上室性不整脈を有する症例にDDDモードを選択した場合には，頻拍発作の際に心房波を感知して頻拍のまま心室に伝導すると上限レートで心室ペーシングを行うことになる．これを回避するために，DDDからDDI（R）に，VDDからVDI（R）にモードがスイッチすることで，頻拍の速い心房波は感知しなくなるため，速い心室ペーシングを起こさない．しかし，モードスイッチ作動直後における急激な心室ペーシングレートの低下を起こしうるため，これを予防するレートスムージング機能などの徐々にペーシングレートを下限まで下げる機能を有する機種もある．

（3） 発作性心房細動などの頻拍発作に対するペーシング治療

心房性の期外収縮を感知し，その後の長い休止期を作らないように設定レートよりも速いタイミングで心房ペーシングを行うことで心房細動などの頻拍発作を予防することを目的とした特殊なペーシングが設定できる機種がいくつかあり，機種によりアルゴリズムが微妙に異なる．また，発生した心房性の頻拍に対し植込み型除細動器の抗頻拍ペーシングのように停止させるためのペーシング治療を設定できる機種もある．なお，これらのペーシング治療は安全のために心室のバックアップペーシング下での設定を前提としているため，DDD ペースメーカで使用可能な機能である．

（4） rate drop response

心抑制型の神経調節性失神に対し，心拍数の急激な低下を感知して心房ペーシングレートを上げる機能が有効な症例がある．

Ⅲ | フォローアップで大切なこと

ペースメーカ治療では，植込み手術，術後の設定調整とともに，退院後のフォローアップが重要である．医師や技師や CDR（cardiac device representative）などによりペースメーカプログラマーを用いて様々な情報をチェックすることが可能である．電池寿命やリードデータのみならず，不整脈のエピソードや心拍数のトレンド，患者の活動度，肺うっ血の推移など様々な生体情報が得られる．また，フォローアップ人数の増加に加え，ペースメーカの進歩による多くの情報を十分に活かすためには，電話回線を用いた遠隔モニタリングを活用することも有用である．

ａ．バッテリー状態

従来から指標とされてきたマグネットレートに加え，テレメトリーで表示される電池電圧，内部抵抗によりバッテリーの状態を把握する．交換指標（elective replacement indicator：ERI）が近くなると電池電圧は急速に低下し，内部抵抗は急速に上昇する．予測電池寿命の年月が表示されるペースメーカもあるが，上記の電池電圧と回路抵抗の推移に注意して管理することが重要である．

ｂ．リード抵抗

リード抵抗はテレメトリーの初期画面に表示されるが，機種によっては抵抗値のトレンドもグラフや表で表示されるため参考になる．抵抗値の著明な上昇は断線を疑い，低下はリード被覆損傷を疑う．これらの異常が疑われた際には，双極のみならず単極でもチェックを行い，その損傷部位をより明らかにするとともに，より安全に管理できるペーシング，センシング様式に変更することが重要である．なお，これらの設定調整で問題回避が困難な際には，早期のリード追加を検討することが必要である．

ｃ．ペーシング閾値

機種や症例により電圧で測定する方法とパルス幅で測定する方法がある．測定時の数値はもちろんのこと，データの推移に注意が必要である．また，設定のペーシング出力が閾値に対して十分なマージン（余裕）をとれていることを確認するのも重要である．

d．センシング閾値

　症例ごとの洞機能や房室伝導能を把握して，チェック時の患者の苦痛を最小限にする工夫が必要である．例えば，房室伝導が保たれた洞不全症候群の症例に対する DDD ペースメーカにおける心室波形のチェックは，心拍数を下げるより AV ディレイを延長して測定した方が患者に苦痛なく測定できる．測定したセンシング閾値が，設定感度に十分なマージンをとれていることを確認するのも重要である．

e．房室伝導の評価

　最近は自己 QRS を温存するモードが普及してきたため，以前より調整する機会が減ったが，設定 AV ディレイやサーチ AV 間隔が適正なのか見直すことも重要である．

f．心拍数のヒストグラムとペーシング率

　心拍数の上昇が乏しい症例ではレート応答機能の導入や設定調整を検討する．また，不必要な右室ペーシングやフュージョンなどを減らすために，AV ディレイの調節やモード変更などを検討する．

g．不整脈エピソード

　不整脈発生頻度や発生時間などから内服調整に有用な情報が得られる．

h．胸郭インピーダンスや患者活動度など

　上記のような様々な生体情報が得られる機種が増えている．心不全の内服調整など患者管理に役立つことも少なくない．

引用文献

1）日本循環器学会ほか：循環器病の診断と治療に関するガイドライン（2010 年度合同研究班報告）：不整脈の非薬物治療ガイドライン（2011 年改訂版），2011（2018 年 10 月 17 日，日本循環器学会 HP 閲覧，最新情報は http://www.j-circ.or.jp/guideline/をご確認下さい）

2）Bernstein AD, et al：The NASPE/BPEG generic pacemaker code for antibradyarrhythmia and adaptive-rate pacing and antitachyarrhythmia device. PACE **10**：794-799, 1987

2 | 心臓病の診断と内科的治療

12) 植込み型除細動器

　植込み型除細動器（implantable cardioverter defibrillator：ICD）は，心臓突然死をきたす心室頻拍（VT）や心室細動（VF）といった頻脈性不整脈の治療を目的とした植込み型の医療機器であり，ペースメーカの機能に加えて，頻脈性心室不整脈が発生したときに抗頻拍ペーシングあるいは電気ショック（除細動）による治療を行うことができる（図1-96）．ICDは頻脈性心室不整脈の既往がある，もしくは起こす可能性が高い患者に植込むことで，心臓突然死のリスクを軽減することを目的としている．ICDの適応には一次予防と二次予防がある（**表1-22**）．過去に心室頻拍や心室細動の既往がある患者に対してのICD治療を二次予防といい，心室頻拍や心室細動の既往はないが起こるリスクの高い患者に対してのICD治療を一次予防という．

　ICDには除細動を行うためのショックリードが必要であるが，ショックリードは通常のペースメーカリードに比べてトラブルが多く，またショックリードは心内に留置するため，リード穿孔や三尖弁閉鎖不全など心内のリードに起因する合併症が起こりうる．

　近年はショックリードを心内ではなく，前胸部皮下（胸骨左縁もしくは右縁）に植込み，ICD本体は左側胸部の広背筋と前鋸筋の間に植込む，完全皮下植込み型除細動器（S-ICD）も使用可能になった（**図1-96，図1-97**）．S-ICDは徐脈に対するペーシングや心室頻拍に対する抗頻拍ペーシングはできないため，それらのペーシングを必要としない患者にはよい適応になる．

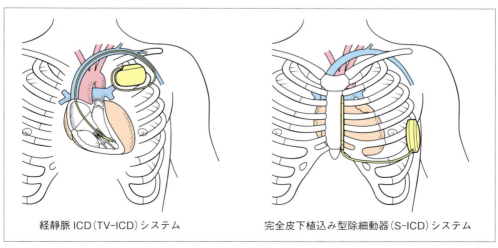

経静脈ICD（TV-ICD）システム　　　完全皮下植込み型除細動器（S-ICD）システム

図1-96　TV-ICDとS-ICDシステムの違い

表1-22 ICD の適応

器質的心疾患を有する患者に対する 1 次予防

Class I
1. 冠動脈疾患または拡張型心筋症に基づく慢性心不全で，十分な薬物治療を行っても NYHA class II またはIIIの心不全症状を有し，かつ左室駆出率 35％以下で，非持続性心室頻拍を有する場合
2. NYHA class I で冠動脈疾患，拡張型心筋症に基づく左室機能低下（左室駆出率 35％以下）と非持続性心室頻拍を有し，電気生理検査によって持続性心室頻拍または心室細動が誘発される場合

Class IIa
1. 冠動脈疾患または拡張型心筋症に基づく慢性心不全で，十分な薬物治療を行っても NYHA class II または classIIIの心不全症状を有し，左室駆出率 35％以下の場合

Class III
1. 器質的心疾患を伴わない特発性の非持続性心室頻拍

ICD による 2 次予防

Class I
1. 心室細動が臨床的に確認されている場合
2. 器質的心疾患に伴う持続性心室頻拍を有し，以下の条件を満たすもの
   (1) 心室頻拍中に失神を伴う場合
   (2) 頻拍中の血圧が 80 mmHg 以下，あるいは脳虚血症状や胸痛を訴える場合
   (3) 多形性心室頻拍
   (4) 血行動態の安定している単形性心室頻拍であっても薬物治療が無効または副作用のため使用できない場合や薬効評価が不可能な場合，あるいはカテーテルアブレーションが無効あるいは不可能な場合

Class IIa
1. 器質的心疾患に伴う持続性心室頻拍がカテーテルアブレーションにより誘発されなくなった場合
2. 器質的心疾患に伴う持続性心室頻拍を有し，臨床経過や薬効評価にて有効な薬剤が見つかっている場合

Class IIb
1. アブレーションや外科手術により根治可能な原因による心室細動，心室頻拍，12 ヵ月以上の余命が期待できない場合
2. 精神障害などで治療に際して患者の同意や協力が得られない場合
3. 急性の原因［急性虚血（例：発症 48 時間以内），電解質異常，薬剤など］が明らかな心室頻拍，心室細動で，その原因の除去により心室頻拍，心室細動が予防できると判断される場合
4. 抗不整脈薬やアブレーションでコントロールできない頻繁に繰り返す心室頻拍あるいは心室細動
5. 心移植，CRT，植込み型左心補助人工心臓（LVAD）の適応とならない NYHA classIVの薬物治療抵抗性の重度うっ血性心不全

［日本循環器学会ほか：循環器病の診断と治療に関するガイドライン（2010 年度合同研究班報告）：不整脈の非薬物治療ガイドライン（2011 年改訂版），2011（2018 年 10 月 17 日，日本循環器学会 HP 閲覧，最新情報は http://www.j-circ.or.jp/guideline/をご確認下さい）を参考に作成］

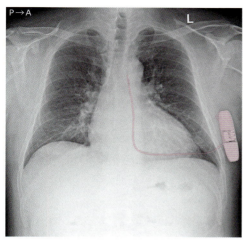
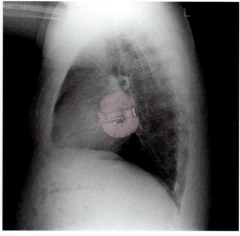

図1-97　S-ICD 植込み後の胸部 X 線写真

表1-23　CRT 適応

Class		
Class Ⅰ	NYHA class Ⅲ（Ⅳ），EF≦35％，QRS≧120 ms，洞調律	Primary
	NYHA class Ⅲ（Ⅳ），EF≦35％，QRS≧120 ms，AF （NYHA class Ⅱ，EF≦30％，QRS≧150 ms，洞調律　←CRT-D）	
Class Ⅱa	NYHA class Ⅲ（Ⅳ），EF≦35％ 徐脈に対してペースメーカが植込まれ，高頻度の V pace に依存	Upgrade
	NYHA class Ⅲ（Ⅳ），EF≦35％ 徐脈に対してペースメーカ植込みが予定され，高頻度の V pace が予想	Expect
Class Ⅱb	NYHA class Ⅱ，EF≦35％ 徐脈に対してペースメーカ植込みが予定され，高頻度の V pace が予想	
Class Ⅲ	EF 低下しているが無症状で ICD 適応なし 心不全以外による身体機能の制限，余命 12 ヵ月以下	適応なし

［日本循環器学会ほか：循環器病の診断と治療に関するガイドライン（2010 年度合同研究班報告）：不整脈の非薬物治療ガイドライン（2011 年改訂版），2011（2018 年 10 月 17 日，日本循環器学会 HP 閲覧，最新情報は http://www.j-circ.or.jp/guideline/ をご確認下さい）を参考に作成］

　心臓再同期療法（cardiac resynchronization therapy：CRT）は心不全治療を目的とした植込み型の医療機器である．除細動機能を持つものを CRT-D（defibrillater），持たないものを CRT-P（pacemaker）という．通常のペースメーカの心室リードを右心室に留置するのに加えて，冠静脈内あるいは外科的に左心室の側壁に心外膜リードを留置し，心室収縮の同期を得て心拍出量を増加させることを主な目的としている．

　CRT の適応を**表1-23**に示す．薬物療法でコントロール困難な心不全の状態で，心電図上洞調律で，QRS 幅が延長し，左心機能低下（EF≦35％）の人が Class Ⅰ 適応になる．

I. ICDの仕組み

A 基本構造（図1-98）

a．ICD本体（ジェネレーター）

ペースメーカの機能に除細動機能が加わったデバイスである．頻拍を感知すると自動的に抗頻拍ペーシングや除細動が行われる．高エネルギーの放電が必要であり，電池からキャパシタ（コンデンサ）に蓄えられ一気に放電できる仕組みになっている．

b．ショックリード

ショックリードの先端は右室ペーシング・センシング電極になっている．ショック用のコイル電極が右室内と上大静脈部に付いている．ショックコイルが右室内と上大静脈部の2ヵ所にあるデュアルコイルリードと右室内だけのシングルコイルリードがある．

B 代表的なプログラミング

a．感知基準

(1) VFゾーン

心室細動の頻拍周期（心拍数）は短いため，200 bpm前後に設定することが多い（仮にVFゾーンを200 bpmに設定した場合，200 bpmより速い頻拍が出現したときにVFと感知する）．心室細動により血行動態が破綻していると考えられるため，初めから十分なエネルギーの除細動を最大回数行う設定にすることが一般的である．

(2) VTゾーン

これまで確認されている心室頻拍の心拍数をカバーし，洞性頻脈で予想される心拍数と重ならないような心拍数に設定する必要がある．そのためには，これまで出現した心室頻拍や電気生理検査で誘発された心室頻拍の心拍数を確認する必要がある．

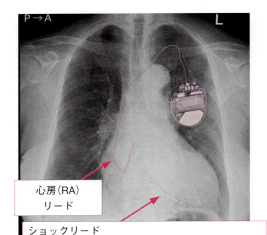

図1-98　TV-ICD植込み後の胸部X線写真

Ⅱ. ICD治療の種類

　ICD治療には抗頻拍ペーシング（anti tachycardia pacing：ATP）と電気ショックの2種類がある．VFゾーンでは電気ショック治療のみとなるが，VTゾーンは症例ごとにATPと電気ショックを組み合わせて治療を行うことが可能である．

（1）抗頻拍ペーシング（ATP）

　血行動態の保たれた単形性の心室頻拍に対し，治療の対象となる頻拍の10～15％程度速いペーシングレートでペーシングすることで心室頻拍の停止を試みる．

（2）電気ショック

　ATPが無効な心室頻拍や心室細動に対する電気ショック．

Ⅲ. フォローアップで大切なこと

　ICDのフォローアップでは，ペースメーカ同様にバッテリー状態，リード抵抗，ペーシング閾値，センシング閾値などのデータを確認することに加え，不整脈エピソードおよびICD作動状況を確認することが重要である．また，ICD作動には心室頻拍や心室細動に対し作動する適切作動のみならず，上室性の頻脈やリード断線など，本来作動が必要ではない状況で作動する不適切作動もあるので注意が必要である．不適切作動は患者に多大な苦痛を与えるので，未然に防ぐことが重要である．そのためには，作動に至らないような不整脈エピソードも詳細に確認し，上室頻拍との識別が可能なように設定調整に努めることや，リードの抵抗値やノイズなどリード断線の徴候を早期に発見して速やかに対処することが必要となる．したがって，ICDのフォローアップはこまめに詳細なチェックが必要であり，在宅時にもアラート機能でデバイスの監視が可能な遠隔モニタリングを積極的に活用することが勧められる．

3 心臓・大血管手術の基礎

1）心臓・大血管手術の進め方

　心臓・大血管の手術法は，開心術と非開心術に分けられる．開心術は本来，心臓や大血管の一部を開いて内部の病変を治す手術法であるが，人工心肺を用いて行う手術は，すべて開心術に含める傾向がある．先天性心疾患では，開心術を心内修復術と言うことが多い．非開心術は特別な循環補助手段を用いず，心臓が動いたまま心臓・大血管の病変を治す手術法である．

　表1-24に心臓・大血管の主な手術法を挙げる．

表1-24　心臓・大血管手術の種類

	開心術	非開心術
先天性心疾患	●心室中隔欠損，心房中隔欠損など非チアノーゼ性心疾患の修復術 ●ファロー四徴症，完全大血管転位などチアノーゼ性心疾患の修復術 ●直視下心房中隔欠損作成，ノーウッド手術など，人工心肺使用による姑息術	●動脈管閉鎖 ●大動脈縮窄解除，大動脈離断修復術 ●ブレロック短絡術などの体肺動脈短絡術，上大静脈-肺動脈吻合（グレン手術） ●肺動脈絞扼術 ●ブロック手術（非直視下肺動脈弁切開術）
後天性心疾患	●弁膜症の直視下弁形成術，人工弁置換 ●冠動脈バイパス ●その他の虚血性心疾患の心内修復術 ●心内腫瘍の摘除 ●心臓刺激伝導障害の外科的治療	●肥厚性心膜炎心膜剥離 ●ペースメーカ治療 ●心拍動下冠動脈バイパス
大動脈瘤	●胸部大動脈瘤の人工心肺を用いた修復術	●大動脈瘤に対する人工心肺を用いない修復術 ●long external bypass
心臓移植・人工心臓	●心臓移植 ●完全置換型人工心臓の植込み	●補助循環

3 心臓・大血管手術の基礎

2) 開　胸

よい手術視野を得ることは手術の基本である．よい視野を得るためには，それぞれの手術に最も適した開胸法を選ばなければならない．心臓・大血管手術の基本的開胸法は，胸骨正中切開と左右の側方開胸である．

I 胸骨正中切開

胸骨正中切開は胸骨上縁の直下から剣状突起部まで，胸骨正中線を縦に切開して，心臓に到達する開胸法である（図1-99A）．

胸骨正中切開は心臓全体を露出できるため，様々な心臓・大血管の手術に用いられる（表1-25）．

II 側方開胸

側方開胸は左または右の胸壁を切開し，肋間を開く開胸法である．
① 右第3～5肋間前側方開胸（図1-99B）は，合併症のない女児の心房中隔欠損の閉鎖術やブレロック短絡術などに応用される（表1-25）．
② 左第3～5肋間前側方開胸（図1-99C）は，乳児の肺動脈絞扼術や一部の冠動脈バイパス術などの手術で行われる．また開胸心マッサージなど緊急時の心臓到達法としても用いられている．

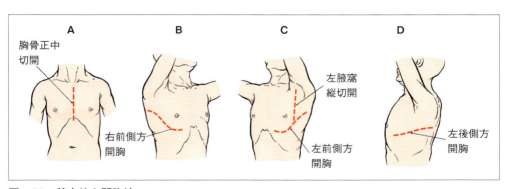

図1-99　基本的な開胸法
胸骨正中切開では胸骨柄から体部そして剣状突起の中央をストライカーにて切断する．前側方開胸はとくに女性では乳房への損傷を避け，その下縁に沿って切開を置く．後側方開胸では肩甲骨後下縁より前方に必要なだけ切開を置く．小児の動脈管開存閉鎖術などでは，整容的観点から広背筋前縁に切開を置くことにより，側方開胸に近い視野にて手術を行うことが可能である．

表1-25　基本的開胸法と適応手術

Ⅰ．胸骨正中切開	① ほとんどの先天性心疾患の心内修復術 ② 一部先天性心疾患の姑息術（ノーウッド手術など） ③ 後天性弁膜症の弁形成術と人工弁置換 ④ 冠動脈バイパス，その他の虚血性心疾患の手術 ⑤ 上行・弓部大動脈瘤の手術 ⑥ その他の開心術	
Ⅱ．側方開胸	① 右第3～5肋間 　前側方開胸	1．心房中隔欠損閉鎖（合併症のないものにまれに行われる） 2．ブレロック短絡術
	② 左第3～5肋間 　前側方開胸	1．肺動脈絞扼術，ブレロック短絡術 2．開胸心マッサージなど
	③ 左腋下縦切開	1．動脈管結紮術（乳幼児の場合） 2．肺動脈絞扼術
	④ 左第4～6肋間 　後側方開胸	1．動脈管結紮術 2．大動脈縮窄，離断症の修復術 3．胸部下行大動脈瘤手術（正中切開や胸骨横断をあわせて行うこともある）

③ 左腋下縦切開（図1-99C）は，腋窩の下方を皮膚は縦に，肋間は第3ないし第4肋間を横に切開する方法である．視野は横切開に比べて狭いが，手術痕が目立たないので，乳幼児の動脈管結紮術などで行われる．

④ 左第4～6肋間後側方開胸は，図1-99D に示したように，左胸壁の側面から背方にかけて横切開する開胸法である．この場合，視野を拡大するために肋骨を1，2本切ることも行われる．この開胸法は主に胸部下行大動脈瘤の手術に用いられている．

Ⅲ　小切開開胸

通常の胸骨正中切開や側方開胸に比べ，切開を必要最小限に留めて術後の疼痛や感染の危険を軽減し早期の社会復帰を目指す低侵襲小切開心臓手術（minimally invasive cardiac surgery：MICS）が近年実施されるようになった．冠動脈バイパス術では，左前側方小開胸による心拍動下手術（minimally invasive direct coronary artery bypass：MIDCAB）が行われる（図1-100）．

Ⅳ　内視鏡的手術

内視鏡を使用し手術操作の一部を鏡視下に行うポートアクセスシステム心臓手術や，内視鏡を用いて冠動脈バイパス時のグラフト（内胸動脈や大伏在静脈）を採取する方法も開発されており，いっそう小さな切開での手術治療が可能となりつつある（図1-101）．

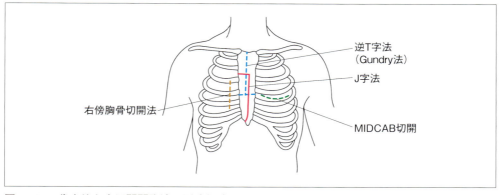

図1-100 代表的な小切開開胸法の到達経路
代表的な小切開開胸法の到達経路．逆T字法は大動脈弁手術などの上縦郭の視野確保に優れ，J字法ではより下部の視野展開に優れる．その他，小さな側方開胸により小切開手術を行うことが可能である．

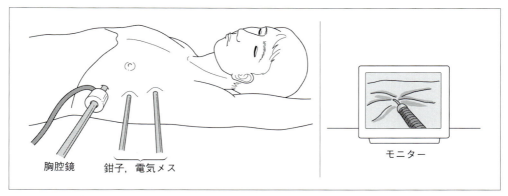

図1-101 胸腔鏡下手術
切開は原則，胸腔鏡用1ヵ所，手術器具用2ヵ所の合計3ヵ所．胸腔鏡より得られる画像をモニターでみながら手術を行う．

　ほとんどの心臓・大血管の手術はこれら基本的な開胸法によって行われるが，さらによい視野を得るために，2つの開胸法を組み合わせたり，新たな切開を加えたりすることもある．基本以外の開胸法が行われる場合は，どのような開胸法が行われるか，患者の体位はどうするのかについて，手術前に外科医，麻酔科医と手術室看護師との間で十分に話し合いをしておく必要がある．

3 | 心臓・大血管手術の基礎

3) 人工心肺

　人工心肺は，心臓および肺の働きを代用する機械である．心臓・大血管内の病気を直接目でみながら治療するためには，血液を一時止めなければならない．心臓が止まっている間，血液のガス交換を行いながら全身の血液循環を保つのが人工心肺の役割である．

I 構　造

　人工心肺は**表1-26**に示したように，血液を循環させるポンプと血液中のガス交換を行う人工肺，循環血液の温度を調節する熱交換器，それにこれらを結ぶ回路から成り立っている．

　人工心肺装置を心臓に取りつけたところを，図1-102に模式的に示した．

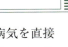

表1-26　人工心肺の機能

　血液は上下の大静脈から脱血カニューラおよび回路を通って，静脈リザーバーに入る．人工心肺回路のこの部分を脱血回路という．脱血は重力による落差脱血と陰圧吸引補助脱血（vacuum assissted venous return dranage：VAVD）とポンプによる脱血とがある．

　脱血された血液は，静脈リザーバーにいったん溜められる．そこからポンプにより駆出され，熱交換器内蔵の人工肺，動脈血液フィルターを通り，送血カニューラより患者の動脈内へ送られる．この患者に送血する回路を送血回路という．脱血回路からリザーバー，人工肺を通り，送血回路にいたる部分が人工心肺の主要回路である．

　人工心肺には，これ以外に吸引とベント回路が加わる．吸引回路は心臓内あるいは心臓の外に溜まった血液を吸引する回路である．ベント回路は左房や左室，まれには肺動脈に溜まった血液を持続的に吸引する回路で，これら2つの回路で吸引された血液はカーディオトミー内蔵型静脈リザーバーを経て，主回路に入る．

　主回路，吸引・ベント回路の他に心筋保護用の回路（持続冠灌流を含む）を接続することもある．この回路には，心筋保護液とポンプと冷却装置がつながれる．

　最近では，人工腎臓の一種である限外濾過装置（血液濃縮器）を組み込んで，循環血液中の水分を除去することが多い．

A 脱血法

　人工心肺装置の脱血法には以下の3種類がある．

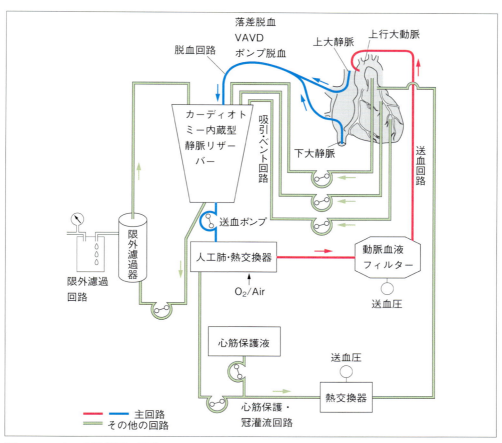

図1-102 人工心肺装置の回路図
上下大静脈より脱血した血液は静脈リザーバーへと入る．同時に吸引・ベント回路より吸引された血液もカーディオトミーリザーバーへと入るが，現在ではこの2つのリザーバーは一体となっていることが多い．その後，人工肺を通り酸素化された血液は送血回路より上行大動脈へと送られる．側路として血液濃縮器や心筋保護の回路を組み込み，これらに血液を分配する．

(1) 落差脱血法

手術台の患者心臓の位置から静脈リザーバー液面までの落差（通常は50～60 cm）によって発生する圧力を利用して脱血する，最も一般的な脱血法である．脱血回路を挟み絞り込むことで，脱血量の調整が行える．脱血量が不足する場合には落差を大きくすることで増加させることができる．一方，回路内に空気が存在するとエアーブロックを起こし，脱血不能となる可能性があるので注意が必要である．

(2) ポンプ脱血法

患者からの脱血をポンプによって行う方法であり，正確な脱血量の調整が可能である．脱血管と静脈リザーバーの間に静脈ポンプを配置し，これにより脱血量の調整を行う．本法は脱血用の静脈ポンプと血液を送血する動脈ポンプを使用するため2ポンプシステムと呼ばれる．

(3) 陰圧吸引補助脱血法（VAVD）

脱血カニューラと接続されている血液回路および静脈リザーバーを陰圧に保持すること

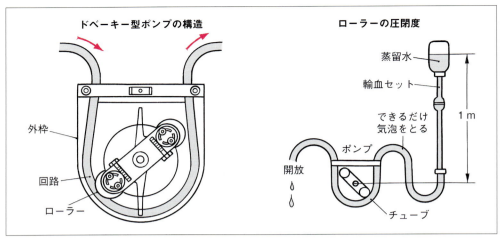

図1-103 ドベーキー型ポンプの構造，ローラーの圧閉度
ローラーが回転することによりチューブを圧縮して血液を前方へと送る．圧縮具合が強すぎると血液の破砕が著明となる．また，弱すぎても送血圧が保てないため，適度な圧を維持する必要がある．一つの方法として，右図のように圧閉度を測定しながらポンプの締め具合を調節することがある．

で脱血する方式である．本法では脱血のための落差圧力を壁吸引や陰圧ポンプによる陰圧に置き換えるため，患者と静脈リザーバー間の落差を不要にすることも可能である．これにより脱血のための血液回路短縮と，脱血カニューラや血液回路を細くすることが可能になる．さらに穿刺式の細い脱血カニューラを使用してシステム全体の充填量を軽減することができ，無輸血体外循環症例の拡大が可能になる．また，脱血カニューラの細口径化により手術視野が広がり作業が容易になるため，低侵襲手術の可能性も拡大する．このため本法での人工心肺施行施設が増加している．欠点として，確実な陰圧源と調節器がないとリザーバー内が陽圧化する可能性があるので注意が必要である．

B ポンプ

人工心肺に最も多く使われているポンプはドベーキー型ポンプである．最近では遠心ポンプも用いられるようになってきた．ドベーキー型ポンプは，図1-103に示したように，2つのローラーが外枠との間に回路チューブを挟んで回転する．ローラーがチューブを圧迫する力（圧閉度）は，1mの水中圧で蒸留水の自然滴下が毎分10滴になるように調節する．

C 遠心ポンプ

遠心ポンプは，コマを裏返したような直径7～8cmのプラスチックの透明な容器に，富士山型（図1-104A）あるいは矢羽根型（図1-104B）の回転部分が入ったものである．
この遠心ポンプを駆動装置のモーターにはめ込む（図1-105）．そして回路を接続して回路内液を充填し，モーターを回転する．血液は回路の中央の突起の部分から容器内に入り，回転部分によって容器の内部の周辺へと遠心力で押し出されて，動脈出口から出ていく．

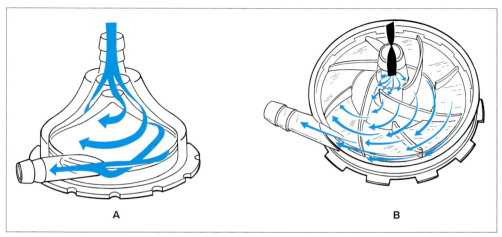

図1-104　遠心ポンプ
A. 富士山型　B. 矢羽根型
モーターの回転により生じる遠心力を利用して血液を送る.

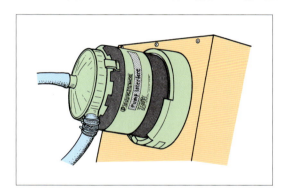

図1-105　駆動装置

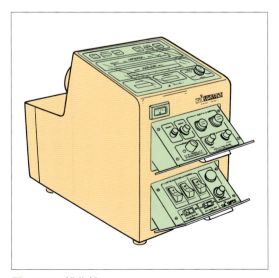

図1-106　操作盤
操作盤にはポンプの回転数を調節するつまみやモニター類がみやすい形で整列されている.

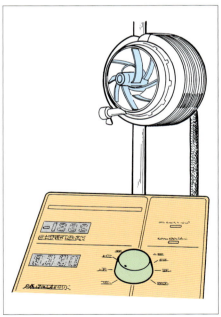

図1-107　モーターの回転部分

表1-27　遠心ポンプの長所と短所

長　所	短　所
・血液損傷が少ない ・動脈側が閉鎖されても異常な回路内圧上昇が発生せず，破損の危険性がない ・空気を送り込む危険性が少ない ・ポンプの圧閉度などの調整がいらない ・長時間使用できる ・小型で軽量のため患者とともに移動が容易 ・ポンプを患者の近くへ移動できる	・回転数と流量が一致しないため，流量計が必要 ・動脈カニューラの太さで流量が規定される ・低流量の調節が難しい ・摩擦により熱を生じる ・ポンプ停止後に送血回路を遮断しないと逆流を生じる ・長期間使用では回転板の中心部やコネクター部に血栓形成の可能性がある ・少量の気泡混入時遠心ポンプにてマイクロバブルとなり流出する ・小児では使いにくい

表1-28　遠心ポンプの応用

・経皮的心肺補助装置（percutaneous cardiopulmonary support：PCPS）[A] ・左心補助（left ventricular assist device：LVAD） ・体外肺補助循環（extracorporeal membrane oxygenation：ECMO） ・冠動脈バイパス時の人工心肺

[A] Vògel RA, et al：Initial report of the national registry of elective cardiopulmonary bypass supported coronary angioplasty. J Am Coll Cardiol 15：23-29, 1990

　モーターの回転は操作盤（図1-106）のポンプスピードつまみを回して調整する．回転中の血液流量は，回路の途中に電磁血流量計をはめて測定する．モーターの回転部分はケーブルでつないで操作盤から離して，患者の近くに持っていくこともできる（図1-107）．

　遠心ポンプは回転による遠心力で血液が駆出されるため，表1-27に示す特徴と欠点とを有する．遠心ポンプはこうした特徴から，表1-28のような循環補助や体外循環に用いられている．

D　人工肺

　人工肺は脱血された血液に酸素を付加し，炭酸ガスを除去する装置である．人工肺には，気泡型肺と膜型肺の2種類がある．気泡型肺は血液中に直接，酸素を吹き込んでガス交換を行うもので，酸素付加効率はよいが，血液破壊や微小気泡の血液への混入などの問題から現在日本では使用されていない．膜型肺はきわめて薄い膜を境にして，血液と酸素が別に流れていて，ガス交換は膜の微細な孔を通して行われる．

　臨床使用されている人工肺の主流は，内径200 μm程度のポリプロピレン管の中側に酸素を，外側に血液を通す中空糸外部灌流膜型肺（図1-108）である．膜型肺は機能的にはヒトの肺に近いため，血液破壊が少なく，長時間の体外循環に有利である．人工肺はほとんどのもので熱交換器を内蔵しており，その他にもリザーバーとの一体型や動脈フィルターを内蔵したものなど様々な形態がある．また，ほとんどの製品で膜表面がヘパリンやコリンリン酸などのポリマーで表面をコーティングしており，生態適合性を向上させている．

　現在，日本において使用可能な代表的な人工肺を表1-29に示す．

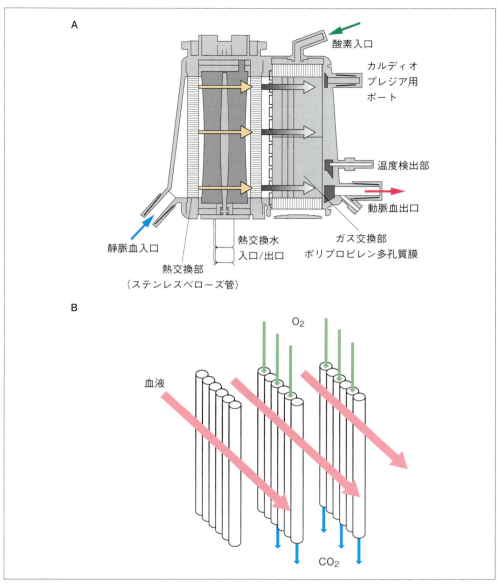

図1-108 中空糸外部灌流膜型肺（熱交換器内蔵）
内部はガス透過が可能な外径200～300μm程度のポリプロピレン多孔中空糸膜を束ねた構造となっている．

表1-29 代表的な人工肺

人工肺	最小型（充填量）
QUADROX-iシリーズ（Maquet社）	QUADROX-i Neonate（40 cc）
キャピオックスシリーズ（テルモ社）	Baby FX（43 cc）
HPOシリーズ（MERA社）	HPO-06H-CP（57 cc）
オキシアシリーズ（JMS社）	IC neo LC（23 cc）
INSPIRE/Dideco KIDSシリーズ（Sorin社）	D 100（31 cc）
Affinityシリーズ（Medtronic社）	Affinity Pixie（48 cc）

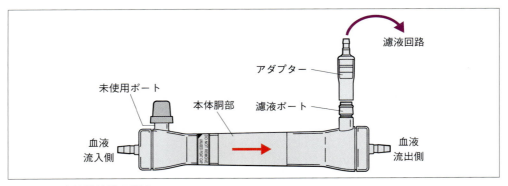

図1-109　血液濃縮器の構造

熱交換器は体外循環血液の温度を調節する器械である．温水または冷水を管の内側に流し，その外側に血液を流して，血液を冷却あるいは加温する．人工肺は手術を受ける患者の状態によって適当なものを選択する必要がある．

E　血液濃縮器

血液濃縮器（ヘモコンセントレーター）は人工心肺回路に組み込んで回路内液から水分ならびに低分子量の老廃物を除去する装置である．濾過される物質は膜のポアサイズ（小孔の大きさ）が大きいものほど分子量の大きなものが膜を通して出てくる．通常使用される血液濃縮器では低分子（分子量1キロダルトン程度）のビタミンなどはほぼ完全に除去されるが，アルブミン（67キロダルトン）や遊離ヘモグロビン（64キロダルトン）などは保持される．

血液濃縮器の構造を図1-109に示した．

内部は気泡型人工肺に類似した中空糸の束となっており，材質はポリエーテルスルホンやポリアクリロニトリルなどのポリマーが使用されている．血液が内部を通過する際，濾過液が側管のポートより排出される仕組みとなっており，これに陰圧をかけることにより濾過効率を上げることができる．

各血液濃縮器の人工心肺回路への組み込みは図1-110に示したとおりである．人工心肺回路の静脈リザーバーから，血液を専用のポンプで血液濃縮器に送る．血液濃縮器の濾液出口に除水用計量ボトルを付け，ボトル内を壁吸引で－50から－200 mmHg程度の陰圧にする．送血圧と吸引圧の差が300ないし500 mmHgを超えないようにする．送血は濃縮器の下から上に行い，流量は100から500 mLとし，膜面積に応じた流量とする．濃縮器を出た血液は静脈リザーバーを通して回路内に戻す．

除水量はボトルに溜まる量を目安にする．除水を行わないときは陰圧を止めて濾液ラインをクランプし，濃縮器の送血量をごくわずかにする．

血液濃縮を行う場合は体外循環回路内の血液のヘマトクリット値，蛋白濃度，電解質濃度などをチェックしながら，血液濃縮装置の血液流量，陰圧を調節する．

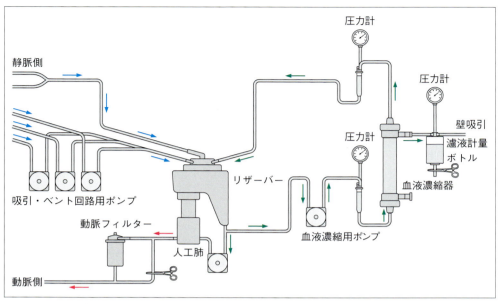

図1-110 血液濃縮器の人工心肺への組み込み
組み込み回路の一例．送血回路より血液を分配し，濃縮器にて血液濃縮を行う．入口と出口血圧および濾過吸引圧をモニターする．濃縮後の血液はリザーバーへと返血する．

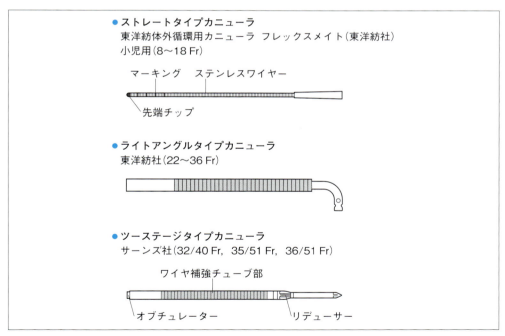

図1-111 脱血カニューラ
・ストレートタイプ：心房経由で上下大静脈に入れる場合や大腿静脈脱血などで使用．
・ライトアングルタイプ：上下大静脈に直接挿入する場合に使用．
・ツーステージタイプ：心房より下大静脈に挿入することにより，先端孔は下大静脈血を，側孔は心房血を脱血することができる．

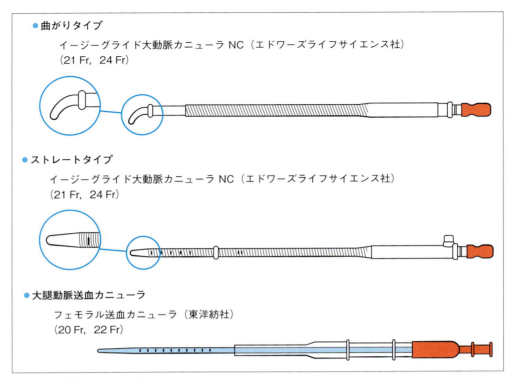

図1-112　送血カニューラ

F カニューラと吸引子

　カニューラは心臓や血管内に挿入して血液を通す管である．これには脱血カニューラ（図1-111）と送血カニューラ（図1-112），ベントカニューラと心筋保護液注入用カニューラ（図1-113），脳送血カニューラなどがある．カニューラは適正なサイズを選択し，圧力損失による溶血や脱血不良のないようにする．

　吸引子には図1-114 に示したような種類がある．

G フィルター

　フィルターには人工肺に送り込む酸素を濾過する空気フィルター（図1-115）と，血液を濾過する血液フィルター（図1-116）がある．血液フィルターは送血回路に組み込まれ動脈フィルターと呼ばれる．動脈血からの微小凝集塊の除去やエアの除去と微小気泡の放出抑制効果があり，安全上欠かすことができない．

H リザーバー（貯血槽）

　吸引・ベント回路を通った血液を濾過し，主回路に戻すための貯血槽のことをカーディオトミー・リザーバーという．これには多くの種類があるが，原理はどれも同じで，吸引血液を濾過し，除泡・貯留する．一方，静脈回路を戻す貯血槽を静脈リザーバーと呼ぶが，これにはハードシェルとソフトビニルタイプの静脈リザーバーがある．ほとんどがハード

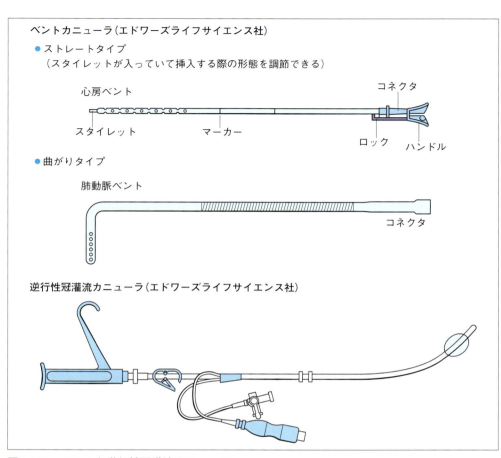

図1-113　ベントと逆行性冠灌流カニューラ

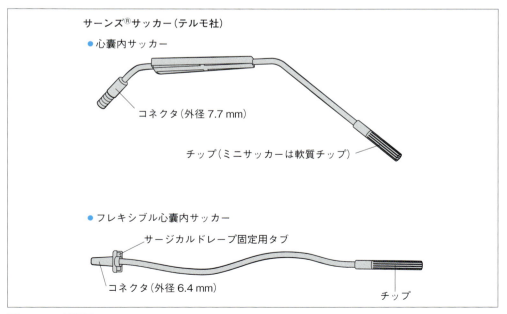

図1-114　吸引子

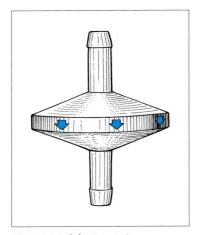

図1-115 空気フィルター
血液中の異物，血液凝集物や空気を除去する．通常20～40μm以上の物質は除去される．

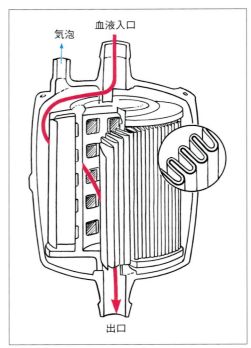

図1-116 血液フィルター（25～40μmメッシュ）の内部構造

シェル静脈リザーバーであり，人工肺とセットになっているものが多い．カーディオトミー・リザーバーとハードシェル静脈リザーバーは別個に配置することも可能だが，現在ではほとんどの製品がカーディオトミー・フィルターを内蔵した一体型のものとなっている．また，密閉可能なハードシェル静脈リザーバーにて，陰圧吸引補助脱血も可能である．

II 装着法

A 組み立てと回路内洗浄

　最近は，人工肺と回路があらかじめ接続された製品が普及しつつあり，誤接続の防止や人工心肺の準備時間の短縮が期待できる．人工肺の熱交換器の漏れテストを，回路組み立て前に行う．回路の組み立てでは，ローラーポンプの場合，回転方向に注意しポンプチューブをセットし，不適正な灌流や溶血の防止のためオクリュージョン（回路の圧閉度）の確認が重要である（図1-103参照）．人工心肺の組み立てが終わったら，5%ブドウ糖または滅菌蒸留水500～1,000 mL（生理食塩液は使わないこと）で回路内をいったん洗浄し，その液はすべて捨てる．人工心肺の回路は，術野側回路全体の清潔に注意しながら術者に渡す．

表1-30　回路内充填液

成人症例	・重炭酸リンゲル液（重炭酸リンゲル） ・20％マンニトール液（充填量の10％） ・ヘパリン100 U/kg
小児例	・サブラッド ・20％D-マンニトール液（2.5 mL/kg） ・ヘパリン100 U/kg ・KCL® （1〜10 mL） ・メイロン（1〜2 mL） ・ボルベン輸液® または25％アルブミン製剤（20〜30 mL）

表1-31　人工心肺血液希釈の基準

体重，重症度		希釈率（％）	ヘマトクリット（％）	血清総蛋白（g/dL）
5 kg 未満		25 以下	25 以上	4.0 以上
5 kg 以上	小児重症例	25 以下	25 以上	4.0 以上
	小児軽症＋成人	40 以下	18 以上	3.0 以上

B 回路内充填と無輸血体外循環

　回路を洗浄した後に，いよいよ回路内の充填（priming）を開始する．充填液の量は選択した回路によって決まるが，組成は患者の重症度や体重，ヘマトクリット（Ht）値，血清総蛋白値などから計算して決める．**表1-30**は充填液の1例を示したものである．基本的な充填液の他に，各種薬剤，麻酔科医から指示された薬剤も加える．

希釈率の計算方法

$$希釈率（\%）＝ \frac{希釈液量＋心筋保護液量}{循環血液量＋充填液量^*＋心筋保護液量} ×100$$

*充填液量＝充填血液量＋希釈液量
循環血液量を80 mL/kg と推定する．

$$予想\ Ht\ 値（\%）＝ \frac{循環血球量^*＋充填液中血球量^{**}}{循環血液量＋充填液量＋心筋保護液量} ×100$$

*循環血球量＝循環血液量×Ht／100
**充填液中血球量＝充填血液のHtを40％と仮定し算出

　血液希釈の基準を**表1-31**に示す．人工心肺が開始されると回路にはさらに追加された薬剤や心筋保護液，術野で使われた生理食塩水などが入るため，人工心肺終了時には予想されたよりもさらに血液が希釈されることになる．したがって，回路内充填の際の血液希釈は，それを予測して行う必要がある．原則，ヘマトクリット値が25％以下となる場合には輸血を行うことが多い．血液をまったく使用しない人工心肺手技を無輸血体外循環というが，筆者の施設では，小児の軽症例では18％を最低ヘマトクリット値に設定して行っている．

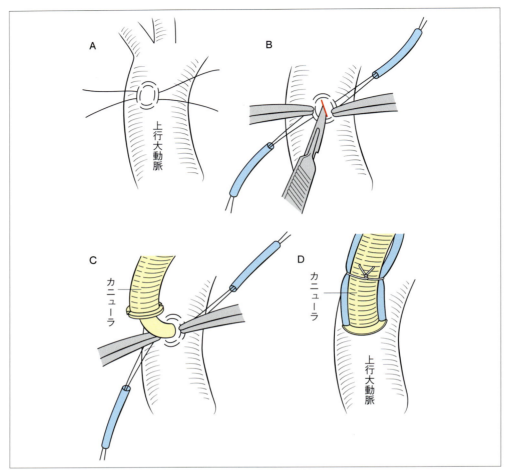

図1-117　上行大動脈への送血カニューラ挿入法
上行大動脈に2重にタバコ縫合をかけてメスにて切開後，カニューラを挿入する．縫合糸にはターニケットを通して，これを締めることによってカニューラを固定する．

C カニューラの挿入

　人工心肺を開始するためにはカニューラを動脈・静脈内に挿入しなければならない．カニューラを挿入する前にはヘパリンを2 mg/kg静注または心臓内に注入し，3分以上待つ．賦活凝固時間（ACT）が400秒以上を超えたらカニューラを挿入する．

　送血カニューラは上行大動脈あるいは大腿動脈に挿入する．上行大動脈へのカニューラ挿入は，図1-117に示したように，上行大動脈に2本のタバコ縫合を行い，直接切開するかまたは血管鉗子で部分遮断して，大動脈内にカニューラを挿入し，固定する．大腿動脈に挿入する場合は動脈を露出し，その末梢側を血栓鉗子で挟み，動脈壁を切開して，カニューラを4〜5 cm挿入し，固定する（図1-118）．

　脱血カニューラは上下大静脈へ直接かあるいは右房を経由して挿入する（図1-119）．

　送血・脱血カニューラが挿入されたら，これを主回路と接続する．その際に送血回路内の空気は完全に取り除き，送血カニューラ圧を確認する．

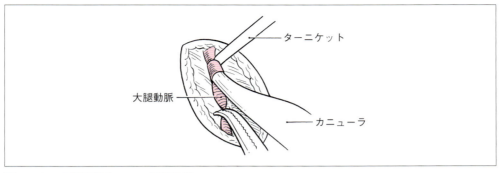

図1-118 大腿動脈カニューラ挿入法
大腿動脈を露出後，横切開を加えてカニューラを直接挿入する．あらかじめ動脈にテープをかけ，ターニケットを通しておく．これを締めることにより血液の漏れを防止する．

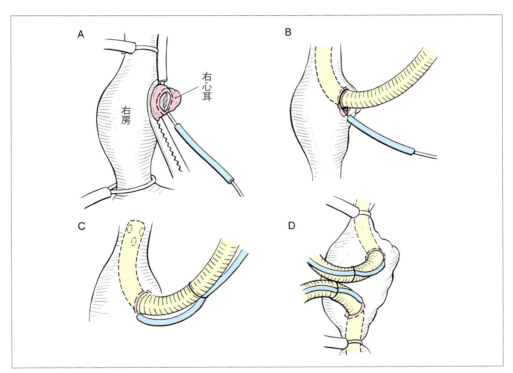

図1-119 脱血カニューラ挿入法
上大静脈へのカニューラ挿入には右心耳を通して行う方法（B）と直接挿入する方法（C）がある．心耳から挿入する際は空気を引き込むことがあるので，鉗子でかんで行うとよい．

　ベントカニューラは，人工心肺が開始され，完全体外循環になってから，左房あるいは左室心尖，まれに主肺動脈から挿入する（図1-102参照）．

表1-32 人工心肺開始前のチェック

患者からの情報	人工心肺側の情報
① 動脈圧（最高，最低，脈圧） 　　中心静脈圧 　　体温（膀胱温，中枢，末梢温度較差） 　　尿量（時間排泄量，水分出納バランス） ② 血液ガス分析（pH，PaO_2，$PaCO_2$，BE） 　　血清電解質（Na，K，Ca^{2+}），血清値， 　　ヘマトクリット，血清総蛋白 　　ACT ③ ヘパリン投与の確認（投与量と時刻）	① 動脈・静脈回路，酸素源との接続の点検 　　（屈曲，閉塞，空気，短絡回路） 　　ポンプのローラー圧閉テスト，動静脈血温度 ② 冷却水，加温水の確認 ③ 充填液温度，ガス分析（PaO_2 100 mmHg 以 　　上，$PaCO_2$ 40 mmHg 以下，BE） 　　電解質（Na 140 mEq/L, K 4.0 mEq/L） 　　浸透圧（300～350 mOsm/L） ④ ヘマトクリット，血清総蛋白，血糖値 　　ACT

BE：base excess，ACT：賦活凝固時間（activated clotting time）．

Ⅲ 開始前のチェック

人工心肺を開始する前には，**表1-32** に示したように，
① 患者側の情報
② 回路や充填液の状態
③ ポンプの作動状況
をあらかじめチェックする．

Ⅳ 開 始

人工心肺を開始するときは術者の合図で声をかけ，動脈・静脈回路を開いてポンプをゆっくり回転させる．その後の手順は以下のとおりである．
① 脱血量を徐々に増加させ，それに合わせて送血量を増加させる．
② リザーバーの液面レベルと中心静脈圧に注意を払い，心臓の過伸展や急激な脱血とならないように送血量を上げていき，灌流圧・回路内圧に異常がなく流量が基準量となったら術者に報告する．円滑な開始と脱血のバランスで initial drop（人工心肺開始直後の血圧低下）を避けることができる．
③ 上行大動脈に心筋保護用カテーテルを挿入．
④ 上下大静脈の遮断紐を締めて，完全体外循環とする（**図1-119D，図1-120**）．脱血が安定し目標灌流量が維持でき，バランスがとれることを確認し術者に報告する．
⑤ ベントカテーテルを左房から左室へ，ときに肺動脈に挿入．
⑥ 術者の指示にて血液を冷却し，徐々に体温を低下させる．
　表1-33 は体外循環中の人工心肺の回転の目安を示したものである．

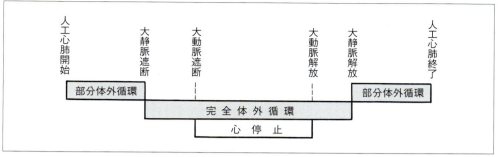

図1-120 人工心肺開始から終了まで
上下大静脈のターニケットを締めて心臓に血液が流入しないようにした状態を完全体外循環，ターニケットを開けた状態を部分体外循環の状態という．

表1-33 体外循環中の条件

① 送血量

乳児	2.8～3.2 L/m²/分
小児	2.5～2.8 L/m²/分
成人	2.2～2.5 L/m²/分

② 動脈圧（mmHg）

	部分体外循環	完全体外循環	大動脈遮断	部分体外循環
小 児	60<	40～60	40～60	60<
成 人	60<	40～80	40～80	60<
動脈硬化例	75<	75～100	50～100	100<

③ 静脈圧：0～5 mmHg で維持（25 mmHg 以上は不可）
④ 冷却開始：完全体外循環，ベント挿入後，冷却時；脱血温と送血温の温度差10℃以内
⑤ 目標膀胱温*

常 温	心房中隔欠損などの比較的簡単な開心術	36℃
軽度低体温	成人開心術	34℃
中等度低体温	小児開心術	32℃
超低体温	胸部大動脈瘤脳分離体外循環	20℃～25℃

⑥ 加温開始：大動脈開放が近づいたら術者と連絡をとり加温を開始する．
　　成人：遮断解除前に37℃の血液性心筋保護液を注入する．
　　成人・小児：遮断解除直前に術者の合図で人工心肺流量を1/2に減少させ，遮断解除後に流量を戻す．
⑦ 加温時温度較差：5℃以内，送血温38℃以下
⑧ PaO_2：200～300 mmHg，$PaCO_2$：30～40 mmHg，SvO_2：65%以上，BE：0～+5，Ht：20%以上，血清総蛋白3.5 g/dL以上
⑨ 血清Na：130～140 mEq/L，K：4～4.5 mEq/L
⑩ 血糖値：150～500 mg/dL
⑪ 賦活凝固時間（ACT）：400秒以上
⑫ 尿量：2 mL/kg/時以上

*低心機能例ではときに常温体外循環＋常温心筋保護が行われることがある．

V 心筋保護法

　開心術では，無血・静止野を得るために，上行大動脈を鉗子で遮断することがある．大動脈遮断によって冠動脈血流が途絶えると，心筋障害が生じる．心筋保護はこの心筋障害の進行をできるだけ緩徐にさせて，長時間の大動脈遮断を可能にする方法である．

　心筋保護には，

① 氷水による心臓局所冷却（topical cooling）

② 冷却した晶質性心筋保護液（crystalloid cardioplegia）や血液性心筋保護液（blood cardioplegia）を間欠的に用いる方法

③ 持続的冠灌流（continuous blood cardioplegia），大動脈遮断解除直前に再灌流障害抑制の目的で行う終期加温心筋保護（terminal warm blood cardioplegia）

などの方法がある．以下に心臓の冷却法および心筋保護液について具体的に述べる．

A 心臓の冷却法

　心臓を冷却する方法には，

① 人工心肺主回路による冷却

② 冠灌流による冷却

③ 氷水（ice slush）または4℃冷却水による心臓の直接冷却

の3種類がある．人工心肺主回路による冷却をコア・クーリング（core cooling）というのに対し，冠灌流と氷水による冷却を心臓局所冷却（topical cooling）と呼ぶ．心臓の冷却温は心室中隔で13〜18℃前後である．

B 心筋保護液

　心筋保護液には何種類か組成の異なるものが使用されている．**表1-34A** に筆者らが使用している GIK（グルコース・インスリン・カリウム）心筋保護液の組成を示した．また，市販の製品［ミオテクター®（＝St. Thomas液）：**表1-34B, C**］も存在する．これらの心筋保護液は4℃に冷却するか，または常温下に体外循環回路から採取した血液と混ぜて，大動脈遮断中，20〜30分ごとに大動脈起始部あるいは冠静脈に注入する．

C 心筋保護液の注入法

　心筋保護液の注入法には，冠動脈から順行性に行う場合と，冠静脈から逆行性に行う場合とがある．また逆行性冠灌流と順行性冠灌流を併用する場合もある．

a．順行性冠灌流

　順行性冠灌流（antegrade delivery）では，大動脈基部に心筋保護液注入用カニューラを穿刺し行う方法と，大動脈を切開する手術においては冠灌流カニューラを左右の冠動脈に直接挿入して行う方法とがある．

b．逆行性冠灌流

　逆行性冠灌流（retrograde delivery）は，特殊なカニューラ（**図1-113** 参照）を冠状静

表1-34A　GIK 心筋保護液の組成

5%ブドウ糖	500 mL
20%マンニトール	11 mL
メイロン	5 mL
KCL®	12.5 mL（小児ではアスパラカリウム® 19 mL）
リンデロン®	2.5 mL（10 mg，小児ではアルギメート® 5 mL）
インスリン	10 単位

表1-34B　ミオテクター® 電解質濃度

Na^+	K^+	Mg^+	Ca^{2+}	HCO_3^-	Cl^-
120.0 mEq/L	16.0 mEq/L	32.0 mEq/L	2.4 mEq/L	10.0 mEq/L	160.4 mEq/L

St. Thomas 第2液と同一組成である.

表1-34C　ミオテクター® の pH および浸透圧

pH	浸透圧比（生理食塩液に対する比）
7.6〜8.0	約1

脈洞に入れて心筋保護液を注入する方法である．この方法には冠灌流カニューラが手術視野の妨げとならない利点があり，高度冠動脈狭窄例や上行大動脈の高度動脈硬化症例などに最近用いられるようになった．冠静脈系の損傷を避けるため冠静脈洞の内圧が 40 mmHg 以下になるように注入する.

VI 脳分離体外循環

弓部に及ぶ胸部大動脈瘤の手術時に脳虚血を予防する補助手段の1つである．脳分離体外循環回路は，通常の体外循環回路の動脈側回路または人工肺から側枝を出して，体灌流と分けて脳送血ポンプにて脳灌流を行う.

A 順行性脳分離体外循環（図1-121）

大腿動脈送血による超低体温体外循環を基本に，別のポンプを用いて右鎖骨下動脈または腕頭動脈と左総頸動脈に直腸温22℃前後で10 mL/kg/分の灌流を行い，右橈骨動脈圧を40〜70 mmHg の灌流圧に保つように調節する．順行性に脳灌流を行うため，超低体温下循環停止法や逆行性脳分離体外循環に比較して時間的制約がない利点を有している.

B 逆行性脳分離体外循環

血液温15〜20℃の超低体温体外循環下で中心冷却法により低体温とした後，手術のため脳への血液を遮断する代わりに，上大静脈より逆行性に酸素化血を脳に灌流する方法である（図1-122）.

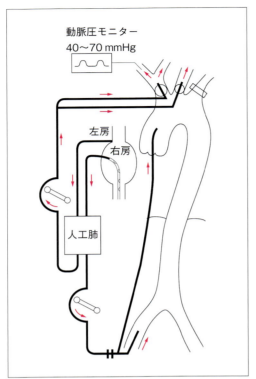

図1-121 順行性脳分離体外循環
腕頭動脈および左内頸動脈（場合によっては左鎖骨下動脈にも）にカニューラを個別に挿入して，各々より直接送血する．適切に血圧を調節すれば，脳合併症の最も少ない方法と考えられている．

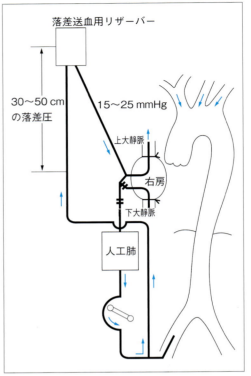

図1-122 逆行性脳分離体外循環
上大静脈に挿入した脱血カニューラより，逆行性に脳に血液を送る方法．静脈であるため，高い血圧にて送ると微小血管の破綻をきたすので注意が必要．通常は30 mmHg以下の圧で送血する．順行性脳分離体外循環に比べると，簡易であるが安全性は低い．

　体位はトレンデレンブルグ（Trendelenburg）体位とする．回路としては，通常の上大静脈脱血カニューラを送血用に用い，テープで上大静脈をしばって，この領域を全身循環から分離する．全身送血回路から送血用のリザーバーへ適宜送血し，30～50 cm水柱の落差にて送血する．灌流圧が25 mmHg以上にならないように調整し，灌流量は250～350 mL/分前後とする．順行性脳分離体外循環に比し，回路・操作などは簡単であるが，時間的制限があり，脳合併症の報告も多い．

VII 限外濾過

A MUF

　人工心肺離脱後にその回路を利用して，静脈リザーバー内残血と患者の循環血を限外濾過により濃縮する方法をMUF（modified ultrafiltration；図1-123）という．血液濃縮効果のみならず，浮腫の軽減による心収縮力の改善，炎症性サイトカインの除去作用などの面から効果的とされている．この効果のメカニズムに関しては結論は出ていないが，臨床的

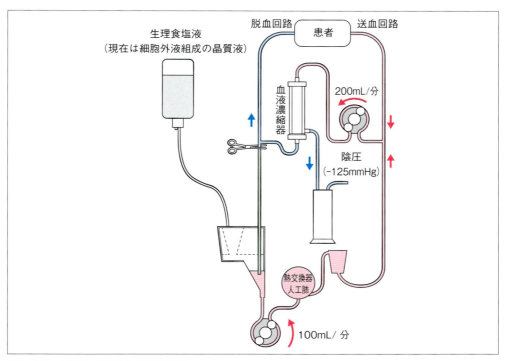

図1-123　MUFの回路と血液の流れ
基本的には，脱血回路に鉗子をかけることによりMUFへの移行が可能となる．

には血行動態改善をもたらすことは多くの施設で証明されている．

　血液濃縮器出口側を心房脱血カニューラと接続し，送血カニューラから血液ポンプで脱血し，血液濃縮器にて除水を行い，脱血カニューラの側枝より心房に返血する．

　血液ポンプ流量は0.2〜0.4 L/分/m^2（50〜100 mL/分），陰圧−100〜−200 mmHgで限外濾過し，中心静脈圧を目安に循環血液量を保つようにリザーバー内残血を補充する．開始時は血液ポンプ流量を0.2 L/分/m^{2}で行い，数分後血行動態が安定したら，流量を0.4 L/分/m^{2}まで増加させる．リザーバー内残血がなくなった後，晶質液（酢酸リンゲル液，低分子デキストラン加乳酸リンゲル液）をリザーバー内に補い，限外濾過を行う．

B　DUF

　人工心肺運転中，継続的に限外濾過を行い，晶質液を補充する．炎症性サイトカインの除去を目的とするが，効果についてはMUFと同様結論は出ていない．DUF（dilutional ultrafiltration）回路は，バイパス回路より血液ポンプにて血液濃縮器に導き，限外濾過を行い静脈リザーバー内に返血する．通常，人工心肺停止まではDUFを施行し，停止後に回路のMUFへと移行することが多い．このMUFへの移行は**図1-123**に示すとおり，簡単なクランプ操作にて可能である．

Ⅷ 体外循環中の検査と薬剤投与

体外循環中の血液検査は**表1-35**に示した項目について,開始5分後から30分ごとに行う.賦活凝固時間(ACT)は,ヘモクロン401/801とテストチューブのセライトACTあるいはカオリンACTを用いて,体外循環開始5分後に1回,その後は1時間ごとに測定する.

カオリンACTは,体外循環時の高濃度ヘパリン血のモニタリングに常用されている.セライトACTは,アプロチニンを併用した場合の体外循環時のモニタリングに使用される.採血は患者の動脈圧モニターおよび人工心肺血液リザーバーから行う.

体外循環中に追加される薬剤については,**表1-36**に示した.

表1-35 体外循環中の血液検査

- 血液ガス分析
  (pH, PaO_2, $PaCO_2$, BE, 重炭酸)
- ヘマトクリット(Ht)
- 血清総蛋白
- Na, K, Ca^{2+}
- 血糖値
- 賦活凝固時間(ACT)

BE:base excess

表1-36 体外循環中の追加薬剤

薬剤名	投与法
ヘパリン	ACT 400秒以上に保つ.1 mg/kg
ベクロニウム (マスキュラックス)	10 kg以下0.5 mg/時,11〜30 kg 1 mg/時,30 kg以上2 mg/時
7%重曹水(メイロン)	BEをゼロからプラスに保つよう投与 投与量(mL)=(−BE)×体重(kg)×0.3×1/2 投与量(mL)=(−BE)×体重(kg)×1/3×1/2
KCL溶液	投与量(mL)=(5−血清K値)×体重(kg)×1/10
10%NaCL溶液	投与量(mL)=(140−血清Na値)×体重(kg)×1/10
フェニレフリン	1回投与量0.1 mgより(成人)
ノルアドレナリン	1回投与量0.05 mgより(成人)
利尿薬	1回投与量10 mgより(成人)
グルコン酸カルシウム	1回投与量3 mLより(小児)

Ⅸ 人工心肺の終了

　心臓・大血管内の主な手術操作が終了したら上行大動脈の遮断を解除し，加温を開始する．直腸温が30℃になったら大静脈遮断紐をゆるめ，部分体外循環とする．

　脱血温度が30℃を超えても心室細動が続いていれば，直流除細動（小児10ワット秒，成人20ワット秒）を行い，正常洞調律に戻す．

　心臓内の空気を抜きながら，心臓創を縫合閉鎖し，次いでベントカニューラを抜去する．このとき左心耳を内側にへこませたり，心臓をゆすったりして，左心系の空気を完全に抜く．大動脈起始部に開けた空気ベント孔は，心臓の収縮による動脈圧が人工心肺送血による動脈圧より高くなってから，最後に閉鎖する．

　人工心肺から患者側へ循環血液を徐々に送り込み，中心静脈圧，左房圧，動脈圧，心電図，心臓の大きさや動き，体温などをみながら，人工心肺ポンプの回転を次第に少なくする．

　人工心肺ポンプの回転を落としても，心臓の収縮が良好であれば，術者の合図で人工心肺を止める．人工心肺を停止するときの条件を**表1-37**に示した．

　人工心肺が止まったら，脱血カニューラを抜去する．麻酔科医がプロタミン（2〜4 mg/kg）を静注している間，送血カニューラは動脈内に留置したままにしておき，中心静脈圧，左房圧，動脈圧が**表1-37**の基準値を保つように，人工心肺から少しずつ送血を続ける．

　プロタミンの静注が終了し，人工心肺からの輸血が不要になったら，送血カニューラを抜去する．

　人工心肺に残留した血液は，できるだけ返血する．残留した血液が400 mL以上であったり，溶血していたり，高度に希釈されている場合はセルセーバーやMUFを使用して，血球の洗浄や濃縮を行う．セルセーバーの使用基準は**表1-38**に示したとおりである．人工心肺終了後はすみやかに次の式に従って輸血バランスを計算し，麻酔科医に報告する．

表1-37　人工心肺停止の条件

血　　　　圧	収縮期圧80〜100 mmHg以上，乳児では50〜60 mmHg以上，尿が出ていること
中心静脈圧	体外循環開始前の値以上（8〜15 mmHg）
左　房　圧	14 mmHg以下．僧帽弁疾患の手術では20 mmHg以下
体　　　　温	35℃以上．深部温度計で中枢・末梢温度差が5℃以内
心　拍　数	乳児120/分以上，小児90/分以上，成人60/分以上 完全房室ブロック，上室頻拍，心室細動，心室期外収縮の頻発など重大な不整脈がないこと
心　　　　臓	大きさが適度で，収縮が活発である．大きな出血がない

表1-38　セルセーバーの使用目的と基準

① 血液の節約
② 無血体外循環後の回路内血液の濃縮と洗浄
③ 体外循環時間 200 分以内
④ 回路内残留血液量が 400 mL 以上

表1-39　人工心肺における安全装置設置基準

必須項目
・レベルセンサーを貯血槽に設置する.
・気泡検出器を送血回路に設置する.
・送血圧力計は送血ポンプと人工肺の間に設置し常時モニターする.
・高圧時のアラーム機能を有すこと.
・送血フィルター入口圧は切り替えもしくは追加的にモニターできること.
・遠心ポンプ送血では流量計を取り付ける.
・送血フィルターもしくはエアトラップを送血回路へ取り付ける.
・ポンプで注入する心筋保護液回路には気泡検出器を取り付ける.
・ポンプで注入する心筋保護液回路には注入圧力計(アラーム付)を取り付ける.
・静脈血酸素飽和度（SvO_2）を常時モニターする.
・送血ポンプの手動装置を常備する.
・送血ポンプではバッテリーを内蔵する.

［日本体外循環技術医学会：人工心肺における安全装置設置基準 (第 6 版), 2018 より抜粋して引用］

血液バランス
　＝人工心肺側からの輸血量－（初めの体外循環血液量＋人工心肺からの輸血量）
　　×最終希釈率

$$最終希釈率^* = \frac{充填水溶量＋追加水溶量－尿量}{体循環血液量＋充填水溶液総量＋追加水溶液総量}$$

　　＊体外循環中の不感蒸泄および血管外への水分漏出量は入れていない.

Ⓐ 人工心肺中のトラブル回避

　人工心肺中には様々なトラブルが起こりうる．これらを防止するために，現在では各機器には各種安全装置を装着することが義務づけられている．**表1-39** に日本体外循環技術医学会による「人工心肺における安全装置設置基準」の一部を示す.

3 | 心臓・大血管手術の基礎

4）閉　胸

　人工心肺カニューラが抜去され，心臓・血管の手術操作がすべて終了し，手術視野内の出血がなくなったら閉胸する．出血点は追加縫合や電気凝固により止血するが，深部の剝離面からの出血や止血困難な部分からの少量の出血に対しては，フィブリン，トロンビンなどの溶解液を術野で混合し（フィブリン糊），塗り重ね，あるいは噴霧して止血をする．また乾燥コラーゲン線維をフィブリン糊と併用して圧着すると止血効果が高い．閉胸の条件は**表1-40**に示した．

　閉胸開始前に，一時的ペースメーカ電極の植込みと，心膜腔内および胸骨下にドレーンの挿入を行う．一時的ペースメーカの電極は普通，心房表面（AAIペーシング），右室表面の血管のない場所（VVIペーシング），または両方（AV sequentialペーシング）に装着する．単極型のものは2本または心臓と皮下（不関電極）1本ずつ，双極型のものは心臓に1本のみ装着する．術後に房室伝導障害や心室不整脈が多発した場合は心室ペーシングを行うが，単に心室のみをペーシングするより，心房-心室を連続的に刺激する（AV sequential）方が一般的に心拍出量は上昇する．電極の装着法は**図1-124**に示したとおりである．

　ドレーンは，心膜腔には右の季肋部から腹直筋を貫いて，その下を横隔膜前面に沿って挿入する．胸骨下には左季肋部から同じように腹直筋下を通して挿入する．左右の側方開胸の場合は，開胸部位の1，2肋間下から胸腔内に先端が背側に向くようにドレーンを挿入する．ドレーンの挿入法は**図1-125**に示した．

　閉胸は心膜の閉鎖から始まる．心膜は通常，切開部を元どおりに縫合するが，心臓が修復後に拡大したり，心膜の一部を手術に使用した場合などは，心膜の不足部分にゴアテックス膜などを補塡することもある．

　心膜縫合後，胸骨正中切開では胸骨を，側方開胸では肋間を閉鎖する（**図1-126**）．胸骨は鋼線で，肋間は太いポリエステル糸あるいは吸収糸を用いて，最低4〜6本で閉鎖する．心表面に付けた一時的ペースメーカ電極や左房圧測定用カニューラは胸骨や肋間の上端あ

表1-40　閉胸の条件

① 手術創からの出血が止まっている．
② 心内圧の測定，一時的ペースメーカ電極の縫着，心囊・胸骨下ドレーン，胸腔ドレーンの挿入などが終了している．
③ 心機能に特別な異常がない．
④ 閉胸によって，心機能に著変がない．
⑤ 手術創内にガーゼなど異物が残っていない．

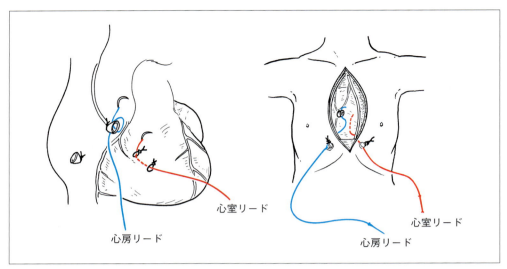

図1-124　一時的ペースメーカ電極の装着
ペースメーカには針が付いていて，心房および心室の筋肉に刺入可能となっている．その後，止血固定のための縫合糸を置く．

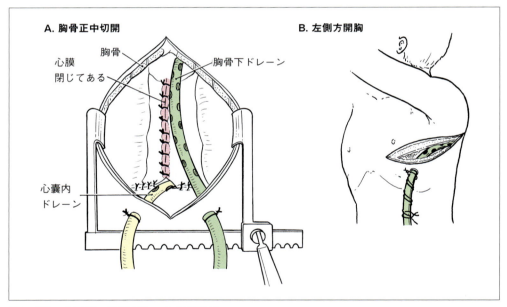

図1-125　心膜腔・胸腔ドレーンの挿入法
正中切開の場合，ドレーンは心嚢内と胸骨下に2本挿入するのが基本である．心膜は縫合可能であれば行う．小児例で完全縫合してしまうと後に心臓の拡張を阻害することがある．そのため，心膜解放のままとするか，ゴアテックス膜を補塡して心膜閉鎖を行うことが多い．

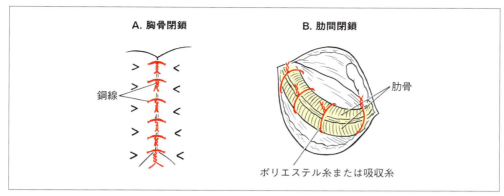

図1-126 胸骨および肋間の閉鎖
胸骨はワイヤを使用してしっかり閉める．側方開胸では上下の肋骨を糸にて固定する．肋骨直下には肋間動脈があるので損傷しないように注意が必要である．

るいは下端から外に出す．

　筋肉および皮下組織を縫合して，最後に皮膚をていねいに閉鎖して手術が終了する．肋間を閉鎖するときは，胸腔と皮下に交通ができないよう，とくに筋肉および筋膜の縫合を確実に行わなければならない．

2章

心臓・大血管疾患の種類と治療

　心臓・大血管の病気には，先天的なものと後天的なものがある．先天性心臓病は生まれつきの心臓の欠陥であり，後天性心臓病は何らかの後天的な原因により心機能に異常が生じるものである．後天性心臓病は多くの場合，動脈硬化，高血圧，脂質異常症や糖尿病，リウマチ熱，細菌感染などがその原因となる．

　ここでは心臓外科専門看護師が知っておかなければならない代表的な心臓・大血管の病気とその治療法に加え，人工心肺など心臓外科の補助手段，さらに心臓移植など最先端の治療について述べる．

1 先天性心疾患

1) 大血管の異常

A 右側大動脈弓

Minimum Essentials

1. 胎生期に通常の左側の代わりに右側の大動脈弓が残存するために発生する．ファロー四徴症での合併が多い．全人口の0.05〜1%で認める．
2. 大動脈弓が右側を走行し，第1分枝は左（通常は右）の腕頭動脈となる．
3. 通常では症状はないが，左の鎖骨下動脈が下行大動脈より起始する際には，食道や気道の圧迫症状を起こすこともある．また，ファロー四徴症に合併した場合，シャントの位置を決めるのに影響する．
4. 異所性左鎖骨下動脈起始部に動脈瘤（Kommerell憩室）が存在し，切除を要する場合がある．食道，気道の圧排症状がある場合は動脈管の切断や，鎖骨下動脈の転位術が必要となることがある（図2-2）．
5. いずれの場合も手術後の生命予後は良好である．

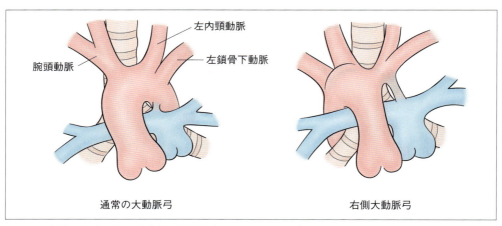

図2-1 通常の大動脈弓と右側大動脈弓（right aortic arch）
通常の大動脈弓では腕頭動脈，左内頸動脈，左鎖骨下動脈の順で分枝するが，右側大動脈弓ではこの順番が逆となる．また動脈管も通常の大動脈弓遠位ではなく左鎖骨下動脈より起始することが多い．

B 血管輪（重複大動脈弓，鎖骨下動脈起始異常）

> **Minimum Essentials**
>
> ❶ 重複大動脈弓は，正常発生では消失する右背側大動脈の中枢側が残存するため起こる．大動脈弓奇形全体の中でも1～3％程度とまれ．
> ❷ 左右の大動脈弓より，それぞれの内頸および鎖骨下動脈が起始する．たいていの場合は右側の大動脈の方が左側より太い（右側優位）．
> ❸ 2つの動脈弓に気管と食道が挟まれるため，強い呼吸器症状を呈する場合がある．
> ❹ 症状を有する場合，一方の大動脈弓の切断術（右側優位では左側）を行う．
> ❺ 生命予後は良好．ただし，手術後も気管軟化症（気管軟骨の形成不全）が残存することが多い．

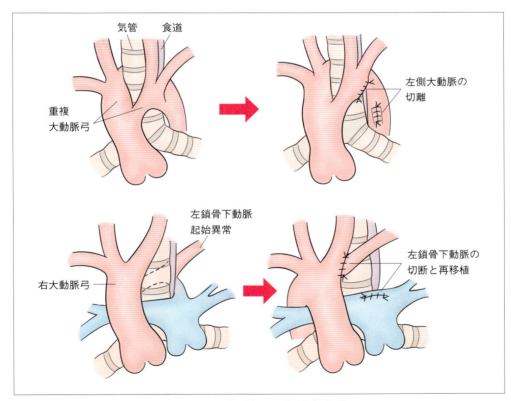

図2-2　重複大動脈弓（double aortic arch），鎖骨下動脈起始異常
重複大動脈弓や鎖骨下動脈起始異常により，食道や気管が圧迫されることがある．嚥下困難や呼吸障害があれば手術適応となる．手術の目的は異常血管を切離し，圧迫された食道や気管を開放することである．肺動脈slingでは左肺動脈再建が必要なこともある．

C 動脈管（ボタロー管）開存（patent ductus arteriosus：PDA）

Minimum Essentials

1. 通常であれば生後すぐに閉鎖する動脈管が開存する疾患である．先天性心疾患の5〜10％を占める．
2. 動脈管を通じて大動脈から肺動脈への左-右の血流短絡を生じる．
3. 左右短絡が多い場合，高血圧および心不全を呈することがある．少ない場合は無症状のまま経過することもある．
4. 未熟児で生後の発育障害の著しい例や，動脈管が太く，肺高血圧を呈する例では外科的治療を行う．それ以外はカテーテル治療が主流である．
5. 肺高血圧の進行を認めなければ予後は良好．ただし，超未熟児の手術では麻酔を含めた周術期のリスクが存在する．

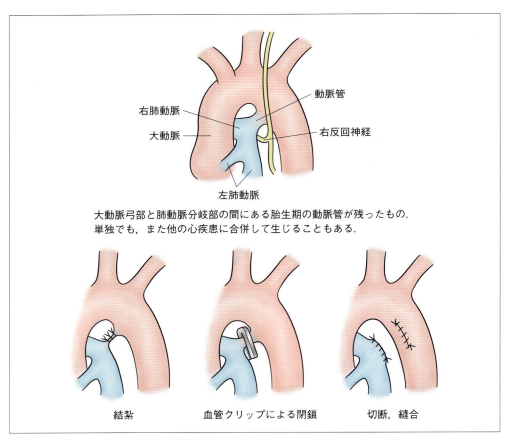

図2-3 動脈管（ボタロー管）開存の手術
動脈管開存の閉鎖手術には糸による結紮と切断・縫合がある．この他に胸腔鏡にてクリップで閉鎖したり，カテーテルにより塞栓子を動脈管まで送出・閉鎖する方法が行われている．

D 大動脈・肺動脈中隔欠損（AP window）

> **Minimum Essentials**
>
> ❶ 大動脈と肺動脈の間に大きな交通を有する疾患であり，先天性心疾患全体の0.2％程度の発生率と考えられている．
> ❷ 大動脈と肺動脈の間の交通により左右短絡を生じる．
> ❸ 肺高血圧症と心不全を呈する．交通が大きい場合は早期にEisenmenger症候群を呈する．
> ❹ 乳児期早期の外科的な治療が第一選択となる．
> ❺ 肺高血圧の進行していない症例では，手術後の生命予後は比較的良好である．

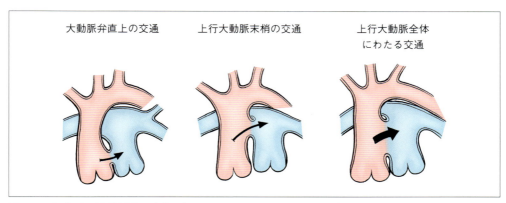

図2-4 大動脈・肺動脈中隔欠損（aortopulmonary septal defect）
大動脈・肺動脈窓［aortopulmonary (AP) window］と呼ばれることが多い．

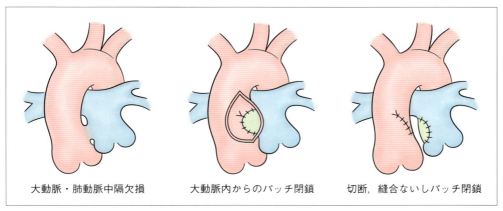

図2-5 大動脈・肺動脈中隔欠損の手術法
結紮閉鎖できるものはまれである．上行大動脈を遮断して上行大動脈側からパッチを当てるか，切断するかして修復を行う．

E 一側肺動脈大動脈起始 (hemitruncus ヘミトランカス)

Minimum Essentials

1. 胎生期の総動脈幹の中隔形成不全のために起こる．先天性心疾患の約0.2％にみられる．
2. 大動脈から起始する肺動脈側に高圧な血液が流れるため，早期より肺高血圧症を発症する．
3. 生後1～2ヵ月で呼吸促迫，哺乳困難，体重増加不良などの心不全症状を生じる．
4. 乳児期早期の外科的治療が第一選択となる．
5. 生後6ヵ月以内に手術すれば，肺動脈圧は通常正常化する．しかし，未手術例では肺血管閉塞病変が進行する．1歳以上では手術が困難になり，予後不良である．

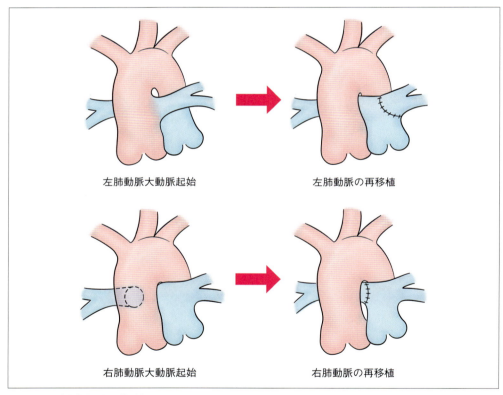

図2-6 一側肺動脈大動脈起始
一側の肺高血圧を伴うことが多い．手術は人工心肺を使用して異常起始した肺動脈を切離し，本来の肺動脈に直接吻合する．

F 肺分画症，肺動静脈瘻，肺動脈左房交通

> **Minimum Essentials**
>
> ❶ 正常な肺組織とは分画された肺の発生異常で，肺葉内（肺内型）と肺葉外（肺外型）に分類される．発生率は 0.15％と考えられている．
> ❷ 分画肺では大動脈からの血流により，肺高血圧症を発症する．肺葉外型では横隔膜ヘルニアなどを合併することもある．
> ❸ 分画肺の肺炎を反復し，呼吸障害を呈することもある．
> ❹ 内科的にはカテーテルによる異常血管の閉塞術を行う．外科的には分画肺の切除，肺葉内では肺葉切除が必要なこともある．
> ❺ 幼少期に発見され，切除した場合は，切除後も肺の成長が期待できる．

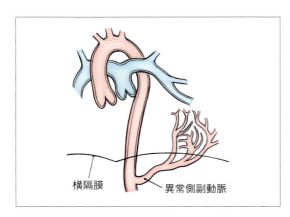

図2-7 肺分画症（pulmonary sequestration）
腹部下行大動脈から右または左下肺野に異常側副動脈が行っている．肺形成異常を伴うことが多い．異常側副動脈の結紮の他に，肺の部分切除が行われることもある．

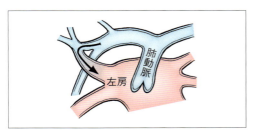

図2-8 肺動静脈瘻
肺動脈と肺静脈が交通するため，静脈血が左房側に流れてくる．肺区域切除，肺葉切除が行われることもある．

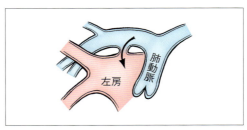

図2-9 肺動脈左房交通
右肺静脈と左房が交通し，静脈血が左房に流れてくる．人工心肺使用下に肺動脈を切開し，交通孔を縫合閉鎖する．

G 大動脈縮窄

Minimum Essentials

❶ 大動脈弓の一部に狭窄部を有する．最も多いのは動脈管の部分での狭窄である．大動脈弓内の動脈管組織の収縮が原因と考えられている．先天性心疾患の5〜10%で認める．

❷ 下半身への血流不全と上半身の高血圧が主な病態である．

❸ 単純型（心奇形を合併しないもの）では，小児期を無症状で経過することも多く，高血圧にて発見されることが多い．間欠性跛行を呈することもある．心疾患を併発する場合（複合型，心室中隔欠損症が最も多い）は，心不全症状が早期より進行する．

❹ 複合型では乳児期早期の修復術が第一選択となる．単独型ではカテーテル治療も可能な場合がある．

❺ 狭窄の再発が多いので，フォローアップが必要となる．狭窄が完全に解除されていても，高血圧が長期に継続することがあり，長期の生命予後は良好とはいえない．

表2-1 治療方針

大動脈縮窄複合（心室中隔欠損などの心内奇形を伴うもの）	狭窄が高度で下半身の血流が動脈管血流に依存する症例では，生後よりプロスタグランジン E_1 製剤の持続注入を行う．その後，エコーおよびCTにて形態検査を行う．治療は原則として，胸骨正中切開にて乳児期早期に1期的に人工心肺を使用して，大動脈縮窄と心内奇形の同時修復を行う．ただし以下の場合は第1期の手術として大動脈修復と肺動脈絞扼術を行い，その後に第2期手術として心内奇形の修復を行う． 1．閉鎖が困難と考えられる心室中隔欠損症（非常に大きなもの，多発性のものなど）や複雑心奇形（房室中隔欠損症や機能性単心室症など） 2．脳内出血など人工心肺が使用不可能な例では側方開胸により第1期修復を行う 3．腸管壊死などにより全身状態が不良で，長時間の人工心肺使用に耐えられない症例
大動脈縮窄単独	圧差の少ないものはバルーンカテーテルを使用して拡大することがある．圧差が大きい（40 mmHg以上）ものやバルーン不成功例では手術が必要．左第3〜4肋間開胸により図2-10に示す端々吻合を行うことが基本である．大動脈弓部低形成を伴うものは拡大大動脈再建術が必要となり，胸骨正中切開にて人工心肺を使用して行うこともある．

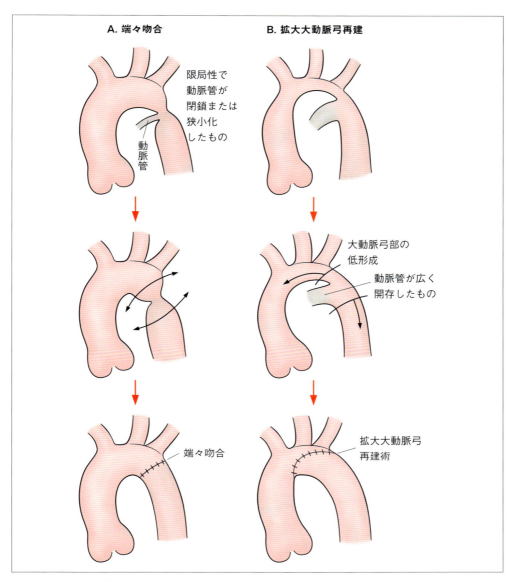

図2-10 大動脈縮窄（coarctation of aorta）
大動脈縮窄複合は大動脈弓部低形成，動脈管開存，心室中隔欠損，肺高血圧の合併が多く，乳児期早期に手術が必要となる．

H 大動脈離断

Minimum Essentials

1. 大動脈弓の一部が完全に途切れている状態．A～C型が存在する．ただしC型はきわめてまれである．
2. ほとんどが心内奇形を合併し，生直後よりプロスタグランジン製剤の投与を行わないと，下半身の虚血（ductal shock）を生じる．
3. 早期より心不全が進行する．
4. 乳児期早期の外科的修復術が必要となることがほとんどである．
5. 予後は大動脈縮窄症と同様であるが，とくにB型などでは手術後に気道の圧迫を生じることがある．
6. 治療は大動脈縮窄複合に準ずる．

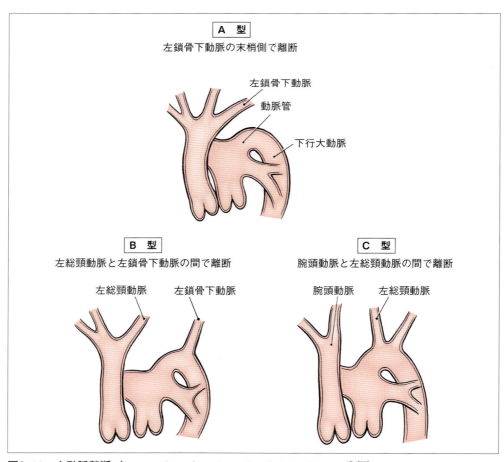

図2-11 大動脈離断（interruption of aortic arch, Celoria-Patton 分類）
［Celoria GC, Patton RB：Congenital absence of the aortic arch. Am Heart J 50：407-413, 1959 より作成］

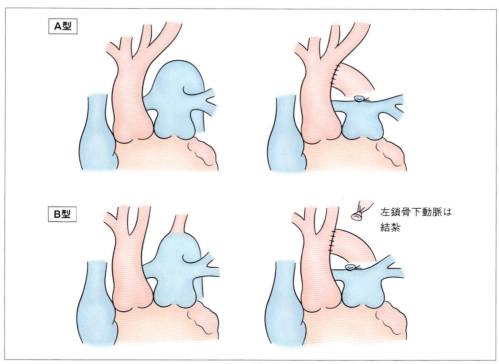

図2-12　大動脈離断の手術

J 部分肺静脈還流異常

Minimum Essentials

1. 発生頻度は先天性心疾患全体の 0.3〜0.7% 程度.
2. 合併奇形を伴わない症例では無症状で経過し，偶発的に発見されることも多い.
3. 一般に Qp/Qs（肺体血流比）が 1.5 を超える症例は手術の適応とされる.
4. 最も多い形態は右上肺静脈が上大静脈に還流するもので，心房中隔欠損症（多くは静脈洞型）を合併することが多い.
5. 右肺静脈全体が下大静脈に還流する scimitar（シミター）症候群では，肺分画症や右肺低形成を合併し，乳児期より肺高血圧と心不全症状をきたすことが多い.

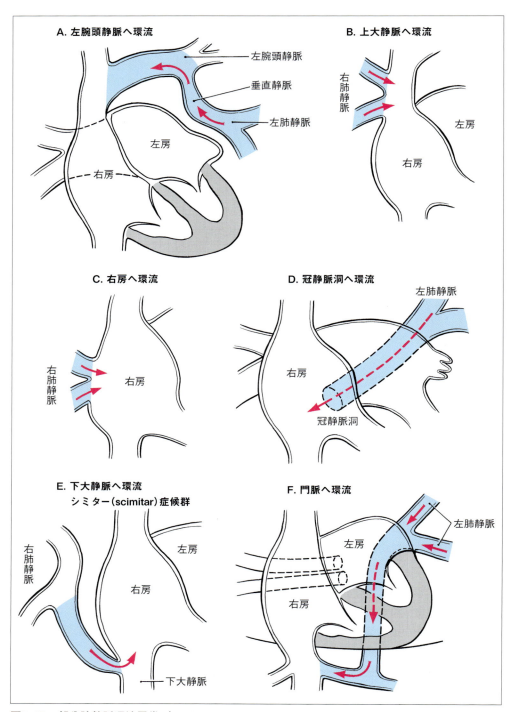

図2-13 部分肺静脈還流異常（partial anomalous pulmonary venous connection：PAPVC）

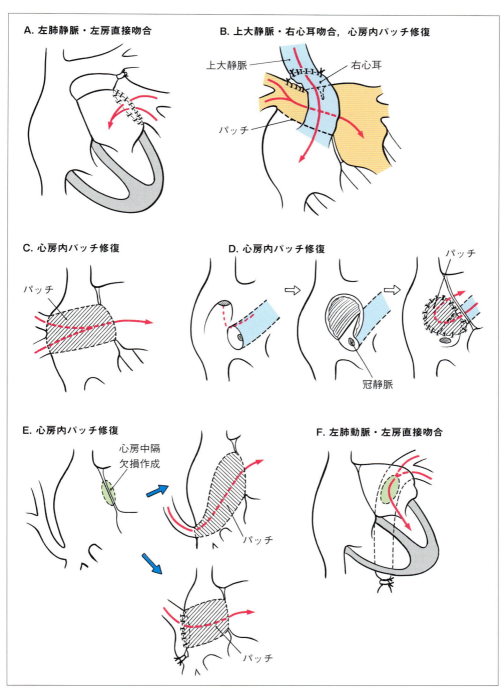

図2-14　部分肺静脈還流異常の修復術

J 肺静脈狭窄

Minimum Essentials

❶ 肺静脈が狭窄ないし閉鎖している疾患．先天性のものと，総肺静脈還流異常症の術後に発生するものとがある．
❷ 総肺静脈還流異常症術後の発生率は約10％である．一方，先天性のものはきわめてまれである．
❸ 先天性のものの多くは片側のみの肺静脈狭窄・閉鎖であり，左側が多い．
❹ 難治性で，予後不良の疾患．4本の肺静脈のうち，3本以上狭窄があれば肺高血圧および右心不全を呈し，生命予後は不良である．
❺ 治療はカテーテル治療か手術であるが，再狭窄の頻度は高い．

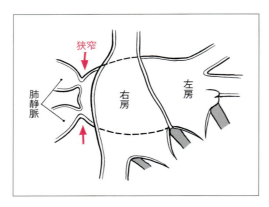

図2-15 肺静脈狭窄
肺静脈と左房との接点に多くみられる．

K 左上大静脈遺残

> **Minimum Essentials**
>
> ❶ 発生頻度は 0.4%程度，先天性心疾患患者では 2～4%に合併する．
> ❷ 冠静脈洞（coronary sinus）に開口するものがほとんどである．
> ❸ 遺残そのものは臨床的に無症状であり，治療が必要ではない．
> ❹ まれに，拡大した冠静脈洞の左房側が欠損し，左右短絡を併発するものがある（冠静脈洞型心房中隔欠損症）．
> ❺ 左心房に直接還流する例もあり（全体の 1～4%程度），この場合，右左短絡を併発する．

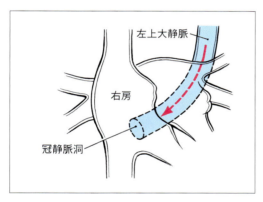

図2-16 左上大静脈遺残（persistent left superior vena cava：PLSVC）
単独でもみられるが，多くはファロー四徴症や単心室などの，複雑心奇形に合併することが多い．

L 下大静脈欠損，奇静脈・半奇静脈接続

> **Minimum Essentials**
>
> ❶ 下大静脈が欠損するため，下半身の血液は奇静脈または半奇静脈系を介して心臓に還流する．肝静脈は別個に心臓に直接還流する．
> ❷ ほとんどが多脾症候群に合併すると考えられていたが，最近では単独で発生することも多いことが分かってきており，先天性心疾患患者の0.6％程度で認めると考えられている．
> ❸ 大静脈と肺動脈の吻合術（通常はGlenn手術）を行った場合，肝静脈以外の血液がすべて肺動脈に還流するため，特別に川島手術と呼ばれる．

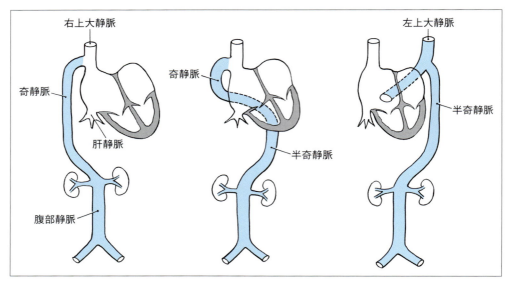

図2-17 下大静脈欠損，奇静脈または半奇静脈接続（azygos/hemiazygos connection）
下大静脈が肝静脈と一緒になって右房下端に接続せず，奇静脈を介して右上大静脈につながるものを奇静脈接続といい，半奇静脈を介して左上大静脈につながるものを半奇静脈接続という．これらは単独に起こることはまれで，心房錯位［heterotaxia（図2-78参照）］などに伴う複雑心奇形に合併することが多い．

先天性心疾患

2) 非チアノーゼ性心疾患

A 大動脈狭窄（弁狭窄，弁上狭窄，弁下狭窄）

a．大動脈弁狭窄 [aortic (valvular) stenosis：AS]

> **Minimum Essentials**
> ❶ 欧米では発生頻度が先天性心疾患全体の 1〜2％だが，日本人ではそれよりも少ないと考えられている．
> ❷ 2 尖弁，1 尖弁を多く認め，心不全を発症した際は年齢を問わず治療が必要となる．
> ❸ カテーテル治療（balloon valvuloplasty：BVP）が可能な症例では，それを第一選択とすることが多い．
> ❹ 手術が必要な症例では，ほとんどの場合で形成術は困難であり，幼少期には Ross 手術が選択される．

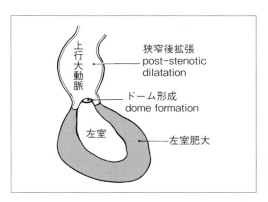

図2-18 大動脈弁狭窄
大動脈弁狭窄は弁の形成不全によって生じる．
乳児期に心不全に陥るものは重症である．

b．大動脈弁上狭窄

> **Minimum Essentials**
>
> ❶ 大動脈弁上狭窄の患者はときに特異な顔つき（目と目の間が離れていて，鼻根がへこんでいる）と知能発達低下，人なつっこい性格などを伴うことがある．この場合は大動脈弁上狭窄（Williams）症候群と呼ばれている．妊娠中ビタミンD製剤の過剰摂取で起こることが知られている．
> ❷ Williams症候群の発症率は2万人に1人程度であるが，そのうち半数以上で大動脈弁上狭窄症を合併する．また非Williams症の家族性症例も存在する．
> ❸ 末梢性肺動脈狭窄を同時に認めることが多い．
> ❹ 狭窄前後の圧較差が50 mmHg以上の症例は手術適応となる．

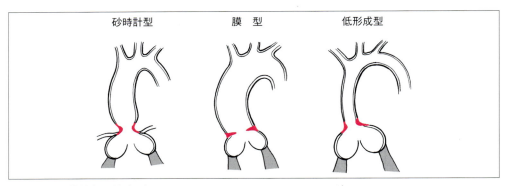

図2-19　大動脈弁上狭窄（supra-valvular aortic stenosis：SVAS）

c. 大動脈弁下狭窄

> **Minimum Essentials**
>
> ❶ 大動脈弁の下部に筋肉または膜（線維）組織が突出し，狭窄をきたす．多くは心室中隔欠損などの心内奇形が存在し，その結果二次的に発生するが，孤発性のものもある．
> ❷ 手術適応は他の大動脈狭窄病変と同様である．

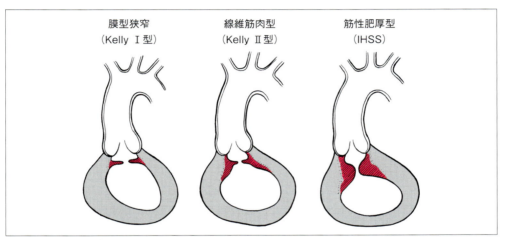

図2-20　大動脈弁下狭窄（subaortic stenosis：SAS）
膜型狭窄（discrete subaortic stenosis）は膜型（Kelly I 型）と線維筋肉型（Kelly II 型）に分けられる．膜型狭窄では大動脈弁閉鎖不全が起こることがある．
〔Kelly DT, et al：Discrete subaortic stenosis. Circulation 46：309-332, 1972 より作成〕

表2-2　大動脈弁・弁上・弁下狭窄の治療方針

収縮期圧較差	1．30 mmHg 未満 ·················· 経過観察 2．30〜59 mmHg ··············· 頻回に経過観察 3．60 mmHg 以上 ·················· 手術適応
大動脈弁狭窄の場合	1．乳児期に心不全に陥るもの … バルーンカテーテルによる弁裂開，不成功なら弁切開 2．1歳以上の患者 ················ 弁形態により弁切開か弁置換か決定 3．弁輪拡大＋人工弁置換 ········ 20 mm 以上の人工弁を挿入 　　弁輪径15 mm 以下 ············ 今野法[A] 　　弁輪径15 mm 以上なら …… マヌーギァン法[B] またはニックス法[C] 4．ロス手術 ·················· 乳幼児の弁裂開術不成功例，女児，感染性内膜炎患者など．どの年齢でも施行可能

[A] Konno S, et al：A new method for prosthetic valve replacement in congenital aortic stenosis associated with hypoplasia of the aortic valve ring. J Thorac Cardiovasc Surg 70：909-917, 1975
[B] Manouguian S, Seybold-Epting W：Patch enlargement of the aortic valve ring by extending the aortic incision into the anterior mitral leaflet. New operative technique. J Thorac Cardiovasc Surg 78：402-412, 1979
[C] Nicks R, et al：Hypoplasia of the aortic root. The problem of aortic valve replacement. Thorax 25：339-346, 1970

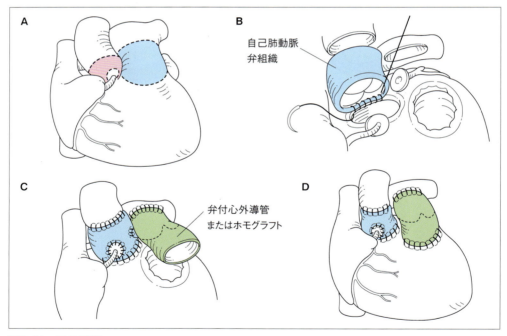

図2-21　ロス手術
ロス手術[A]では自己の肺動脈弁組織を採取して大動脈基部に移植し（A，B），次に冠動脈をこの組織に移植する（B）．肺動脈弁組織が採取された後の右室-肺動脈の再建はホモグラフトまたは弁付心外導管などで行う（C，D）．この術式は新大動脈弁が自己組織であるため抗凝固療法は不要となる．そのため出産を望む女性や，弁組織の成長も報告されている[B]ので年少児例に適応がある．また継続的な投薬や検査が不要になれば，日常生活の質の向上につながる．長期的には，右室-肺動脈間のグラフトの交換が必要になるなどの欠点があり，適応を慎重に選ばなければならない．

[A] Ross DN：Replacement of aortic and mitral valves with pulmonary autograft. Lancet 2：956-958, 1967
[B] Solymar L, et al：Increase in size of the pulmonary autograft after the Ross operation in children：growth or dilation? J Thorac Cardiovasc Surg 119：4-9, 2000

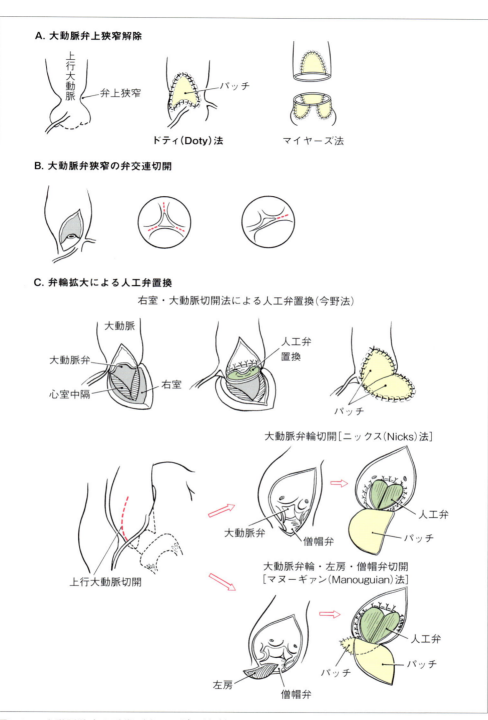

図2-22 大動脈狭窄の手術(次ページに続く)

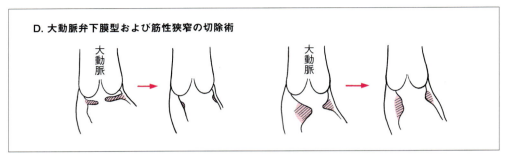

図2-22　大動脈狭窄の手術（続き）

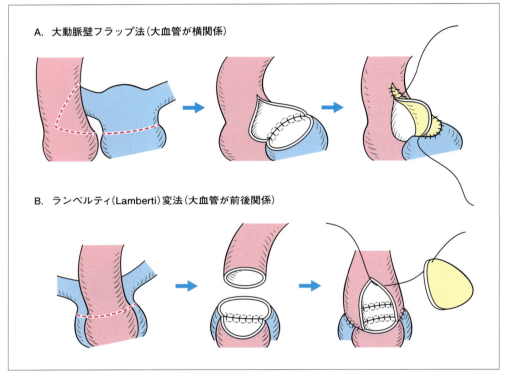

図2-23　ダモス・ケイ・スタンセル（Damus-Kaye-Stansel）吻合
単心室などで大動脈弁下狭窄を合併した場合，単に狭窄の原因となっている組織を切除するのみでは再発の可能性が高いため，体心室の流出路として肺動脈基部を大動脈側面に吻合し，狭窄部を回避する．体肺短絡や両方向性グレン手術により，肺への血流を確保する．

B 先天性僧帽弁狭窄，僧帽弁上狭窄

> **Minimum Essentials**
>
> ❶ 先天的に僧帽弁輪が狭い，2つの乳頭筋の間の間隔が狭く弁の開きが悪い，あるいは弁の直上に膜様の構造がある（弁上狭窄）などの理由で起こる．
> ❷ 左心室は正常に比べ小さいことがあり，また大動脈弁狭窄を併発する（Shone 症候群）こともある．
> ❸ 弁の交連切開，弁上の膜の切除，乳頭筋切開，弁置換なども行われるが，これらが不可能な場合や左室が小さすぎる場合は，Norwood 手術を行い，最終的に Fontan 手術を目指す．

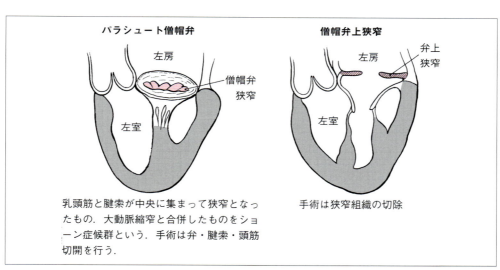

図2-24 先天性僧帽弁狭窄，僧帽弁上狭窄

C 先天性僧帽弁閉鎖不全

> **Minimum Essentials**
> ❶ 僧帽弁単独の先天的構造異常があり逆流を呈するものもあるが，心室中隔欠損などの基礎疾患があるために弁輪拡大や弁尖逸脱を二次的に発症するものもある．
> ❷ 軽度のものから重症のものまであるので頻度は不明であるが，手術を要する症例は日本で年間数百例程度であると考えられている．

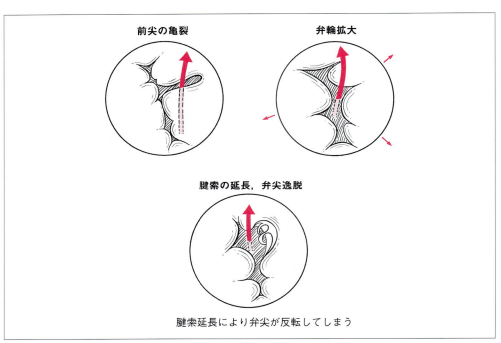

図2-25　先天性僧帽弁閉鎖不全
単独に生じることもあるが，大部分は心内膜床欠損や心室中隔欠損，心房中隔欠損，動脈管開存など他の先天性心疾患に合併する．手術は弁尖・弁輪形成と人工弁置換である．

D エプスタイン病

> **Minimum Essentials**
>
> ❶ 発生頻度は全先天性心疾患の 0.5〜0.7％程度.
> ❷ 三尖弁の落ち込みは中隔尖と後尖で顕著であるが，前尖では比較的軽い．
> ❸ 三尖弁逆流をほとんどの症例で呈するが，その程度はまちまちである．新生児期に発症するものから，成人期まで無症状で経過するものまである．
> ❹ 新生児期に発症する症例で，とくに大動脈→動脈管→肺動脈→右室→右房へと血液が逆流する（circular shunt）最重症例では早期の外科介入が必要であり，予後も不良である．
> ❺ 年長児，成人期まで待機できる症例では，最近広く行われるようになった三尖弁形成術である Cone 手術の成績が良好であり，予後の改善が期待されている．

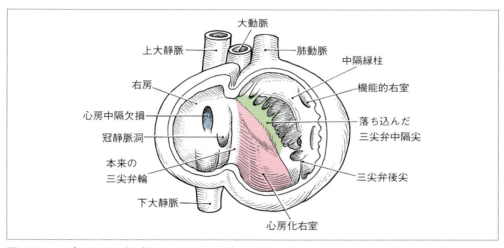

図2-26 エプスタイン病（Ebstein anomaly）
三尖弁の右室内への落ち込み，心房化右室，三尖弁閉鎖不全，心房中隔欠損などが特徴である．

［高安俊介ほか：Ebstein 病の手術適応と術式の選択．心臓 5：211-226, 1973 より作成］

表2-3 エプスタイン病の治療方針

肺動脈閉鎖にて新生児期に手術を要する症例	右室機能不全，推定右室圧＜40 mmHg のもの	三尖弁閉鎖＋右房右室縫縮術＋体肺動脈シャント（スターンズ手術）
	右室機能が良好なもの	三尖弁形成術
年長児および成人症例	右室機能不全症例	三尖弁形成＋グレン手術
	右室機能が良好なもの	三尖弁形成術

［Starnes VA, et al：Ebstein's anomaly appearing in the neonate. J Thorac Cardiovasc Surg 101：1082-1087, 1991 より作成］

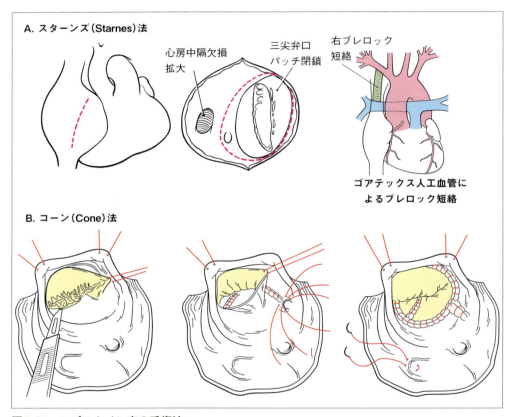

図2-27　エプスタイン病の手術法

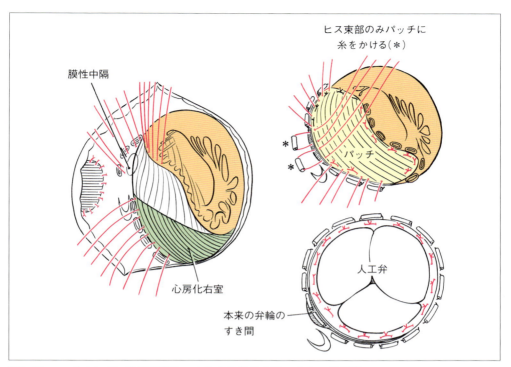

図2-28　エプスタイン病の手術法：本来の三尖弁弁輪への人工弁置換
［龍野勝彦ほか：Ebstein病2症例に対する本来の三尖弁輪への人工置換術．胸部外科 42：303-306，1989 より作成］

E 心房中隔欠損と冠静脈洞-左房交通

Minimum Essentials

1. 心室中隔欠損症の次に多く，先天性心疾患の7〜10%を占める．
2. 欠損孔の位置により一次孔欠損型（不完全型心内膜症欠損として分類されるのが一般的），二次孔欠損型，静脈洞型に分類される．まれに冠静脈洞と左房に交通を認めることがあり，心房中隔欠損の一型として分類される．
3. 乳幼児期に心不全症状が現れることはほとんどなく，三歳児検診や，小学校入学時の検診で疑われて発見されることが大部分である．
4. 静脈洞型では部分肺静脈還流異常をほとんどの症例で合併する．
5. Qp/Qs（肺体血流比）が1.5を超える症例は治療の適応とされる．
6. 二次孔欠損型に対しては，今ではカテーテル治療が優先される．孔が大きかったり，一部の辺縁が欠損してカテーテル治療ができないものは手術適応となる．

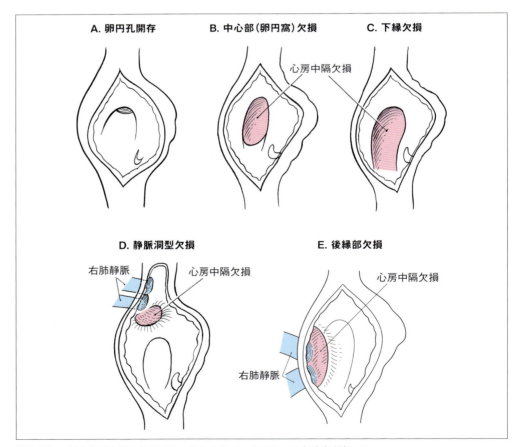

図2-29 心房中隔欠損（atrial septal defect：ASD，二次孔欠損）

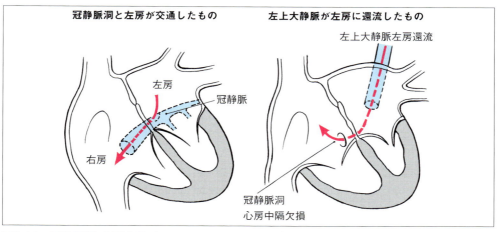

図2-30 冠静脈洞-左房交通（unroofed coronary sinus）
[Quaegebeur J, et al：Surgical experience with unroofed coronary sinus. Ann Thorac Surg 27：419-425, 1978 より作成]

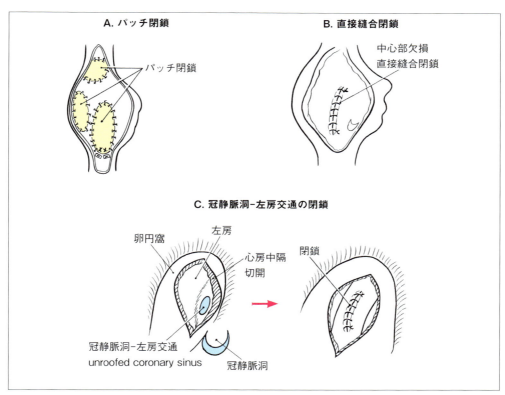

図2-31 心房中隔欠損と冠静脈洞-左房交通の手術

F 房室中隔欠損（心内膜床欠損）

> **Minimum Essentials**
> ❶ 発生頻度は全先天性心疾患全体の4〜5％程度．
> ❷ ダウン症候群の約20％で房室中隔欠損を認める．一方，房室中隔欠損の約50％でダウン症候群を認める．心房錯位（heterotaxia）においても高率に合併する．
> ❸ 心室中隔欠損の有無で不完全型と完全型に分かれる．不完全型と一次孔欠損型心房中隔欠損は同じものである．また，弁は2つ（僧房弁と三尖弁）に分かれているが，心室間短絡を有するものもあり，中間型と呼ばれている．
> ❹ ダウン症候群ではC型が多い．B型はきわめてまれである．

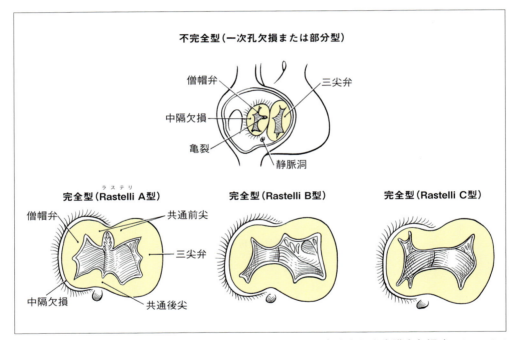

図2-32 房室中隔欠損（atrioventricular septal defect：AVSD）または心内膜床欠損（endocardial cushion defect：ECD）

表2-4 治療方針

不完全型	a．僧帽弁閉鎖不全がなければ，5歳くらいまでに心内修復 b．僧帽弁閉鎖不全があれば，発見次第早期に心内修復＋亀裂修復
完全型	a．肺高血圧，高肺血流であれば6ヵ月以内に心内修復，低出生体重児なら早期に肺動脈絞扼術 b．肺動脈狭窄 　①僧帽弁閉鎖不全がなければ，1歳以上で心内修復 　②僧帽弁閉鎖不全がある場合は，早めの心内修復 c．肺動脈閉鎖の場合は，ファロー四徴症と同じ

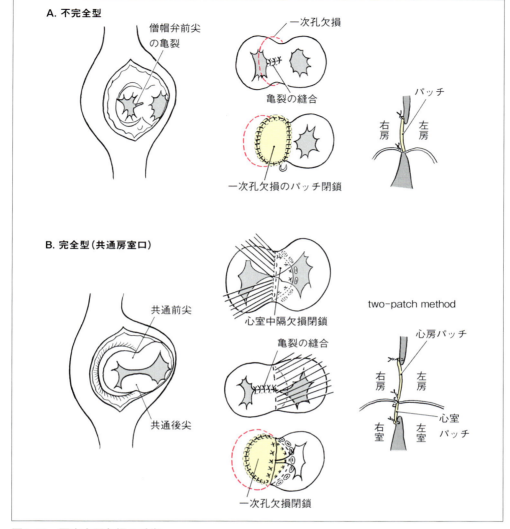

図2-33 房室中隔欠損の手術

G 三心房心

> **Minimum Essentials**
>
> ❶ 左房内に異常な隔壁ができて，左房が2つに分けられたものを三心房心という．発生頻度は全先天性心疾患全体の0.1％程度．
> ❷ Ⅰa型のものは総肺静脈還流異常と診断されることが多く，乳児期早期の手術を要することがある．
> ❸ 治療は主として，経右房的に心房中隔を切開し，左房内の異常隔壁を切除し，心房中隔欠損を閉鎖する．

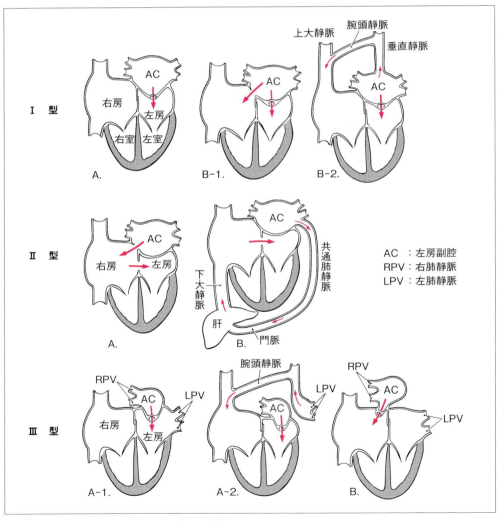

図2-34 三心房心（cor triatriatum）の分類
[Adams FH, et al：Moss' Heart Disease in Infants, Children and Adolescents, 4th ed, Williams & Wilkins, Baltimore, 1989 より作成]

H 心室中隔欠損

> **Minimum Essentials**
>
> ❶ 最も多い先天性心疾患．1,000人に3人の割合で出生，うち約半数は生後1年以内に自然閉鎖する．治療を要する先天性心疾患の約20%を占める．
> ❷ 乳児期より心不全症状を呈する症例では，早期の手術が必要となる．それ以外では就学前に行われることが多い．
> ❸ まれに乳児期早期より重度の肺高血圧症を呈する症例があり，ダウン症候群で多いとされる．この場合は肺動脈絞扼術を先行させて，肺血管抵抗の低下を待って根治術を行うことがある．
> ❹ 筋性欠損などで乳児期早期の閉鎖が困難と考えられる症例でも，初回手術として肺動脈絞扼術が選択されることがある．

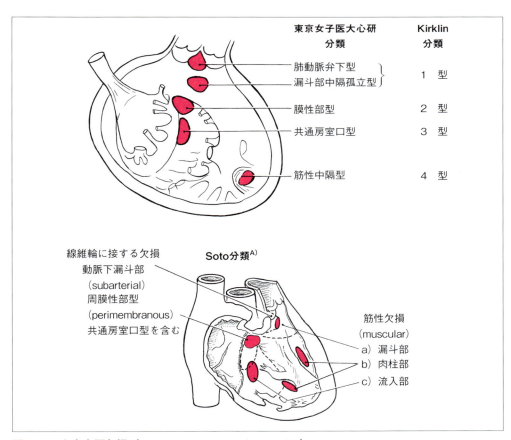

図2-35　心室中隔欠損（ventricular septal defect：VSD）
A) Soto B, et al：Classification of ventricular septal defects. Br Heart J 43：332-343, 1980

a．主な合併症と類似疾患

表2-5　主な合併症と類似疾患

- 肺高血圧症（pulmonary hypertension：PH）
- 大動脈弁逸脱＋大動脈弁閉鎖不全
- 膜性中隔瘤
- バルサルバ（Valsalva）洞動脈瘤破裂
- 右室流出路狭窄
- 左室-右房交通

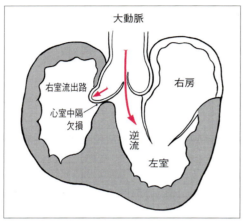

図2-36　大動脈弁逸脱と大動脈弁閉鎖不全（prolapse of aortic valve and aortic regurgitation）
心室中隔欠損に支持を失った大動脈弁が陥入して，弁に逆流が生じたもの．治療方針は，弁逆流が軽度なものは心室中隔欠損の閉鎖のみ，弁逆流が中等度以上であれば欠損閉鎖と大動脈吊り上げ形成術，それでも治らないものは弁置換．

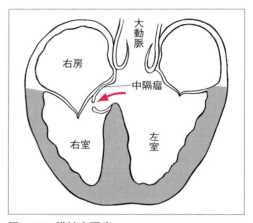

図2-37　膜性中隔瘤（membranous septal aneurysm）
膜性部心室中隔欠損が自然閉鎖する過程で，線維性組織が瘤状に膨れたもの．瘤を一部切開してパッチで閉鎖．

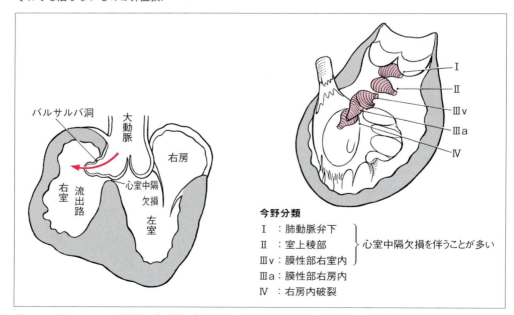

図2-38　バルサルバ洞動脈瘤破裂（ruptured aneurysm of sinus of Valsalva）

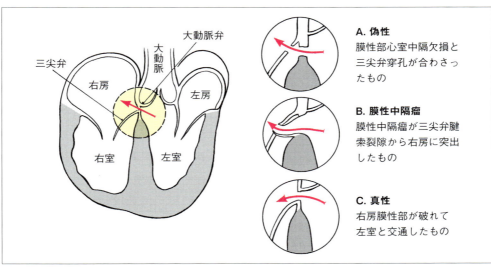

図2-39 左室-右房交通（LV-RA シャント）

表2-6 肺高血圧例の治療方針

乳児期早期に心不全・呼吸不全のある場合	a．強心薬・利尿薬を使っても症状が改善しなければ， 　　低体重出生児：肺動脈絞扼 　　2,500 g 以上：早期に心内修復 b．強心薬・利尿薬が有効であれば，6ヵ月以内に定期心内修復
乳児期に強い症状がない場合	a．肺血管抵抗 8 単位以上 　　肺生検で八巻の IPVD[A]　2.1 以下：1ヵ月以内に心内修復 　　　　　　　　　　　　　　 2.2 以上：内科的治療 b．肺血管抵抗 7 単位以下であれば，1〜2ヵ月の間に心内修復

[A] 八巻重雄ほか：高度肺高血症を伴う心室中隔欠損症及び動脈管開存症の肺生検診断による手術適応決定について．日胸外会誌 35：2143-2151，1987

b．肺動脈絞扼術

　肺動脈絞扼術（PA banding）は，肺高血圧を伴う心室間左右短絡を有する心疾患に対する姑息術，あるいはジャテン手術を前提とした完全大血管転位や，フォンタン手術を目指す肺高血圧を伴う三尖弁閉鎖や単心室などに対する前処置手術として行われる(**図2-40**)．

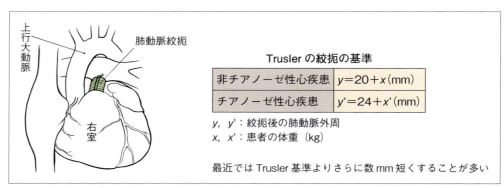

図2-40　肺動脈絞扼術
[Trusler GA, Mustard WJ：A method of banding the pulmonary artery for large isolated ventricular septal defect with and without transposition of the great arteries. Ann Thorac Surg 13：351-355, 1972 より作成]

c．心室中隔欠損の心内修復術

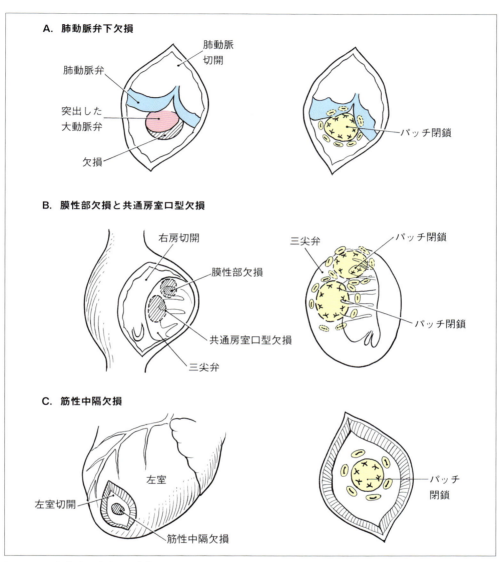

図2-41　心室中隔欠損の手術

1 右室流出路狭窄（肺動脈弁狭窄，右室漏斗部狭窄，右室二腔症）

> **Minimum Essentials**
>
> ❶ 右室流出路は右室漏斗部，肺動脈弁，肺動脈で構成されており，そのどの部位にも狭窄を生じうる．
> ❷ 漏斗部近位のいわゆる moderator band の部位に一致して筋肉が肥厚し，右室を2つに分けるような形態となったものをとくに右室二腔症と呼ぶ．
> ❸ 右室流出路狭窄は単独でも生じるが，あらゆる先天性心疾患に合併する．

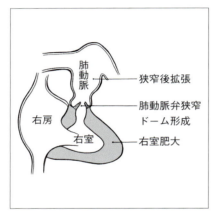

図2-42　肺動脈弁狭窄（pulmonary stenosis：PS）

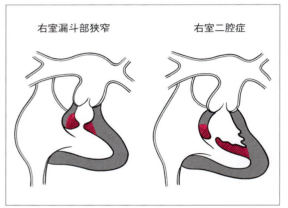

図2-43　右室漏斗部狭窄（infundibular stenosis），右室二腔症（two-chambered right ventricle：TCRV）

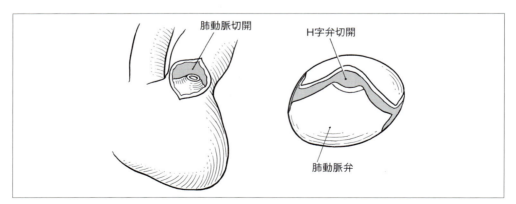

図2-44　肺動脈弁狭窄の弁切開術

J 単冠動脈

> **Minimum Essentials**
>
> ❶ 左冠動脈が右冠動脈より，または右冠動脈が左冠動脈より起始する．
> ❷ 単独で発生するかぎりは，狭窄などがなければ臨床的に問題とはならない．
> ❸ 右冠動脈が左冠動脈より起始する症例はファロー四徴症でみることがあり，左冠動脈前下行枝が右冠動脈より起始する症例と合わせるとファロー四徴症の約5％で認められる．ファロー四徴症根治術において右室切開が必要となる場合に問題となる．

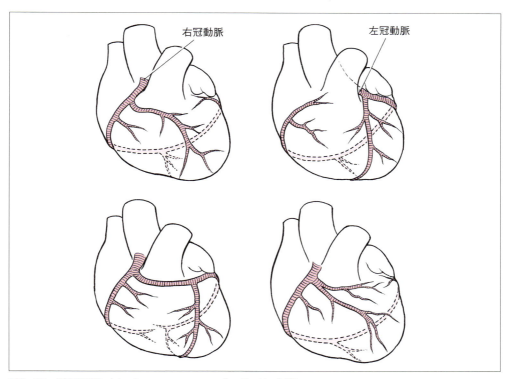

図2-45　単冠動脈（single coronary artery），Smith分類
［遠藤真弘：先天性冠状動脈疾患．心臓外科，榊原 仟（監），南江堂，東京，1975より作成］

K 左冠動脈肺動脈起始

> **Minimum Essentials**
> ❶ Bland-White-Garland（BWG）症候群とも呼ばれ，先天性心疾患の0.3%を占める．
> ❷ 乳児型では，無治療の場合，90%が1年以内に心筋虚血や不整脈にて死亡する．
> ❸ 右冠動脈からの側副血行路が発達した症例では無症状で経過する場合もあり，成人型といわれる．
> ❹ 手術は直接移植法が第一選択．冠動脈口が大動脈から離れている場合は，肺動脈壁を利用して冠動脈を延長して移植するなどの工夫が必要となる．

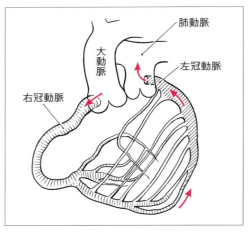

図2-46 左冠動脈肺動脈起始（anomalous origin of the left coronary artery from the pulmonary artery：ALCAPA）

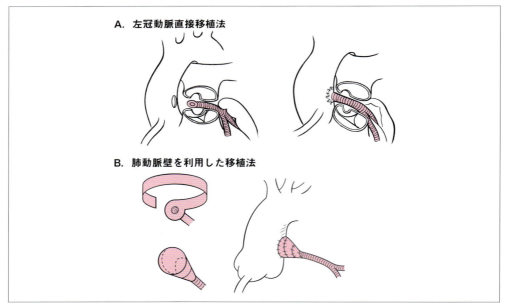

図2-47 左冠動脈肺動脈起始の手術

L 冠動脈瘻

> **Minimum Essentials**
> ❶ 発生頻度は先天性心疾患全体の0.3%程度.
> ❷ 心内奇形を合併することが多いが,正常心でも認める.
> ❸ 正常心では,左右短絡の多い症例や虚血を呈する症例で手術適応となる.

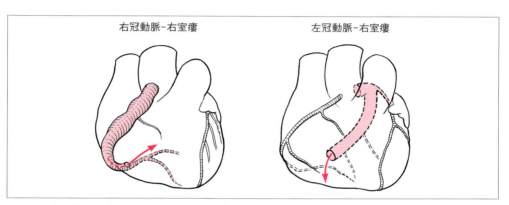

図2-48 冠動脈瘻（coronary artery fistula）
先天的に冠動脈が途中で心臓や大血管内腔と交通した心異常.表2-7のように種々の開口部位があるが,右冠動脈-右室瘻,右冠動脈-右房瘻が最も多い.手術は冠動脈を開いて内側から瘻を閉鎖する方法,冠動脈の外側に何本か針糸をかけて瘻を閉鎖し,冠動脈瘤を縫縮する方法,それに瘻孔が開口している心臓内腔から出口を閉鎖する方法などが紹介されている.

表2-7 先天性冠動脈瘻を伴った冠動脈とその開口部位

	右冠動脈	左冠動脈	両方の冠動脈	単冠動脈	不明	計
右 房	41	22	2	0	4	69
右 室	62	28	3	5	0	98
肺動脈	16	14	1	3	0	34
左 房	3	7	0	0	0	10
左 室	3	2	0	0	0	5
不 明	0	0	0	0	2	2
計	125	73	6	8	6	218

［遠藤真弘:先天性冠状動脈瘻.心臓外科学,榊原 仟（監）,南江堂,東京,p702-712,1975より作成］

M 両冠動脈同一バルサルバ洞起始

> **Minimum Essentials**
>
> ❶ 発生率は 1.3％程度とまれではない．
> ❷ 多くは偶然発見され，自覚症状を伴わない場合も多い．
> ❸ なかには心筋梗塞，不整脈，突然死などの重篤な合併症を引き起こす場合がある．
> ❹ とくに左冠動脈右バルサルバ洞起始で，大動脈と肺動脈の間を走行するものは若年運動選手での突然死の原因の一つとして知られており，自覚症状がなくても手術を行うべきである．

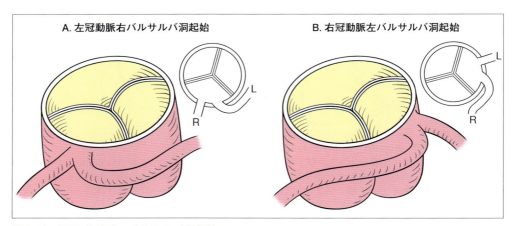

図2-49　両冠動脈同一バルサルバ洞起始

1 先天性心疾患

3）チアノーゼ性心疾患

A ファロー四徴症

> **Minimum Essentials**
> ❶ 発生頻度は先天性心疾患全体の5～10％程度で，チアノーゼ性心疾患の60～70％と最も多い．
> ❷ 染色体22q11.2欠失症候群の合併が多い（15～21％）．
> ❸ 右室流出路狭窄の程度は様々であり，これによりチアノーゼの発症時期も異なる．新生児期発症が全体の1/3，新生児期以降の乳児期発症が1/3ほど．チアノーゼをきたさない型も存在する（ピンクファロー）．
> ❹ 現在では肺動脈弁輪を切開しない手術（弁輪温存術式）が推奨されているが，弁輪径が小さい場合には弁輪拡大術が必要である．その際に肺動脈弁逆流が残存するため，遠隔期に肺動脈弁置換術の適応となる症例がある．

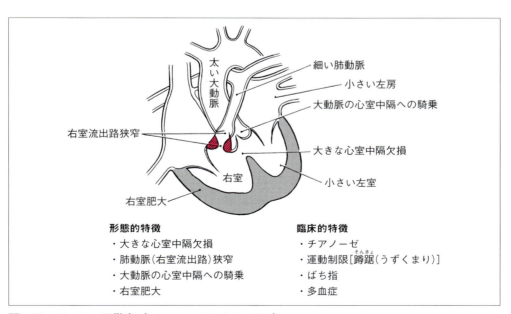

図2-50 ファロー四徴症（tetralogy of Fallot：TOF）

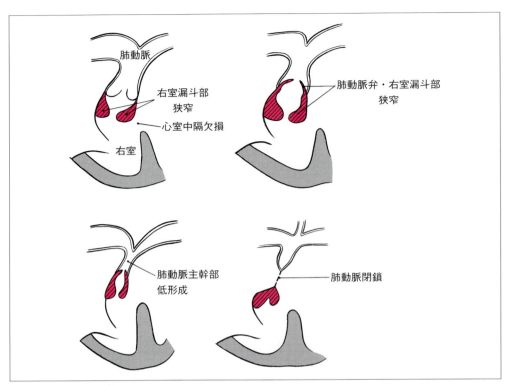

図2-51 右室流出路狭窄の程度

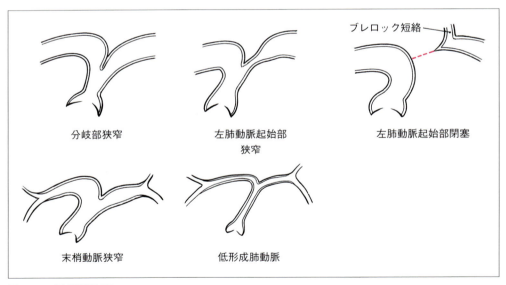

図2-52 肺動脈狭窄

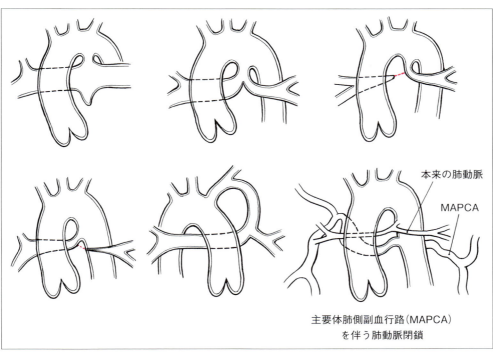

図2-53 肺動脈閉鎖（pulmonary atresia）のパターン

表2-8 治療方針

肺動脈狭窄	① 姑息手術 ・乳児期早期に低酸素発作のあるものは早期にブレロック短絡術を施行． ・肺動脈一側の閉鎖狭窄のあるものは，可能であれば狭窄側に短絡を置く． ② 心内修復（図2-55，図2-56） ・肺動脈の発育良好（PAインデックス[A]で150以上）なものは，6ヵ月から1歳程度で心内修復術． ・肺動脈の発育が不十分なものは，ブレロック短絡術などの体肺動脈短絡術を行い，肺動脈の発育を待って2歳以内に手術する．
肺動脈閉鎖	① 主要体肺側副血行路（MAPCA）がなく，乳児期早期にチアノーゼが強いもの ・動脈管が開存している場合は，プロスタグランジンE_1製剤使用，1ヵ月以内にブレロック短絡術を行う．動脈管が閉鎖した場合はすぐにブレロック短絡術を行う． ② MAPCAのあるもの ・肺動脈の発育がよく，MAPCAとの交通が良好なものは，MAPCAの結紮および体肺動脈短絡術を行う（図2-54）． ・肺動脈の低形成なものは，体肺動脈短絡により，肺動脈の発育を待って，必要であれば肺動脈統合手術（unifocalization）（図2-57）． ③ 右室-肺動脈バイパス＋心室中隔欠損閉鎖（ラステリ手術） ・肺動脈の発育良好なものは1歳程度でラステリ手術． ・肺動脈の発育不良なものは体肺動脈短絡術を行い，動脈の発育を待って2歳以下でラステリ手術．

[A] Nakata S, et al : A new method for the quantitive standardization of cross-sectional areas of the pulmonary arteries in congenital heart diseases with decreased pulmonary blood flow. J Thorac Cardiovasc Surg 88 : 610-618, 1984

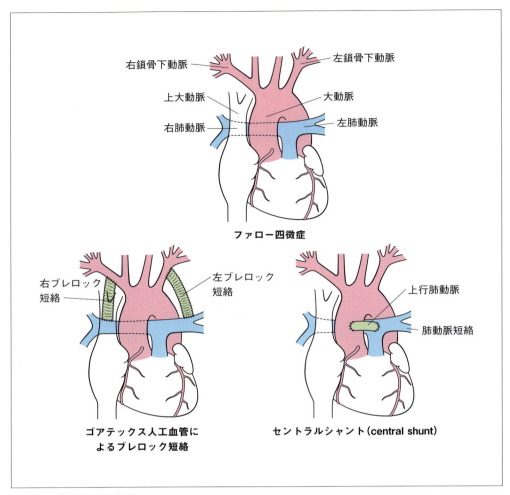

図2-54 体肺動脈短絡術
体肺動脈短絡術（systemic pulmonary artery shunt）は，ファロー四徴症など肺血流減少性心疾患に対し肺血流を増加させるための手術である．

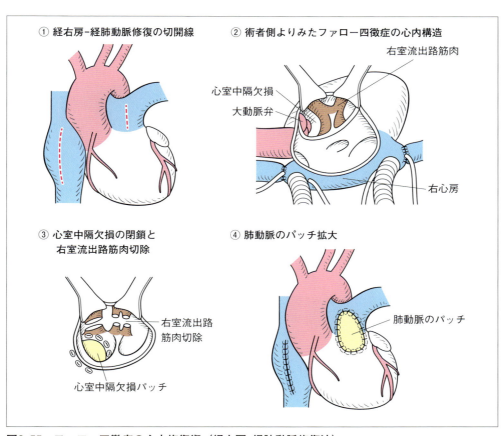

図2-55 ファロー四徴症の心内修復術（経右房-経肺動脈修復法）

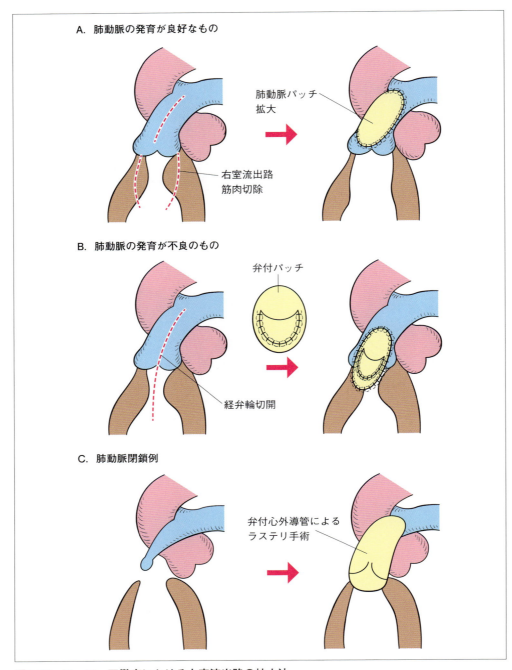

図2-56 ファロー四徴症における右室流出路の拡大法
肺動脈形成や右室流出路形成に使用されるパッチ材料は自己心膜およびゴアテックス膜などである．肺動脈の形成には自己心膜が適しており，右室流出路の形成には厚手のゴアテックスに薄いゴアテックスの一弁を付けたものが用いられている．

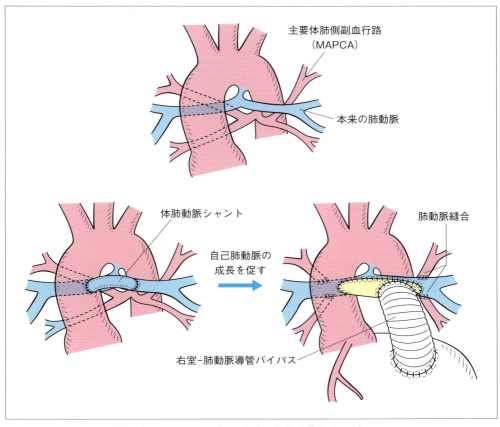

図2-57 肺動脈統合手術（unifocalization）と右室−肺動脈導管バイパス

B 肺動脈弁欠損症候群

Minimum Essentials

❶ ファロー四徴症に合併するものがほとんどであるが，心室中隔欠損のないものもある．
❷ きわめてまれな疾患であり，発生頻度は先天性心疾患の0.5％以下と考えられている．
❸ 肺動脈の狭窄（狭窄後拡張）と逆流により肺動脈が著しく拡大し，気道を圧迫することがある．この場合は心内修復（肺動脈弁挿入または弁付パッチ修復）に加えて，肺動脈の縫縮術を行う必要がある．

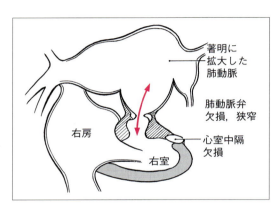

図2-58　肺動脈弁欠損症候群
　　　　（absent pulmonary valve syndrome）

C 完全大血管転位（転換）

Minimum Essentials

❶ 発生頻度は先天性心疾患全体の 4〜8% 程度．男児に多い．
❷ 心室中隔欠損の有無，肺動脈狭窄の有無で 4 つの型に分類されるが，4 型はきわめてまれである．
❸ 1 型と 2 型は新生児期に動脈転換手術（Jatene 手術）を行う．術後に肺動脈狭窄や大動脈弁逆流を生じることがあるので注意が必要．
❹ 3 型はチアノーゼが強い場合には体肺動脈短絡術を行い，その後 Rastelli 手術または二階堂型の手術（前方大動脈を肺動脈の位置まで後方転位する術式）を行う．

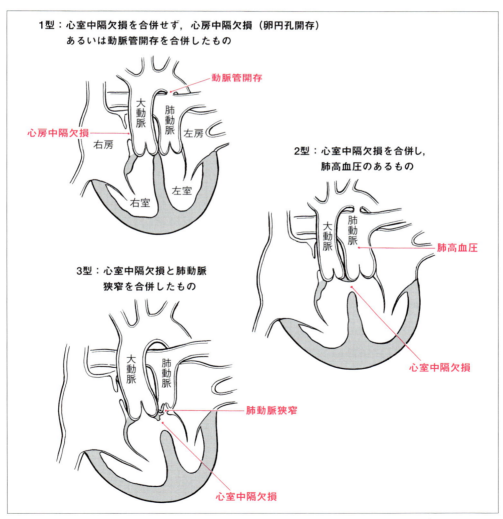

図2-59 完全大血管転位（転換）（complete transposition of great arteries：dTGA）
大動脈と肺動脈が入れかわった先天性心異常で，合併症から 3 つの病型に分類される．

表2-9 治療方針

1型	a．新生児期	左室圧が高いうちにジャテン手術
	b．それ以後	肺動脈絞扼，左室発育を待ってジャテン手術または肺動脈絞扼をせずにセニング手術
2型	a．閉塞性肺血管病変（PVO）がない場合	ジャテン手術＋心室中隔欠損閉鎖（生後3ヵ月以内）
	b．閉塞性肺血管病変が疑われる場合	肺動脈絞扼＋肺生検
	① 肺生検でPVOがない	ジャテン手術＋心室中隔欠損閉鎖
	② 肺生検でPVOが軽〜中等度	1〜3歳でラステリ手術
	③ 肺生検でPVOが高度	姑息的マスタードまたはセニング手術
3型	a．新生児期にチアノーゼ強いもの	プロスタグランジンE_1製剤で動脈管を開く．その後早めにブレロック短絡術
	b．チアノーゼ軽く，肺動脈発育良好	1〜3歳でラステリ手術

PVO：pulmonary vascular obstruction.

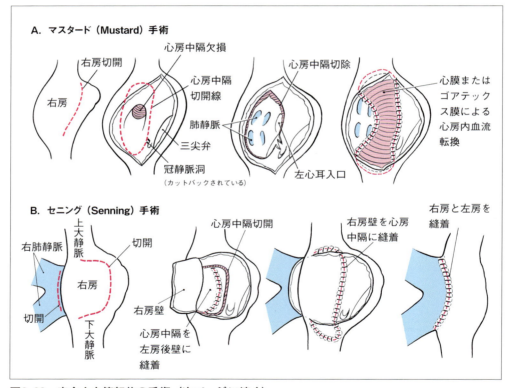

図2-60 完全大血管転位の手術（次ページに続く）

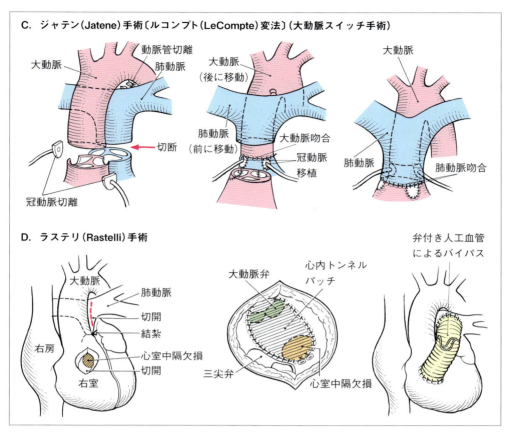

図2-60　完全大血管転位の手術（続き）
C．ジャテン手術（大動脈スイッチ手術）：大動脈と肺動脈をそれぞれ弁上で切離し，前後を入れかえて（LeCompte法）縫着し直す．冠動脈は切離して移植する．
D．ラステリ手術：右室を切開し，心室中隔欠損から大動脈弁まで心内トンネルパッチを縫着し，右室-肺動脈間に人工血管によるバイパスを行う．右室-肺動脈間に弁付き人工血管を用いる代わりに，後壁だけ肺動脈と右室切開部とを直接縫合し，前壁に一弁付パッチを当てる方法も行われている．

D 両大血管右室起始症

> **Minimum Essentials**
> ❶ 発生頻度は先天性心疾患全体の2.5〜2.8%程度.
> ❷ 前方の大血管が完全に右室から起始するとともに，後方の大血管の50%以上が心室中隔欠損孔を介して右室から起始する．
> ❸ 心室中隔欠損孔の位置により，大動脈弁下型，肺動脈弁下型，両大血管下型，遠隔型に分類される．
> ❹ 大動脈弁下型で肺動脈狭窄のあるものはファロー四徴症の移行型と考えられている（ファロー型）．
> ❺ 肺動脈弁下型のものは血行動態が完全大血管転位に類似する（Taussig-Bing奇形）．

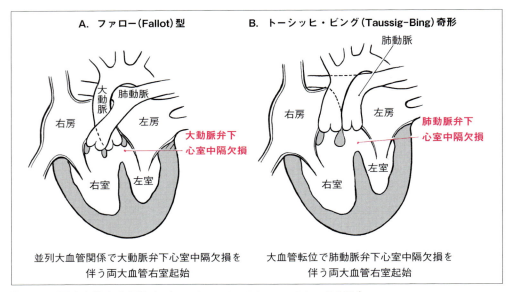

図2-61 両大血管右室起始症（double outlet right ventricle：DORV）
大動脈と肺動脈がどちらも右室から出る心奇形．代表例は図の2型であるが，その中間型が少なくない．

表2-10 治療方針

ファロー型	ファロー四徴症に準じる．乳児期早期よりチアノーゼを呈する場合は，ブレロック短絡術を行い1歳程度で心内修復術
トーシッヒ・ビング奇形	乳児期早期のジャテン手術と，大動脈縮窄があればその修復術を行う．施設によってはブレロック短絡術の後，1歳以降に川島手術にて心内修復術を行うこともある

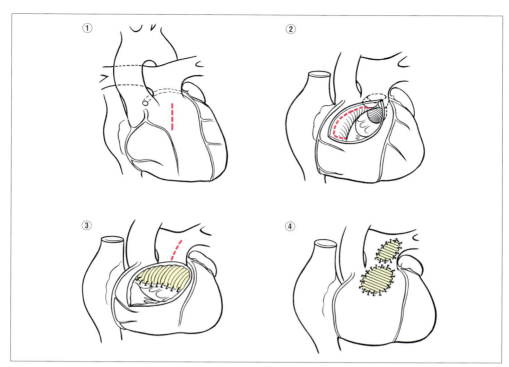

図2-62　トーシッヒ・ビング奇形に対する手術［並列大血管（川島法）］

E 房室錯位（修正大血管転位）

> **Minimum Essentials**
>
> ❶ 発生頻度は先天性心疾患全体の 0.4％程度．
> ❷ 血液の流れは正常と同様であるが，体心室となる解剖学的右室が成人期以降に機能不全を発症する．
> ❸ 術式選択は心室中隔欠損，肺動脈狭窄，三尖弁閉鎖不全の有無で分かれる．
> ❹ 房室ブロックや頻拍発作などの不整脈の合併も多い．

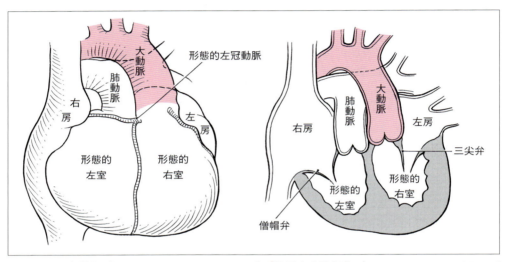

図2-63 房室錯位（atrioventricular discordance）[修正大血管転位（corrected transposition of great arteries：cTGA または lTGA）]

心房の位置関係は正常であるが，心室の位置が逆になったもの．大動脈が前方に，肺動脈が後方にくるため大血管はみかけ上転位する．三尖弁閉鎖不全，心室中隔欠損や肺動脈狭窄があれば手術の適応となる．房室結節が左室前面の肺動脈の接合部にあり，ヒス束は心室中隔の前面を前方から前下方に走っている．しばしば完全房室ブロックを起こすことがある．

表2-11 治療方針

心室中隔欠損＋肺高血圧	乳児期早期に肺動脈絞扼，1～2年後心室中隔欠損閉鎖術（デベール法）またはダブルスイッチ手術（セニング手術＋ジャテン手術）
心室中隔欠損＋肺動脈狭窄	小児期にラステリ手術またはダブルスイッチ手術（セニング手術＋ラステリ手術）
心室中隔欠損＋肺動脈閉鎖	新生児期早期プロスタグランジン E_1 製剤使用，1ヵ月以内にブレロック短絡術，小児期にラステリ手術
三尖弁閉鎖不全のある場合	a．乳児期早期心不全（エプスタイン奇形）：内科的治療 b．幼小児期：肺動脈絞扼後．ダブルスイッチ手術（セニング手術＋ジャテン手術）＋三尖弁形成術 c．成人期：人工弁置換
完全房室ブロック	ペースメーカ植込み

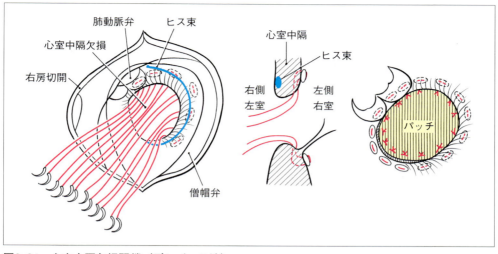

図2-64 心室中隔欠損閉鎖（デレバール法）
[de Leval MR, et al：Surgical technique to reduce the risks of heart block following closure of ventricular septal defect in atrioventricular discordance. J Thorac Cardiovasc Surg 78：515-526, 1979 より作成]

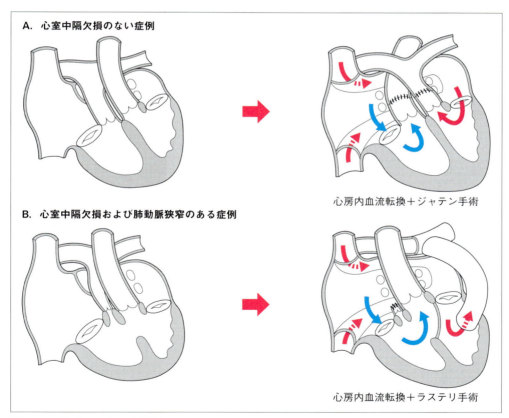

図2-65 ダブルスイッチ手術
修正大血管転位に合併する心内奇形を通常に修復すると，形態的右室が体心室となり，長期的には収縮力の低下や三尖弁閉鎖不全の出現により心不全症状を呈する場合がある．これに対しダブルスイッチ（double switch）手術は，形態的左室を体心室とする方法である．まずマスタード（Mustard）手術やセニング手術により心房内で血流転換を行い，体静脈血を形態的右室に導く．さらに，肺動脈狭窄のない症例（A）では大動脈スイッチ（ジャテン手術）を行う．心室中隔欠損および肺動脈狭窄を伴う場合（B）は左側にある形態的右室の流出路を切開してラステリ手術を行う．

F 総動脈幹（遺残）症

> **Minimum Essentials**
>
> ❶ 発生頻度は先天性心疾患全体の1～2％程度．
> ❷ 肺血流増多に伴う肺高血圧と，場合によっては総動脈幹弁の逆流により，乳児期早期より心不全症状を呈することが多い．
> ❸ 約35％に22q11.2欠失症候群を認める．
> ❹ 弁付心外導管を使用するラステリ手術を行うが，最近では乳児期早期に両側肺動脈絞扼術を行い，1歳以降にラステリ手術を行う施設が増えている．

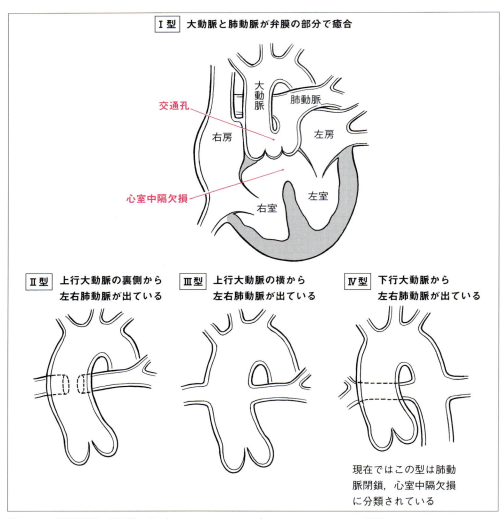

図2-66　総動脈幹（遺残）症（truncus arteriosus），Collet-Edwards分類
大動脈と肺動脈がうまく分離できなかった先天性異常，心室中隔欠損が合併し，肺高血圧になることが多い．
［Collett RW, Edwards JE：Persistent truncus arteriosus. A classification according to anatomic types. Surg Clin North Am 29：1245-1270, 1949 より作成］

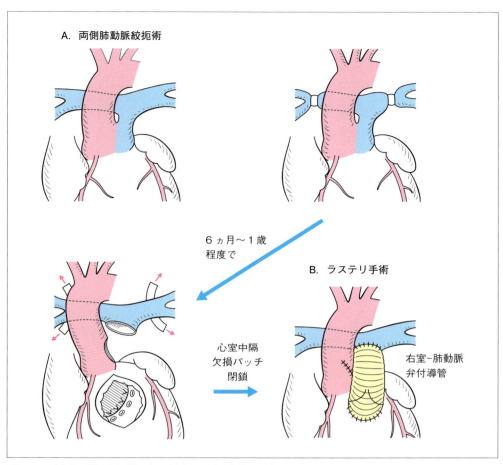

図2-67 総動脈幹（遺残）症に対する両側肺動脈絞扼術とラステリ手術

G 総肺静脈還流異常症

Minimum Essentials

1. 発生頻度は先天性心疾患全体の0.3〜2%程度.
2. 肺静脈狭窄が早期から出現する場合は，手術をしないと乳児期にほとんどが死亡する.
3. 肺静脈狭窄を伴わない場合でも，生後1ヵ月頃には心不全症状が出現する.
4. 手術後約10%で肺静脈狭窄が生じ，この場合の予後は不良である.
5. 無脾症で高率に合併することが知られている．この場合，手術介入しても予後はきわめて不良である.

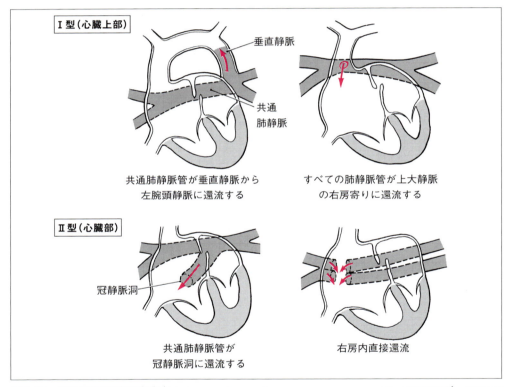

図2-68 総肺静脈還流異常症（total anomalous pulmonary venous connection：TAPVC），Darlingの分類（次ページに続く）
肺静脈がすべて右心系に還流する心異常で，4型に分けられている．
［Darling RC, et al：Total anomalous pulmonary venous drainage into the right side of the heart. Lab Invest 6：44-64, 1957 より作成］

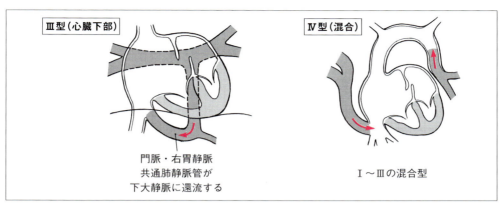

図2-68 総肺静脈還流異常症，Darlingの分類（続き）

表2-12 治療方針

生直後から肺うっ血による心不全がある場合は，心エコーのみで病型決定	a．肺静脈閉塞があるもの：ただちに心内修復 b．肺静脈閉塞はないが卵円孔が小さいもの：バルーンカテーテルで心房中隔裂開術後早期に心内修復
心不全がない場合は，心エコー，心カテーテル検査で病型決定	a．肺高血圧があるもの：早めに心内修復 b．肺高血圧がないもの：定期心内修復

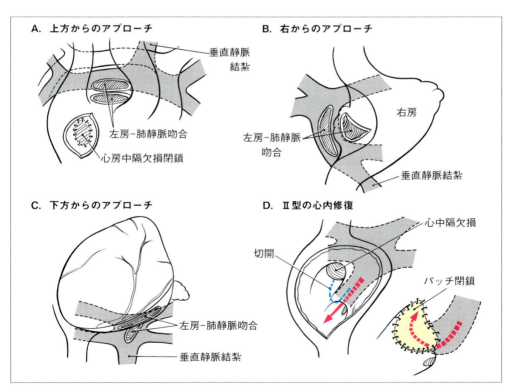

図2-69 総肺静脈還流異常症の手術法

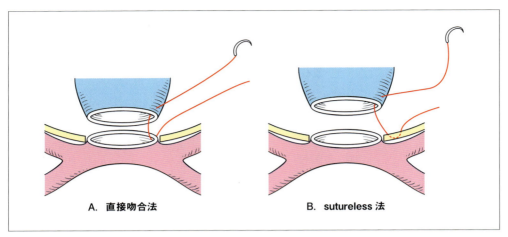

図2-70 左房-肺静脈の直接吻合とsutureless法
左房を肺静脈切開部の周囲の心膜に縫うことにより，術後の肺静脈狭窄を予防する．

H 三尖弁閉鎖その他の単心室症

> **Minimum Essentials**
>
> ❶ 三尖弁閉鎖の他，純型肺動脈閉鎖，左心低形成症候群や心房錯位（heterotaxia）症例など，体循環と肺循環双方への拍出が機能的に単一の心室に依存する血行動態を有する疾患群を総称して機能的単心室症という．
> ❷ 心室形態による分類（ヴァンプラーク分類）があるが，最近ではあまり使用されない．
> ❸ 全国に約 3,500 人の患者がいるといわれている．
> ❹ 必ずしも形態的に心室が 1 つのみ存在することを意味するものではなく，心室が 2 つあっても心室中隔欠損症の閉鎖が行えないものも含まれる．
> ❺ 手術はグレン手術を経てフォンタン手術を行うが，解剖学的な根治術ではなく（代わりに機能的根治術とも呼ばれる），長期的にはほぼすべての症例で肝機能不全を発症し，生命予後は良好とはいえない．

a．三尖弁閉鎖

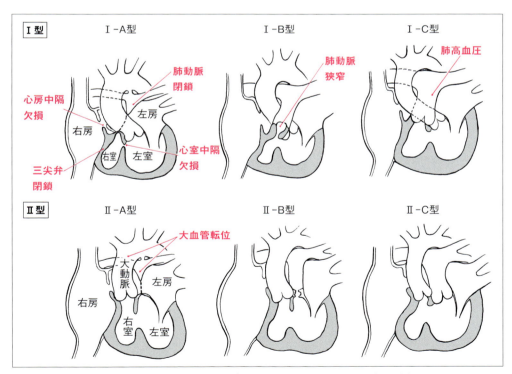

図2-71　三尖弁閉鎖（tricuspid atresia：TA），Edwards-Burchell の分類を改編
三尖弁が先天的に閉鎖した心異常．大血管の位置関係が正常なものが I 型，大血管転位が II 型で，どちらも肺動脈の閉鎖が A 型，肺動脈狭窄が B 型，肺高血圧が C 型．
[Edwards JE, Burchell HB：Congenital tricuspid atresia. A classification. Med Clin North Am 33：1177-1196, 1949 より作成]

表2-13 治療方針

- A型では乳児期にブレロック短絡術，C型では肺動脈絞扼術を行い，3～9ヵ月でグレン手術，1～2歳でフォンタン手術を行う．
- B型では症状によってブレロック短絡術または肺動脈絞扼術を行うが，できればそれらを行わずに初回手術としてグレン手術を行う．
- Ⅱ型では大動脈-肺動脈（D-K-S）吻合をグレン手術，場合によってはフォンタン手術と同時に行い，将来の体心室流出路狭窄の発生を予防する．

b. 心室中隔欠損を伴わない肺動脈閉鎖（純型肺動脈閉鎖）

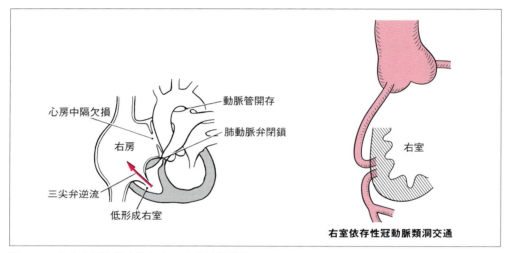

図2-72 心室中隔欠損を伴わない肺動脈閉鎖（pulmonary atresia with intact ventricular septum）
先天的に肺動脈弁が閉鎖し心室中隔欠損を合併しない心異常．右室低形成，三尖弁逆流と動脈管開存，心房中隔欠損を合併する．また右室圧が大動脈圧より高くなり，右室から冠動脈を逆行し大動脈に血液が流れることがある．動脈管が閉鎖するようならプロスタグランジンE_1製剤を使用しながら早期に手術を行わなければならない．

表2-14 治療方針

乳児期早期の治療	生後よりプロスタグランジンE_1製剤を使用し，心房中隔欠損が小さければバルーンカテーテルによる心房中隔裂開術を行う． ① 右室内腔が極小で漏斗部が閉鎖している場合，または右室依存性冠動脈類洞交通が存在する場合はブレロック短絡術を行う． ② 右室内腔がある程度あるが，漏斗部が閉鎖している場合は右室流出路拡大術と，場合によって体肺動脈シャントを追加する． ③ 右室内宮がある程度あり，漏斗部が開存しているものは，バルーンによる肺動脈弁裂開術を試みる．不成功であれば，手術により経肺動脈的に弁切開し，場合によって体肺動脈シャントを追加する．
乳児期後期以降の治療	① 右室依存性冠動脈類洞交通が存在し，三尖弁輪径が正常の70％以下のものは3～9ヵ月でグレン手術．その後，1歳以降にフォンタン手術を行う． ② 三尖弁および右室の発育が良好なものは，心房中隔欠損とブレロック短絡術の閉鎖術を1歳以降に行う． ③ ①と②の中間型ではone and one half repairを施行することもある．

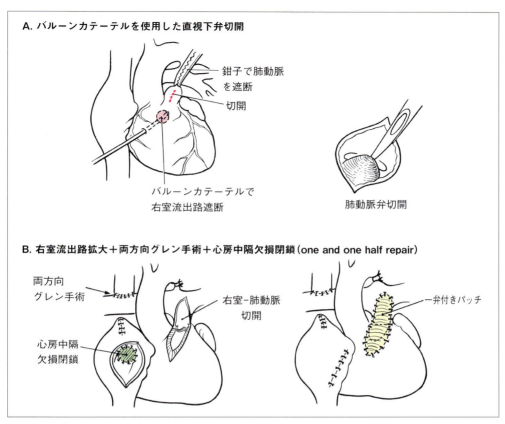

図2-73 ブロック手術

c. 左心低形成症候群

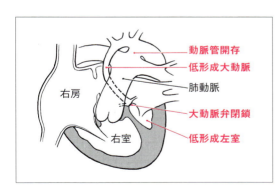

図2-74 左心低形成症候群（hypoplastic left heart syndrome：HLHS）

先天的に大動脈が閉鎖した心異常で，多くの場合，左室，上行大動脈，弓部大動脈の低形成と太い動脈管の開存が合併する．心房間交通のない場合は生まれてすぐに心房中隔欠損作成術が必要である．手術は心臓移植が米国で行われている他，姑息手術としてノーウッド手術が行われる．

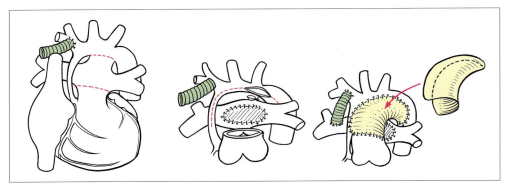

図2-75　ノーウッド手術
[Norwood WI, et al：Experience with operations for hypoplastic left heart syndrome. J Thorac Cardiovasc Surg 82：511-519, 1981／Jonas RA, et al：First-stage palliation of hypoplastic left heart syndrome. J Thorac Cardiovasc Surg 92：6-13, 1986 より作成]

(1) 右室-肺動脈導管法

　日本胸部外科学会の2000年の統計では，新生児期ノーウッド手術の病院死亡率は60％以上と報告されていた．その主たる原因の一つとして，術後急性期は肺血管抵抗が変動しやすく，体-肺短絡では肺血流と体血流量のバランスが大きく崩れることが考えられている．このため，肺への血行路を右室-肺動脈導管にする佐野の術式がとられるようになった．収縮期のみ肺へ血流が流れることで，拡張期圧が高く保たれるため冠動脈血流が増加し，より安定した血行動態が得られる．これらの術式の工夫により，最近ではより高い生存率（死亡率10〜30％）が得られている．

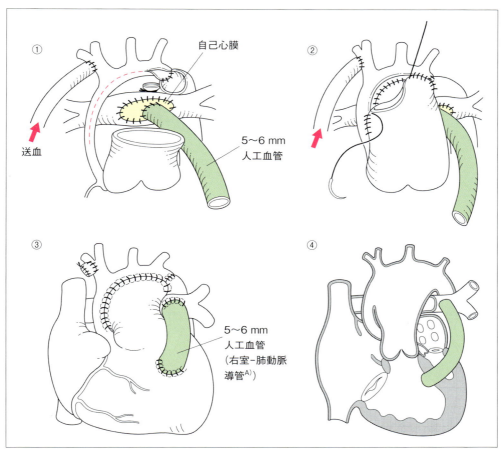

図2-76 ノーウッド手術（右室-肺動脈導管法）

A) Sano S, et al：Right ventricle-pulmonary artery shunt in first-stage palliation of hypoplastic left heart syndrome. J Thorac Cardiovasc Surg **162**：504-509, 2003

d．両房室弁同一心室挿入（double inlet ventricle）

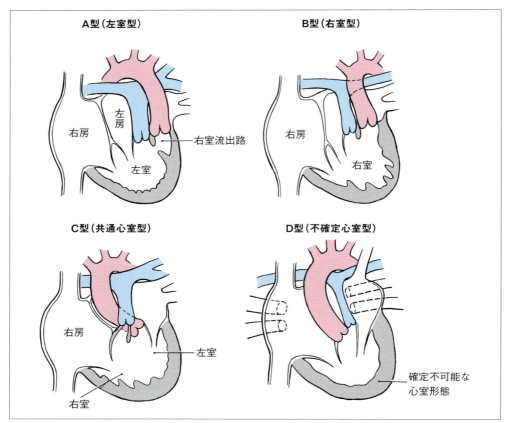

図2-77　両房室弁同一心室挿入（double inlet ventricle），ヴァンプラークの分類（代表例のみ）
2つの房室弁あるいは共通房室弁が1つの心室につながる心異常である．

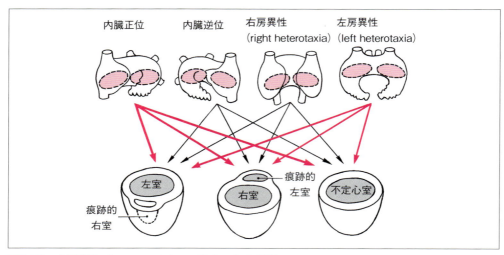

図2-78　心房錯位（heterotaxia），エリオットの分類
heterotaxiaとは左右の心房（心耳）の形が同じという意味で，right heterotaxiaは両心房とも右房の形，left heterotaxiaは両心房とも左房の形になる．この場合，様々な奇形が生じる．

表2-15　治療方針

肺高血圧＋心不全の場合	生後3ヵ月未満に肺動脈絞扼 1～2歳でフォンタン手術（主にTCPC） 左室型では，ときにダモス・ケイ・スタンセル 手術（図2-23参照）も考慮
肺動脈狭窄の場合	1～2歳でフォンタン手術（主にTCPC） 左室型では心室中隔作成手術も考慮
肺動脈閉鎖の場合	新生児早期にプロスタグランジンE₁製剤使用 1ヵ月以内にブレロック短絡術 1～2歳でフォンタン手術（TCPC）

TCPC：total cavopulmonary connection

表2-16　単心室に対するフォンタン手術の適応と適応外

適応例	a．年齢1歳以上 b．肺動脈の発育が良好（PAインデックス150以上） c．肺動脈圧（肺静脈楔入圧）が低い（平均圧が14mmHg以下） d．肺血管抵抗が低い（2.5単位・m²以下） e．肺への側副血行がほとんどない f．完全体外循環・大動脈遮断中の（送血量-脱血量）／送血量 が20％以下
適応外	a．奇静脈・半奇静脈接続のある場合はtotal cavopulmonary shunt（TCPS）にすることもある b．高度の房室弁逆流がある場合は，房室弁形成術＋両方向グレン手術 c．（送血量-脱血量）／送血量　20～30％：窓開けTCPC 　　　　　　　　　　　　　　　30％以上：両方向グレン手術またはブレロック短絡術

表2-17　フォンタンの手術適応基準[A)]と著者の基準

フォンタンの十戒	〔著者の基準〕
1. 年齢4歳以上	〔1歳以上〕
2. 洞調律	〔洞調律は絶対条件ではない〕
3. 大静脈が正常に還流	〔両側上大静脈や奇静脈/半奇静脈接続でも可能〕
4. 右房容積が正常	〔右房容積が小さくとも可能〕
5. 平均肺動脈圧が15mmHg以下	〔平均肺動脈圧18mmHg未満〕
6. 肺血管抵抗が4単位/m²未満	〔肺血管抵抗2.5単位/m²未満〕
7. 肺動脈/大動脈の直径比が0.75以上	〔PAインデックス150以上〕
8. 心室機能が正常（ejection fraction≧0.60）	〔心室機能が正常〕
9. 僧帽弁閉鎖不全がない	〔修復可能な弁閉鎖不全なら適応内〕
10. 既往の短絡手術による悪影響がない	〔末梢肺動脈に狭窄がない〕
	〔有意な大動脈-肺側副血行がない〕

[A)]Choussat A, et al：Selection criteria for Fontan's procedure. Pediatric Cardiology 1977, Anderson RH, et al（eds）, Churchill Livingstone, Edinburgh, p559-566, 1978

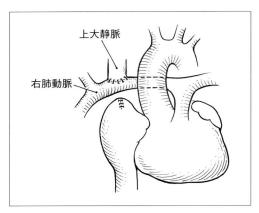

図2-79 両方向グレン手術

(1) 両方向グレン (Glenn) 手術 (上大静脈-肺動脈吻合術)
　上大静脈を右房の直上で切り，右房側は縫合閉鎖し，上大静脈の断端を肺動脈に端側吻合を行う．左右どちらでも行う（図2-79）．
(2) フォンタン (Fontan) 手術
　遠隔期に肝不全，不整脈，心房内血栓症を高頻度に合併するため，現在では行われていない．

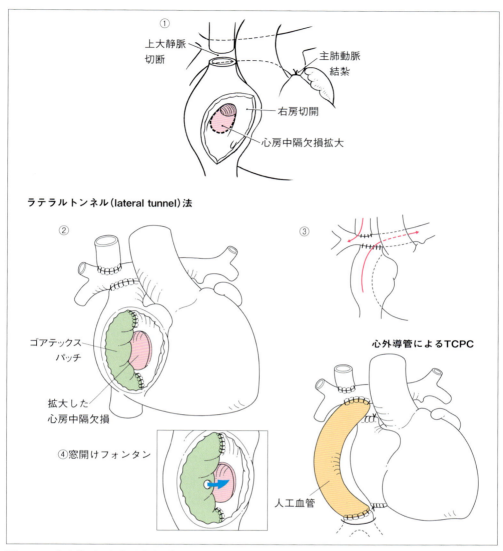

図2-80 全大静脈-肺動脈吻合（total cavopulmonary connection：TCPC）
心内にトンネル状のパッチを縫合するlateral tunnel法と心外導管を使用する方法がある．心外導管によるTCPCでは心房への侵襲がないため心房性不整脈の発生が予防できるとされ，人工心肺を使用せずに施行することも可能である．しかし小児では成長の問題が残り，抗凝固療法は必須と考えられる．
[de Leval MR, et al：Total cavopulmonary connection. A logical alternative to atriopulmonary connection for complex Fontan operation. J Thorac Cardiovasc Surg 96：682-695, 1988 より作成]

2 後天性心疾患

1）心臓弁膜症

A 僧帽弁狭窄と僧帽弁閉鎖不全

> **Minimum Essentials**
>
> ❶ 僧帽弁狭窄（mitral stenosis：MS）は近年，リウマチ熱の減少により少なくなってきているが，一方，高齢化，透析患者の増加に伴う僧帽弁輪石灰化（mitral annular calcification：MAC）を有する患者が認められる．僧帽弁閉鎖不全（mitral regurgitation：MR）は腱索の断裂・延長，弁輪拡大を伴う左室機能不全によるものや感染性心内膜炎による（表2-18，図2-81，図2-82）．
> ❷ MS は左心房から左心室への血流の通過障害による左房圧や肺動脈圧の上昇を呈する．また，左心房内の血流停滞による左房内血栓形成を呈することがある（図2-81）．MR は左心室から左心房への逆流による左房圧や肺動脈圧の上昇を呈する．
> ❸ MS の主な症状は息切れである．MR は初期には無症状で，心房細動などの心電図異常でみつかることがある．
> ❹ MS は弁口面積 1.5 cm² 以下，あるいは左房内血栓がある場合は手術が必要となる（表2-19，図2-83）．MR は可能であれば形成術を行うことが望ましい（図2-84，図2-85）．
> ❺ MS では弁置換術後のまれな合併症として左室破裂があり，小柄な高齢女性で起こる場合がある．

表2-18 僧帽弁閉鎖不全の成因

急 性	a．腱索断裂：心筋梗塞後，細菌性心内膜炎，外傷 b．乳頭筋機能不全：心筋梗塞後 c．弁穿孔，破壊：細菌性心内膜炎，生体弁機能不全
慢 性	a．僧帽弁逸脱症 b．リウマチ性 c．乳頭筋機能不全 d．左室，僧帽弁輪拡大，テザリング：虚血性心疾患，拡張型心筋症

逆流の原因は多様であるが，リウマチ性のものは近年減少し，僧帽弁逸脱症や虚血性心疾患，拡張型心筋症，細菌性心内膜炎に由来する二次的僧帽弁逆流症例が増加している．

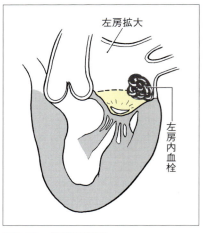

図2-81 僧帽弁狭窄
（mitral stenosis：MS）

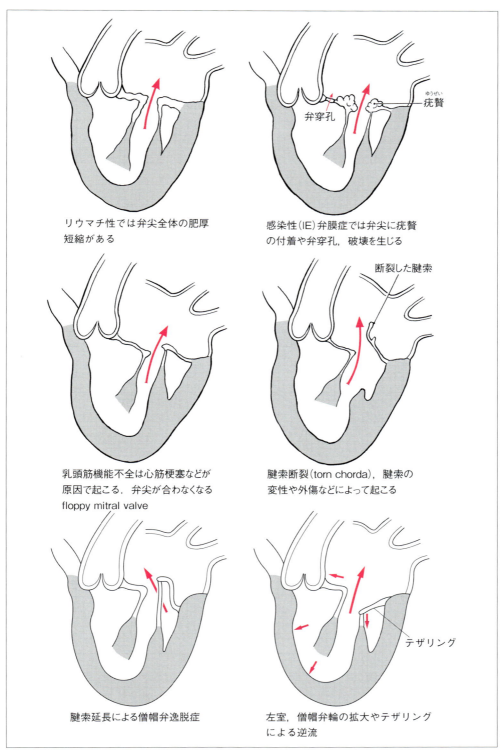

図2-82 僧帽弁閉鎖不全(mitral regurgitaion：MR)

表2-19 治療方針

僧帽弁狭窄	a. 僧帽弁が柔軟で腱索・乳頭筋の変形が軽度な場合は，バルーンカテーテルによる経皮的僧帽弁交連裂開術（percutaneous transvenous mitral commissurotomy：PTMC）を行う． b. PTMC 不適応例，左房内血栓例では，直視下僧帽弁交連切開術（図2-84）や人工弁置換術の適応となる（弁の硬化，腱索・乳頭筋の変化が高度な場合が人工弁置換の適応）． c. 心房細動合併例では弁に対する手術と同時にメイズ（maze）手術が考慮される．
僧帽弁閉鎖不全	a. 弁輪拡大によるものは弁輪縫縮［ケイ（Kay）法，リード（Reed）法，リング形成］． b. 弁逸脱によるものは，後尖病変では弁尖部分切除縫合，前尖病変では人工腱索再建． c. 弁破壊の強いもの（石灰化，高度な弁の変形，広範な細菌性疣贅を伴うもの）は人工弁置換．

NYHA 心機能分類で class Ⅱ以上か，class Ⅰでも左房内に血栓があったり遊離する可能性のある疣贅が弁に付着している例は手術適応がある．

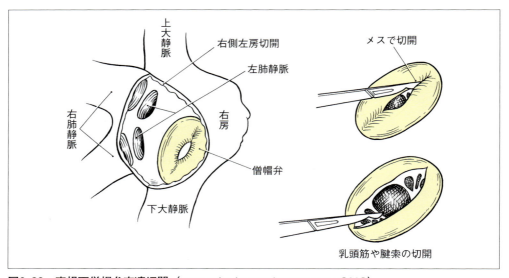

図2-83　直視下僧帽弁交連切開（open mitral commissurotomy：OMC）
僧帽弁狭窄に対し人工心肺を用いて直視下に僧帽弁および弁下の乳頭筋や腱索を切開する方法．しかし症例は限定的であり，再発も多いことから，現在は弁置換術が行われる場合が多い．

人工弁の種類と適応例

機械弁：耐久性に問題はないが，ワルファリンの内服が生涯必要となる．
生体弁：15〜20年で弁の構造的破壊，劣化が生じる．ワルファリンの服用は術後数ヵ月以降は不要．

　弁選択に関しては，一般的に65〜70歳以上は生体弁，それより若い人は機械弁が選択される割合が多い．ただし，若年女性で妊娠を希望される患者にはワルファリンによる胎児への催奇形性を考慮し，生体弁を選択するなどが考慮される場合がある．

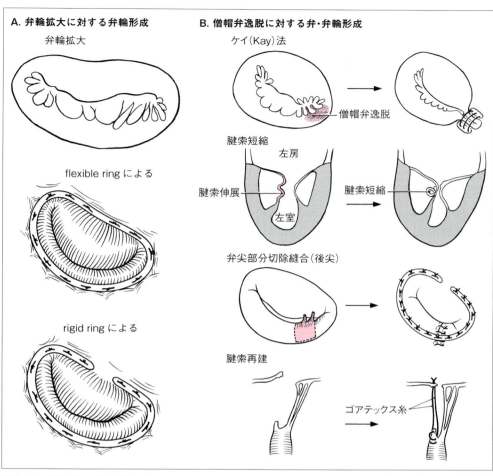

図2-84 僧帽弁・弁輪形成（mitral annulovalvuloplasty：MAP または MVP）

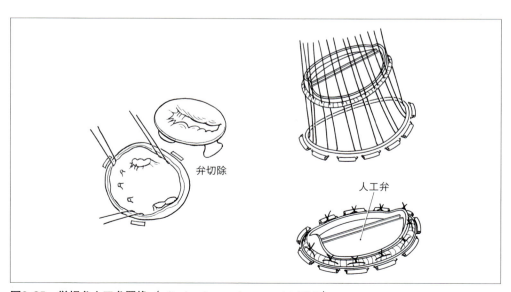

図2-85 僧帽弁人工弁置換（mitral valve replacement：MVR）

B 大動脈弁狭窄と大動脈弁閉鎖不全

Minimum Essentials

❶ 大動脈弁狭窄（aortic stenosis：AS）は高齢化に伴う動脈硬化性（加齢性変化）が増加傾向にある．その他に，先天性二尖弁やリウマチ性（減少傾向）によるものがある（図2-86）．

❷ AS は大動脈弁の石灰化狭窄により収縮期の左室と大動脈間に圧較差を生じる．大動脈弁閉鎖不全（aortic regurgitation：AR）は弁の逆流（原因としては，弁の逸脱，感染性心内膜炎，大動脈弁輪拡張症，急性大動脈解離などに伴うものなど）に伴う左室容量負荷が起こる（図2-87）．

❸ 呼吸困難や動悸などが主な症状であるが，AS では失神発作などの症状も認められる（治療方針に関しては表2-20）．

❹ AS，AR ともに外科手術は人工弁置換術となる（図2-88）．AR の場合，形成術も考慮される場合もあるが，まだまだ一般的ではない．一方，大動脈弁輪拡大を伴う AR に関しては，大動脈基部置換術や基部再建術が行われている（図2-89，図2-90）．AS では経カテーテル的大動脈弁留置術（TAVI）が行われている（図2-91）．

❺ 症状の改善が認められ，予後は良好である．機械弁を選択した場合，ワルファリンの内服を一生行わなければならない．

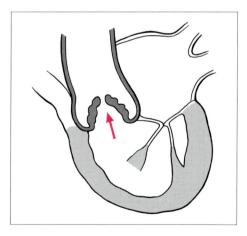

図2-86　大動脈弁狭窄
　　　　（aortic stenosis：AS）

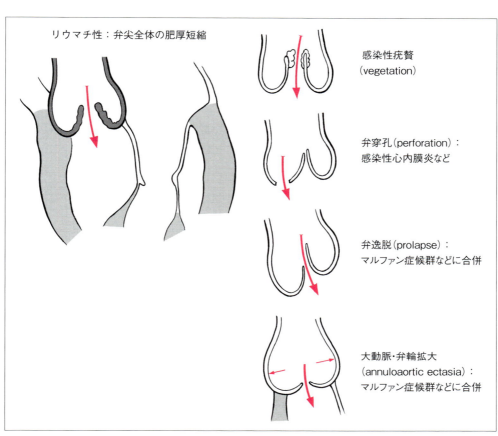

図2-87 大動脈弁閉鎖不全（aortic regurgitation：AR）

表2-20 治療方針

大動脈弁狭窄	a．大動脈弁の前後の圧差が 50～60 mmHg 以上あれば手術適応． b．弁の変形が軽い場合は弁形成術も考慮． c．石灰化などで弁の変形が強い場合は人工弁置換，狭小弁輪には弁輪拡大
大動脈弁閉鎖不全	a．逆流度が3度以上から手術適応 b．弁穿孔なら穿孔部閉鎖，弁逸脱なら吊り上げ術 c．その他の場合は人工弁置換
上行大動脈瘤 弁輪拡大 大動脈弁閉鎖不全 （AAE，AR）	上行大動脈瘤または弁輪拡大による弁逆流がある場合． a．大動脈基部置換術［ベントール（Bentall）］手術 b．大動脈基部温存術［デービッド/ヤクー（David/Yacoub）］手術

自覚症状がなくとも大動脈弁の狭窄度や逆流度，左室機能などによって手術適応が決定される．

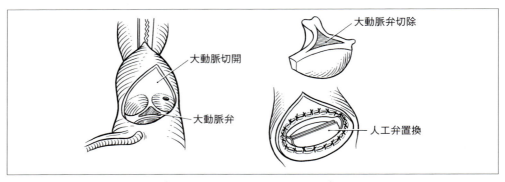

図2-88 大動脈弁人工弁置換（aortic valve replacement：AVR）

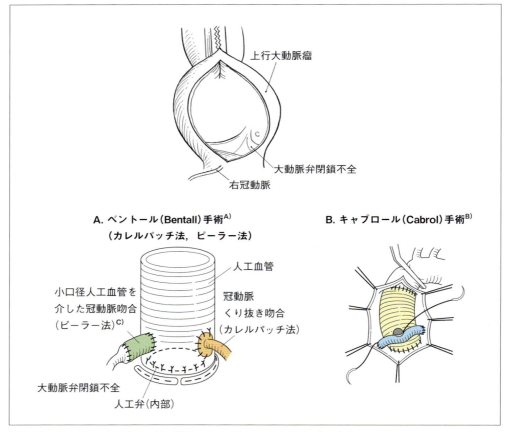

図2-89 ベントール（Bentall）手術，キャブロール（Cabrol）手術
大動脈弁輪拡大による大動脈弁閉鎖不全を伴う上行大動脈瘤に対しては人工血管と人工弁を用いた修復法が行われる．
[A)]Bentall H, DeBone A：A technique for replacement of the ascending aorta. Thorax 23：338-339, 1968
[B)]Cabrol C：Heart valve replacement and reconstruction. Technique of Ascending Aorta Reconstruction, Stark PJK（ed），Year Book Med Publ, Chicago, p94, 1987
[C)]Piehler JM, Pluth JR：Replacement of the ascending aorta and aortic valve with a composite graft in patient with nondisplaced coronary ostia. Ann Thorac Surg 33：406-409, 1982

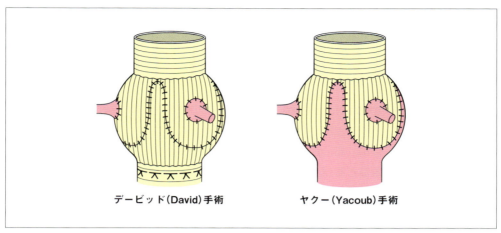

図2-90 デービッド（David）手術，ヤクー（Yacoub）手術

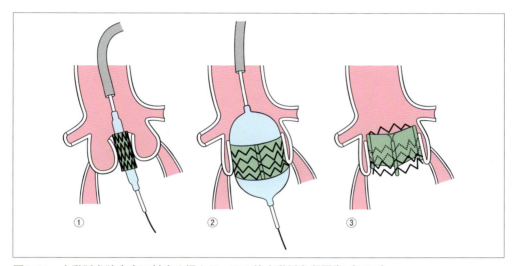

図2-91 大動脈弁狭窄症に対する経カテーテル的大動脈弁留置術（TAVI）

C 三尖弁閉鎖不全

Minimum Essentials

❶ 三尖弁閉鎖不全（tricuspid regurgitation：TR）の残存が長期予後に悪影響を及ぼすことから，近年，外科的治療が重要視されている（図2-92）.
❷ 左心系弁膜疾患に伴い，右心拡大による二次性の弁輪拡大による逆流が多い.
❸ 頸静脈の怒張や浮腫などを呈する.
❹ 他の弁膜疾患の手術の際に，三尖弁手術を行うことが多い.
❺ 長期成績から，現在はドベガ（DeVega）法といった弁輪縫縮術（図2-93）よりも人工リングを用いた形成術が主流となっている（図2-94）.

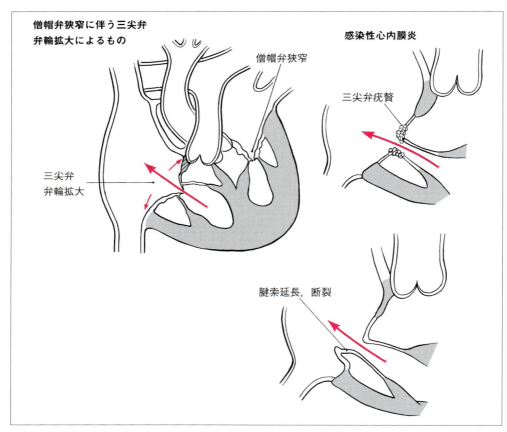

図2-92 三尖弁閉鎖不全（tricuspid regurgitation：TR）

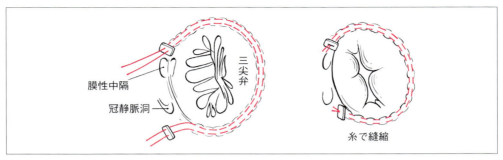

図2-93 三尖弁弁輪縫縮［ドベガ（DeVega）法］

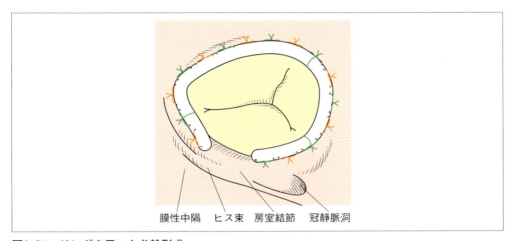

図2-94 リングを用いた弁輪形成

D 感染性心内膜炎

> **Minimum Essentials**
>
> ❶ 心疾患がもともとあり，抜歯などの歯科治療，カテーテル留置，産婦人科・泌尿器科的処置などが誘因となるとされている．
> ❷ 心臓内の異常な乱流，逆流や先天性心疾患に伴うシャントなどの原因と血液内への菌の侵入により，弁に菌が付着することで発症する（図2-95）．
> ❸ 症状として発熱が多いが，疣贅が塞栓源となり症状が出現することもある．弁破壊がひどい場合には心不全症状を呈することがある．
> ❹ 抗菌薬治療を第一選択とするが，感染，心不全，塞栓などのコントロールができない場合は外科手術が考慮される（表2-21）．
> ❺ 感染源を除去し，循環の改善が認められれば良好である．一方，感染弁輪組織の破壊の程度によっては手術が困難となる場合や，周術期の脳出血の合併症により重症となる場合もある．

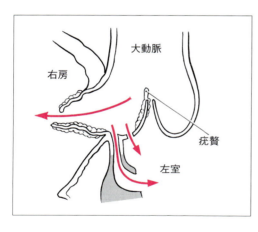

図2-95 感染性心内膜炎（大動脈弁位）
感染性心内膜炎（infectious endocarditis：IE）によりバルサルバ洞が破裂したり，大動脈弁穿孔や心室中隔穿通，急性弁逆流，大動脈弁の細菌性疣贅とその遊離塞栓（脳塞栓，末梢動脈塞栓）など様々な病態が生じうる．

表2-21 治療方針

敗血症	起炎菌を血液培養で検出し，抗菌薬による治療を6～8週間継続，必要ならガンマグロブリン使用．
心不全	心エコー，心電図，胸部X線写真で診断し，うっ血性心不全の治療と肝・腎機能障害の治療を同時に行う．
弁膜症	心エコーで診断． a．心・肝・腎機能が安定していれば抗菌薬治療により培養で菌が陰性になってから待期手術 b．抗菌薬治療が奏効せず心・肝・腎機能低下が悪化するものや遊離しやすい疣贅があるものは早期手術

敗血症と心不全，弁膜症の3つについて診断と治療を行う．

2 後天性心疾患

2) 冠動脈疾患

A 狭心症

> **Minimum Essentials**
>
> ❶ 食生活の変化や生活習慣病により増加傾向にある．
> ❷ 左右冠動脈における血管の狭窄あるいは閉塞に伴う供給血流の減少による．原因としては動脈硬化によるものが多い（図2-96）．その他，血管の攣縮により胸痛を発症する場合もある（図2-97）．
> ❸ 胸痛や労作時の胸部違和感が主な症状となる．一方，無症状で心電図異常などにより発見される患者もいる．
> ❹ 狭窄部位により，カテーテルを用いた冠動脈形成術あるいは外科的な冠動脈バイパス術が選択される（表2-22，表2-23，図2-98〜図2-100）．バイパス手術には人工心肺を用いないオフポンプ冠動脈バイパス術も行われている（図2-101）．
> ❺ 冠動脈バイパス術における手術死亡率はここ数年1％程度で推移している．

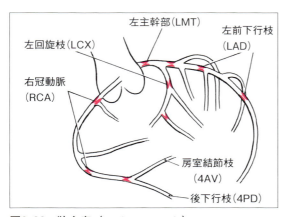

図2-96 狭心症（angina pectoris）
冠動脈の狭窄による胸部圧迫感，胸痛．発作の頻発や安静時胸痛を認める狭心症の重症例では心筋梗塞に移行する危険があり，不安定狭心症（unstable angina）と呼ぶ．

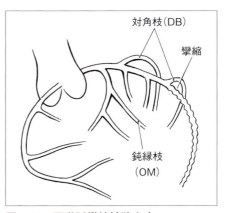

図2-97 冠動脈攣縮性狭心症
（vasospastic angina）
血管の攣縮による心筋虚血で，運動時よりもむしろ安静時に起こることが多い．

表2-22 冠動脈バイパス術の適応基準

一般的な手術適応	a. 主要冠動脈（LMT, LAD, LCX, RCA, DB, OM, 4PD, 4AV）に75％以上の器質的狭窄があり，心筋虚血が認められる． b. 狭窄部末梢の冠動脈がある程度太い． c. 術後心筋虚血の回復が見込まれる．
絶対的な手術適応	a. 左主幹部（LMT）に75％以上の狭窄がある． b. 左前下行枝（LAD）と左回旋枝（LCX）入口部に75％以上の狭窄がある． c. 心筋虚血による広範囲の心筋梗塞の危険を有する，または血行動態が不安定である． d. 他の心臓手術の必要な疾患が合併している冠動脈の狭窄．

目的は虚血心筋に対する動脈血供給．

表2-23 使用する血管の種類

橈骨動脈，大伏在静脈	上行大動脈から右左どちらの冠動脈にもバイパス血管として用いられる．
左内胸動脈	第1選択として左前下行枝（LAD）へのバイパス血管として用いられる．
右内胸動脈	主に左回旋枝（LCX）や右冠動脈に用いられ，左前下行枝（LAD）へ用いられる場合もある．
右胃大網動脈	主に右冠動脈の枝へのバイパス血管として用いられる．

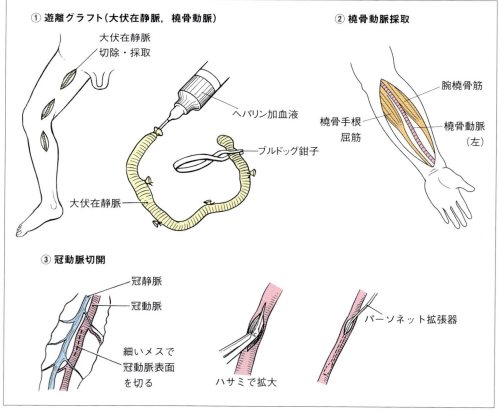

図2-98 遊離グラフトによる冠動脈バイパス（coronary artery bypass grafting：CABG）

（次ページに続く）

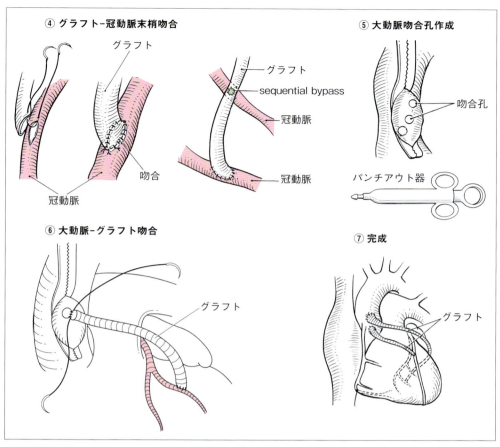

図2-98 遊離グラフトによる冠動脈バイパス（CABG）（続き）

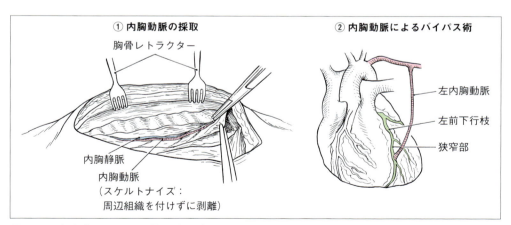

図2-99 内胸動脈による冠動脈バイパス
　　　　［Cooley DA：Techniques in Cardiac Surgery, 2nd ed, Saunders, Philadelphia, p255, 1984 より作成］

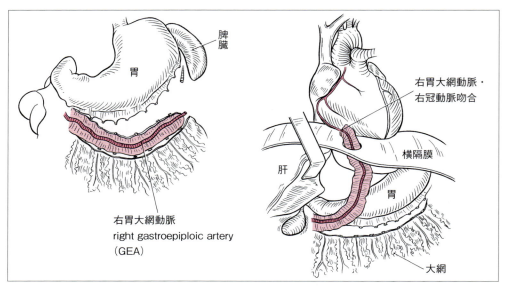

図2-100　右胃大網動脈（GEA）による冠動脈バイパス
右胃大網動脈についても周囲組織を付けない状態（スケルトナイズ）で剥離することが最近行われている．
[Suma H, et al：Coronary artery bypass grafting by utilizing *in situ* right gastroepiploic artery. Basic study and clinical application. Ann Thorac Surg 44：394-397, 1987 より作成]

人工心肺を用いない冠動脈バイパス術

　重度の合併病変（肺機能障害，脳梗塞，悪性腫瘍など）を有する，または上行大動脈粥状硬化や石灰化が高度な症例で，人工心肺使用の危険性が高いと判断された患者に対して，人工心肺を用いないオフポンプ冠動脈バイパス（オフポンプCABG）が行われる．近年，その適応は拡大され，施設によっては大部分の症例がオフポンプで実施されているところもある．

　吻合を行う冠動脈の部位の心拍動に伴う動きを抑えるスタビライザー（器具）の開発によりこの術式が発展した（図2-101）．

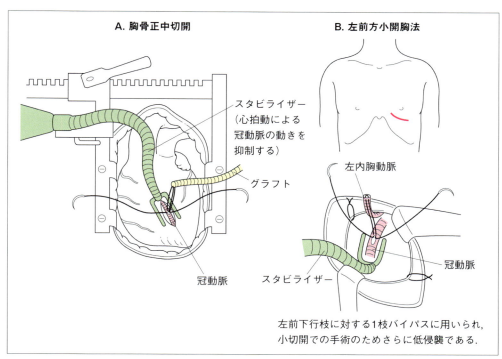

図2-101　人工心肺を用いないオフポンプ冠動脈バイパス術

B 心筋梗塞とその合併症

> ### Minimum Essentials
>
> ❶ 左右冠動脈における血管の狭窄あるいは閉塞に伴う供給血流の減少により，心筋が壊死に陥った状態が心筋梗塞となる（図2-102）．
> ❷ 胸痛，胸部違和感，場合によっては急激なポンプ不全に伴うショック状態となることもある．合併症として左室自由壁破裂，心室中隔穿孔や乳頭筋断裂による急性の僧帽弁閉鎖不全症などの病態を呈するときもある（図2-103，表2-24）．こうした病態はとくに重症である．
> ❸ 内科的なカテーテルを用いた冠動脈形成術あるいは外科的な冠動脈バイパス術に分けられる．心室中隔穿孔や急性の僧帽弁閉鎖不全症では緊急手術が必要となる（図2-104，図2-105）．
> ❹ 心筋梗塞の予定手術に関しては冠動脈バイパス術の成績は良好である．一方，心室中隔穿孔に対する手術死亡率は依然として高い．

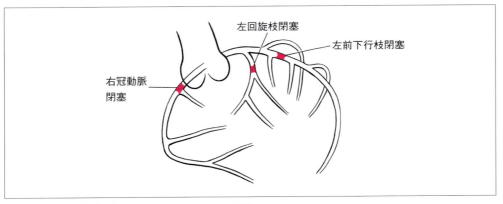

図2-102 心筋梗塞 (myocardial infarction：MI)
冠動脈の部分的閉塞による心筋の壊死．急性期を急性心筋梗塞 (acute MI)，慢性期を陳旧性心筋梗塞 (old MI) という．

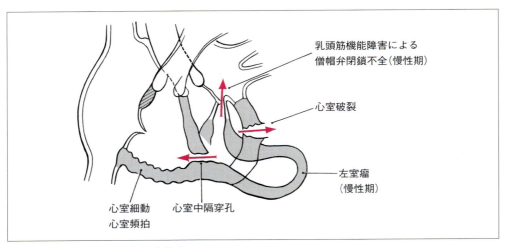

図2-103 心筋梗塞後の主な合併症

表2-24 心筋梗塞後の合併症に対する治療方針

心室破裂	破裂孔閉鎖
不安定狭心症	冠動脈バイパス術
心室中隔穿孔	左室切開で欠損孔閉鎖，左室形成術
僧帽弁閉鎖不全	僧帽弁形成術または人工弁置換
心室瘤	瘤切除
心室頻拍	術中電気生理検査，心内膜切除や冷凍凝固術

原則として急性期は内科的治療．ただし心室破裂ではその場でただちに破裂の閉鎖を行う．また心室中隔穿孔や僧帽弁閉鎖不全で難治性の心不全（大動脈内バルーンパンピングなどを使用しても軽快しない場合）のあるものでは急性期でも外科的治療を行う．

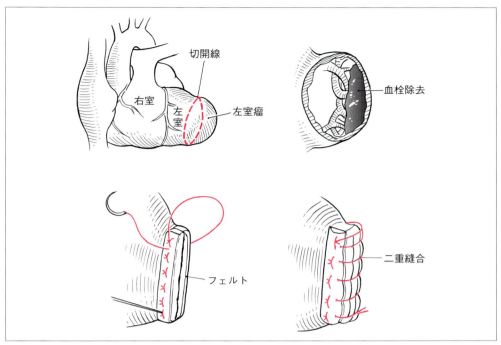

図2-104　左室瘤切除

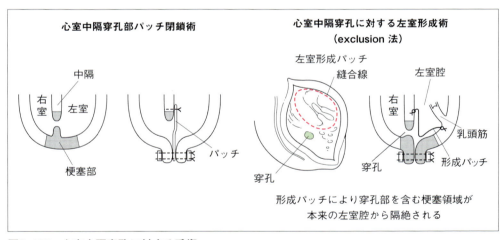

図2-105　心室中隔穿孔に対する手術

C 川崎病後の冠動脈病変

Minimum Essentials

1. 乳幼児期（4歳以下が約85％）に好発し，年間患者数は近年増加傾向を示し1万人を超えている（川崎病全国調査[1]より）．
2. 原因は不明．全身の血管炎で，冠動脈炎に伴う冠動脈拡張や心筋炎をきたすことがある（図2-106）．
3. 瘤の石灰化や血栓閉塞による虚血性心疾患の症状を呈する場合がある．
4. 報告例はあるが，小児に対する冠動脈バイパス術はまれである．
5. 冠動脈バイパス術後の生存率は95％との報告もある[2]．

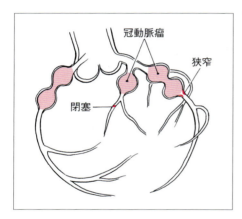

図2-106 川崎病後の冠動脈病変

引用文献

1) kitamura S：Twenty-five year outcome of pediatric coronary artery bypass surgery for Kawasaki disease. Circulation 120：60-68, 2009
2) 日本川崎病研究センターホームページ＜http://www.kawasaki-disease.org/＞（2018年12月閲覧）

2 後天性心疾患

3) 大血管疾患

A 真性大動脈瘤

Minimum Essentials

❶ 大動脈に突出した瘤（動脈瘤）を認め，真性大動脈瘤では形態上，紡錘状と囊状に分けられる（図2-107〜図2-111）.
❷ 無症状のことが多い．X線所見やCT検査による異常や嗄声などにより発見される場合もある．
❸ 胸部の動脈瘤であれば，60 mm 以上となれば手術適応となることが多い．また，手術方法（図2-112〜図2-115），人工心肺装置などの補助手段は動脈瘤の部位により異なることがある（表2-25）.
❺ 手術死亡率は近年，減少傾向（3〜5％）にあるが，破裂などの緊急手術では依然手術死亡率は高い（10％前後）．

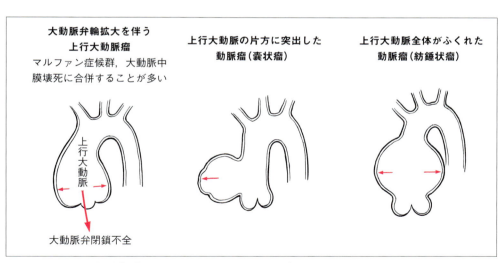

図2-107　上行大動脈瘤（aneurysm of ascending aorta）

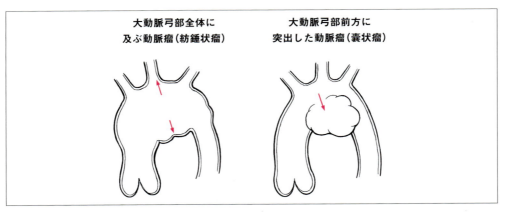

図2-108　弓部大動脈瘤（aneurysm of aortic arch）

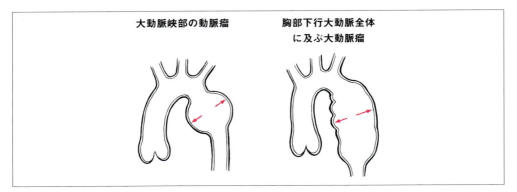

図2-109　胸部下行大動脈瘤（aneurysm of descending thoracic aorta）

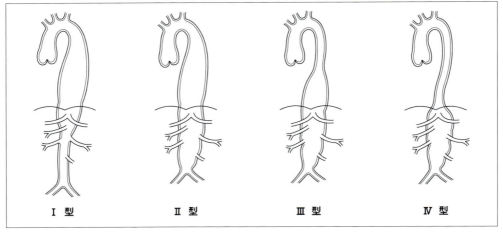

図2-110　胸腹部大動脈瘤のCrawford分類

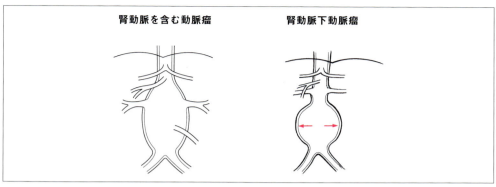

図2-111 腹部大動脈瘤（aneurysm of abdominal aorta）

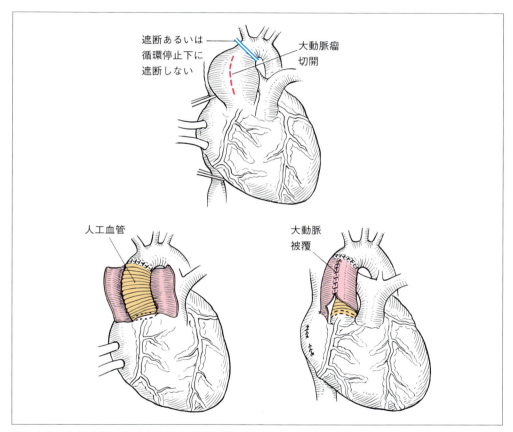

図2-112 上行大動脈瘤の人工血管置換手術
上行大動脈による被覆はしない場合もある．
[Robissek F：Aneurysms of the thoracic aorta. Vascular Surgery, Haimovici H(ed), 2nd ed, Appleton-Century-Crofts, New York, p637-683, 1984 より作成]

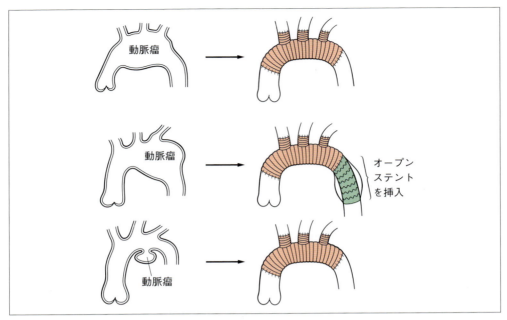

図2-113　弓部大動脈瘤の手術

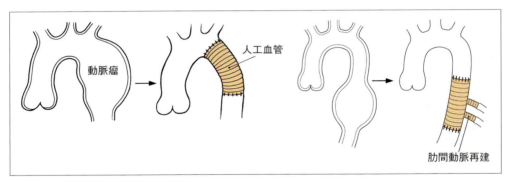

図2-114　胸部下行大動脈瘤の手術

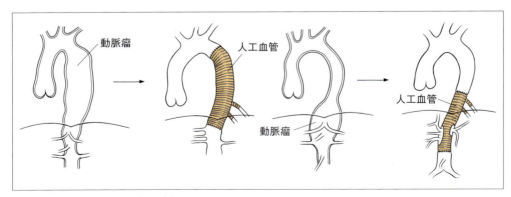

図2-115　胸腹部大動脈瘤の手術

表2-25 治療方針

上行大動脈瘤	補助手段	上行あるいは大腿動脈送血，右房 1 本脱血，左房-左室ベント
	手術法	人工血管による上行大動脈置換術 ベントール（Bentall）変法あるいはデービッド（David）手術，ヤクー（Yacoub）法
弓部大動脈瘤	補助手段	上行，腋窩あるいは大腿動脈送血，脳分離体外循環（腕頭動脈，左総頚動脈，左鎖骨下動脈送血）右房 1 本脱血，左室-左房ベント，遠位弓部に及ぶ瘤では低体温（膀胱温 23〜25℃）で体循環停止，脳循環のみとし，open distal で人工血管置換
	手術法	人工血管による弓部全置換＋弓部 3 分枝再建
下行大動脈瘤	補助手段	大腿動静脈送・脱血による部分体外循環（F-F バイパス） 横隔膜に及ぶ瘤の場合は脊髄神経のモニターとして SEP（somatosensory evoked potentials）または MEP（motor evoked potentials）を用いる．
	手術法	人工血管による下行置換，広範囲に及ぶ場合は分節遮断をしながら肋間動脈を再建する．
胸腹部大動脈瘤	補助手段	F-F バイパス，SEP または MEP
	手術法	人工血管置換，大動脈の腹部分枝や肋間動脈は中枢から末梢へ分節遮断しながら順次吻合する．腹部分枝を灌流する．
腹部大動脈瘤	補助手段	人工心肺は使用しない．
	手術法	Y 型またはストレート型人工血管置換，腹部正中切開による経腹膜アプローチまたは側腹部斜切開による後腹膜アプローチ

胸部大動脈瘤の手術適応は最大短径 6 cm 以上の瘤．ただし，嚢状の場合 5 cm 以上の瘤．
腹部大動脈瘤の手術適応は最大短径 4 cm 以上の瘤．

B 大動脈解離

Minimum Essentials

❶ 50〜70歳代の男性に多いとされる．
❷ 血管の内膜に亀裂（エントリー）が生じ，そこから血管内を縦走するように裂けていく．原因として動脈硬化，高血圧に加え，若年者では先天性結合織異常（Marfan症候群，Loeys-Dietz症候群，Ehlers-Danlos症候群など）によるものもある．
❸ 突然の胸部あるいは背部痛が主な症状となる．弓部3分枝への解離などによる血流障害で，左右上肢の血圧差や意識消失などの症状が認められる場合もある．
❹ Stanford分類A型（図2-116）やDeBakey分類Ⅰ・Ⅱ型（図2-117）は緊急での外科手術適応となる（表2-26）．手術は，エントリー部分を含んだ大動脈を切除し，人工血管置換術を行う（図2-118）．
❺ 手術成績は向上している．しかし，解離に伴う臓器障害の合併が重症化や高い死亡率の原因となる．

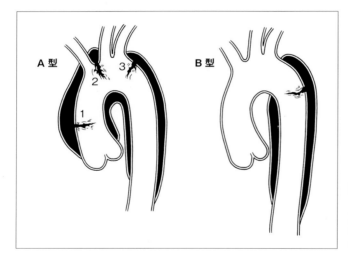

図2-116 スタンフォード（Stanford）分類

[Daily PO, et al：Management of acute aortic dissections. Ann Thorac Surg 10：237-247, 1970 より作成]

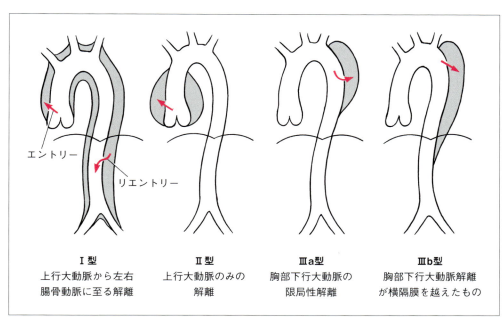

図2-117 大動脈解離 [dissecting aortic aneurysm. ドベーキー (DeBakey) 分類]
大動脈内膜に亀裂ができて中膜が縦に解離し血液が流れ込んだものを解離性大動脈瘤という．血液が流れ込む内膜の亀裂をエントリー（entry）といい，解離腔から血液が大動脈内に戻ってくる内膜の亀裂をリエントリー（reentry）という．

表2-26 治療方針

ドベーキーⅠ型	補助手段	大腿動脈送血*，右房1本脱血，左房-左室ベント，脳分離体外循環
	手術法	バルサルバ洞直上で横切断，フェルト補強して人工血管置換，大動脈弁閉鎖不全があれば弁の吊り上げ術，冠動脈が解離腔から出ていればカレル（Carrel）パッチとしフェルトで補強して人工血管置換（エントリーが上行にあれば上行置換，エントリーが弓部にあれば上行弓部置換）
ドベーキーⅡ型	補助手段	大腿動脈送血*，右房1本脱血，左房-左室ベント
	手術法	上行置換手術
ドベーキーⅢa，Ⅲb型		原則として内科的治療．瘤が拡大し6 cm以上になれば手術．内科的治療中に逆行解離が生じたら手術
弓部解離	補助手段	大腿動脈送血*，右房脱血，脳分離体外循環
	手術法	人工心肺冷却中に大動脈遮断して上行大動脈を補強．体循環停止し open distal で下行大動脈を内外フェルト補強し人工血管吻合，体循環再開し，上行・弓部置換．左鎖骨下動脈，左総頸動脈，腕頭動脈の順に人工血管に縫着

エントリーの閉鎖が重要．
*解離が大腿動脈まで波及した場合，腋窩送血も選択される．

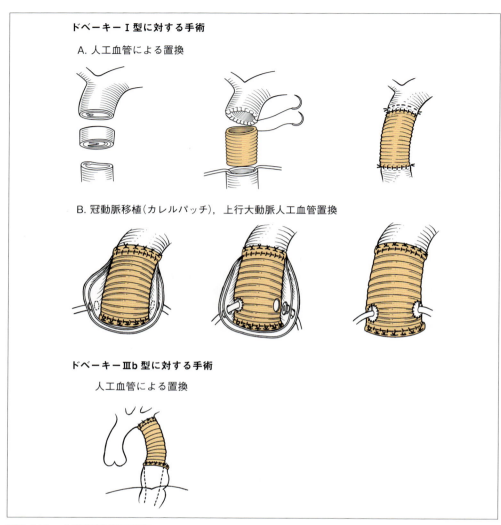

図2-118 大動脈解離の手術

C ステントグラフト内挿術

> **Minimum Essentials**
>
> ❶ 胸部下行大動脈瘤や腹部大動脈瘤に対し，術前の合併疾患や手術に侵襲が大きいと判断された患者に行われる治療法の1つである．大腿動脈経由でカテーテルを挿入し，ステントを病変部まで運び留置する（図2-119）．最近では，大動脈解離に対してもステント治療が行われている．
> ❷ 外科手術に比べ手術侵襲も小さく，早期離床，退院が可能である．一方，ステント留置部からの漏れが原因で追加ステント治療あるいは外科的治療を要する場合もある．

1991年アルゼンチンのParodiにより初めて臨床応用が報告された治療法で，大動脈瘤を血管の内腔より留置されたステント付きの人工血管で瘤壁と血流を遮断し，瘤の破裂を防ぐ治療法である．現在ではデバイスの進歩により様々な瘤型に留置可能となり，遠隔成績も向上してきている．低侵襲であることからハイリスクの大動脈瘤症例に適応となる．

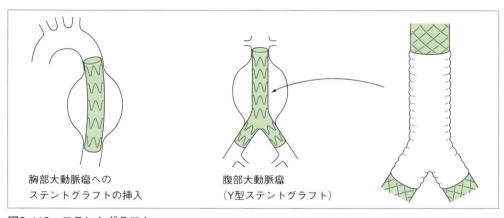

図2-119　ステントグラフト

D 大動脈炎症候群（高安病）

Minimum Essentials

1. 本邦では大動脈炎症候群あるいは脈なし病とも呼ばれるが，国際的には高安動脈炎と言われている．男女比は1：9と女性に多く，平均20〜50歳と若年者に多い．
2. 病理学的には動脈の血管炎である．
3. 初期症状は発熱，全身倦怠感などである．その後の血管病変により，脳虚血症状，血圧の左右差・脈なし，腎動脈狭窄に伴う高血圧，冠動脈狭窄に伴う狭心症などを呈する場合がある（図2-120）．
4. ステロイドによる内科的治療が基本となる．大動脈弁逆流や動脈瘤などの場合，手術が必要になる．
5. CT，MRA検査の普及により早期発見・治療が予後の改善に貢献している．病態が安定すれば，日常生活も問題なく生活できる．

自己免疫疾患と思われる大動脈およびその分枝の血管炎（aortitis syndrome）．しばしば動脈の狭窄，動脈瘤形成を起こす．

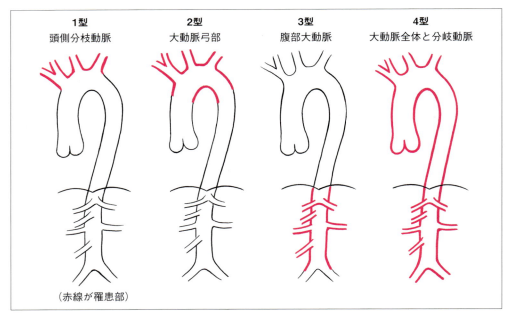

図2-120　病変部位による大動脈炎症候群の分類
［那須　毅：いわゆる大動脈炎症候群の剖検例に関する統計的観察─動脈瘤形成例および動脈拡張例にも関心を持って．厚生省特定疾患大動脈炎症候群調査研究，昭和48年度報告，p15, 1974より作成］

2 後天性心疾患

4) その他の心疾患

A 心臓腫瘍, 心膜腫瘍

> **Minimum Essentials**
>
> ❶ 原発性, 転移性を含め心臓腫瘍はまれである. その中で良性腫瘍が 60%, 悪性腫瘍は 40%程度である. 良性腫瘍のほとんどが粘液腫である (表2-27).
> ❷ 粘液腫の約 90%が左房内に発生する.
> ❸ 細胞腫瘍が産生するインターロイキンによる発熱や腫瘍塞栓による症状を呈する場合がある.
> ❹ 原則, 手術による腫瘍切除が行われる (図2-121).
> ❺ 経過は良好であるが, まれに再発する場合もある.

表2-27 原発性心臓腫瘍の種類

心膜腫瘍	a. 線維腫 b. 脂肪腫 c. 血管腫 d. 中皮腫 (celothelioma), 悪性中胚葉性上皮腫 e. 肉　腫 f. 混合した腫瘍, 嚢腫 g. 分類不能な腫瘍, 悪性腫瘍		心腔内・心筋腫瘍	a. 粘液腫 (左房, 右房内など) b. 線維腫 c. 脂肪腫 d. 血管腫 e. 横紋筋腫 f. 中胚葉性上皮腫 (mesothelioma) 　　(田原結節部から生じるもの) g. 混合した腫瘍 (嚢腫と他の良性腫瘍) h. 肉　腫

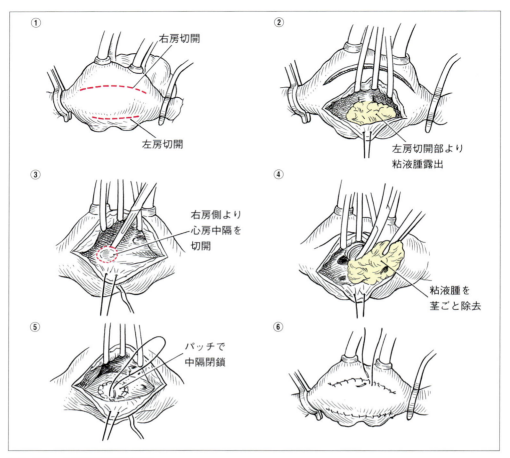

図2-121　左房粘液腫の摘出
[Cooley DA：Techniques in Cardiac Surgery, 2nd ed, Saunders, Philadelphia, p324, 1984 より作成]

B 心房細動の外科：maze（メイズ）手術など

> ### Minimum Essentials
> ❶ 人口の高齢化とともに心房細動は増加傾向にあり，心房細動による心原性脳梗塞も脳梗塞全体の約 1/4 を占めるとされている．
> ❷ 心房に不規則な高頻度の電気的興奮が認められる状態．
> ❸ 主な症状は動悸や倦怠感などであるが，無症状のこともある．また，心房に負荷のかかる僧帽弁狭窄，閉鎖不全症，心房中隔欠損症などで発症しやすい．
> ❹ 血栓塞栓症予防のため抗凝固療法としてワルファリンや新規経口抗凝固薬が投与される．内科的治療にはカテーテルアブレーションが，外科的治療は異常伝導路を離断するmaze（メイズ）手術が行われる（図2-122～図2-124）．
> ❺ 術後 80～90%に洞調律の改善が認められるが，合併症としてペースメーカを留置する場合もある．

孤立性心房細動や弁疾患に合併する心房細動に対して，血栓塞栓症の予防や心機能の改善のために積極的に外科的治療が行われるようになっている．心房を迷路（maze）状に切断し，再縫合することによって心房細動のリエントリーを阻止するのが目的である．Cox法，小坂井法，左房片側 maze 手術や radial 手術など数多くの切開法が考案されている（図2-122～図2-124）．

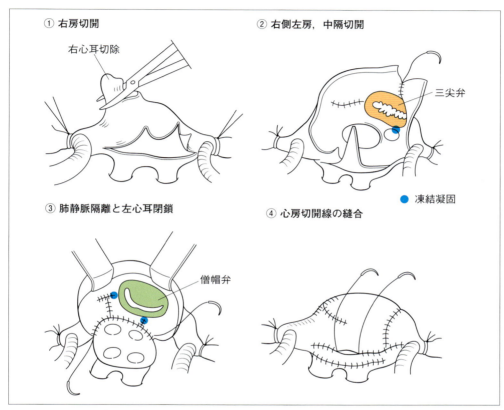

図2-122　メイズ（maze）手術（Cox法）

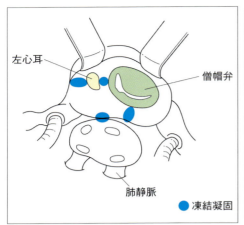

図2-123 片側（左房側）maze 手術
僧帽弁膜症に合併する心房細動に対する術式として用いられる．
[末田泰二郎ほか：術後再発の要因からみた慢性心房細動に対する左房のみの手術の有効性．日胸外会誌 44：785-788, 1996 より作成]

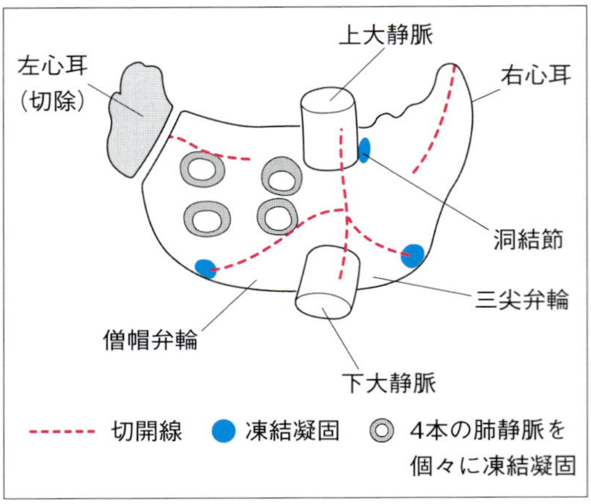

図2-124 radial 手術
心房を放射状（radial）に切開すれば協調的な心房収縮能が得られるとの考えで開発された．
[Nitta T, et al：Initial experience with the radial incision approach for atrial fibrillation. Ann Thorac Surg 68：805-811, 1999 より作成]

C 心臓外傷

Minimum Essentials

1. 米国などでは心臓損傷の約40％が銃創によるものとされているが，本邦においては刺創が90％を占める[1]．
2. 胸部外傷による心臓損傷は，刃物や肋骨骨折などによる穿通性損傷と，交通事故，転落などによる鈍的外傷に伴う非穿通性損傷に分けられる（表2-28）．
3. 穿通性損傷の場合は右心室損傷が，非穿通性損傷では右心房の損傷が多いとされている．
4. 緊急を要する場合もあり，心タンポナーデの所見がある場合は速やかな処置を行った後，必要があれば開胸にて損傷部位の手術を行う．
5. 救命率は穿通性損傷で17～40％，非穿通性損傷では11～25％との報告もある[1]．

表2-28 心臓外傷の分類

	分類	原因
穿通性心臓外傷	a．心タンポナーデ型 b．血胸型	ナイフなどの刺傷 ピストルなどの銃創
非穿通性心臓外傷	a．心臓挫傷 b．心臓破裂 c．心房中隔，心室中隔の破裂 d．弁膜，腱索，乳頭筋の損傷	自動車事故など 産業事故など

[小柳 仁：心臓外傷．心臓外科学，榊原 仟（監），南江堂，東京，p1027, 1975 より作成]

D 心筋症

Minimum Essentials

❶ 拡張型心筋症（dilated cardiomyopathy：DCM）は30〜40歳代より発症し，中年男性に多い（男女比2：1）．肥大型心筋症では約半数に遺伝子異常を示す家族歴が認められる．

❷ 拡張型および肥大型心筋症などに分かれる．拡張型心筋症は心室内腔の著明な拡大と心筋収縮の低下，また肥大型心筋症は心筋肥大による心室内腔の狭小化を伴う．

❸ 拡張型では動悸，息切れ，呼吸困難などの心不全症状が，一方，肥大型では労作時呼吸困難に加え，失神発作や僧帽弁閉鎖不全症の合併を認めることがある．

❹ 治療法は，拡張型では薬物療法に加え，心臓再同期療法や，植込み型除細動器，心臓移植などであり，肥大型では薬物療法，カテーテルによる中隔心筋焼却術，外科手術として心筋切除術（Morrow手術）などがある．

❺ 拡張型心筋症は肥大型心筋症に比して予後はきわめて不良である．

　心筋症（cardiomyopathy）は心機能障害を伴う心筋疾患と定義され，心筋の増殖性，萎縮性の変性による疾患群である．従来特発性とされてきたものの他，不整脈源性右室心筋症が含まれる．また特定心筋疾患と呼ばれてきた疾患群は特定心筋症として包括されるようになった（**表2-29**）．

a．治　療

　心筋症の治療はうっ血性心不全に対する対症療法が中心となる．利尿薬やジギタリス製剤の他，ACE（アンジオテンシン変換酵素）阻害薬，β遮断薬などが用いられる．しかし拡張型心筋症（DCM）や拘束型心筋症（RCM）の末期で内科的治療の効果がない場合は，心移植も考慮される．DCMに対しては拡張した左室を縮小するBatista手術も行われている（**図2-125**）．

引用文献
1）松居喜郎：重症心不全に対する治療：左室形成術．新 心臓血管外科テキスト，安達秀雄（編），中外医学社，2016

表2-29　心筋症の分類

（1）拡張型心筋症（dilated cardiomyopathy：DCM）
　　　心筋障害のため左室または両心室が拡張し代償性肥大が十分でないため心機能が障害される.
（2）肥大型心筋症（hypertrophic cardiomyopathy：HCM）
　　　左室心筋が異常な肥大を呈し，拡張期コンプライアンスが低下する. 流出路障害を呈することがある.
（3）拘束型心筋症（restrictive cardiomyopathy：RCM）
　　　心室壁が硬くなり心室の拡張が障害される.
（4）不整脈源性右室心筋症（arrhythmogenic RV cardiomyopathy：ARVC）
（5）特定心筋症（specific cardiomyopathy）　原因や関連が特定されるもの.
　　a．虚血性
　　b．弁膜症性
　　c．高血圧性
　　d．炎症性　　　　　　　：ウイルス性，細菌性，シャーガス（Chagas）病
　　e．代謝性
　　　　① 内分泌性　　　　：甲状腺機能異常，副腎皮質不全，末端肥大症，糖尿病
　　　　② 家族性蓄積疾患：糖原病，ヒューラー（Hurler）症候群，ニーマン・ピック（Niemann-Pick）症候群
　　　　③ 欠損病　　　　　：K代謝異常，クワシオルコル（kwashiorkor）
　　f．全身性疾患　　　　：全身性エリテマトーデス，関節リウマチ
　　g．筋疾患　　　　　　：進行性強直性筋ジストロフィ
　　h．神経筋疾患　　　　：フリードリヒ（Friedreich）運動失調，ヌーナン（Noonan）症候群
　　i．過敏性，中毒性　　：アルコール，カテコラミン製剤類，抗がん剤，放射線
　　j．産褥性

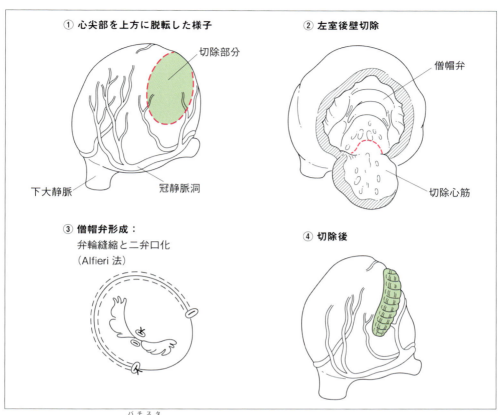

図2-125　左室縮小術（Batista 手術，partial left ventriculectomy）

1997年 Batista[A)]により報告された．心室径が小さくなれば心筋壁張力が低下して心収縮が改善するというラプラス（Laplace）の定理に基づくものである．左室後壁を大きく切除し，再び縫合閉鎖することにより左室を縮小する．これに僧帽弁置換または弁輪縫縮や弁形成術を追加する．須磨ら[B)]はさらに術中心エコーを使って機能診断を行い，左室の収縮力が低下している部分を切除または除外する術式を提唱している．

[A)] Batista RJV, et al：Partial left ventriculectomy to treat end-stage disease. Ann Thrac Surg **64**：634-638, 1997
[B)] Suma H, et al：Nontransplant cardiac surgery for end-stage cardiomyopathy. J Thorac Cardiovasc Surg **119**：1233-1244, 2000

3 補助循環と補助人工心臓

1) 補助循環

I 大動脈内バルーンパンピング (IABP)

　大動脈内バルーンパンピング (intra-aortic balloon pumping：IABP) は，主に大腿動脈から挿入したバルーンを下行大動脈内で収縮・拡張させることで，循環の補助を行う装置である．心拍出量の約10〜20％の補助を行うことができるといわれており，以下の作用がある．

① 心臓の拡張期にバルーンを拡張：拡張気圧を上昇させて冠動脈血流を増加させる．また，平均動脈圧も上昇させることで，脳や腎臓などの重要臓器還流も増加させる．
② 心臓の収縮期にバルーンを収縮：心臓の後負荷を減少させる．

　バルーンは一般的には穿刺によって大腿動脈から挿入し，先端は左鎖骨下動脈直下の下行大動脈に留置する（図2-126）．心電図または動脈圧に同期させてバルーンの拡張・収縮のタイミングを設定する．

a．適応

　心筋梗塞や重症心不全に伴う心原性ショック，または心臓術後の人工心肺離脱困難などであり，とくに僧帽弁閉鎖不全を伴う場合は後負荷を減少させることからよい適応となる．
　禁忌としては，中等度以上の大動脈弁閉鎖不全（拡張期に大動脈弁閉鎖不全が増悪する），高度な閉塞性動脈硬化症，制御不能な出血，胸腹部大動脈瘤，解離などがある．

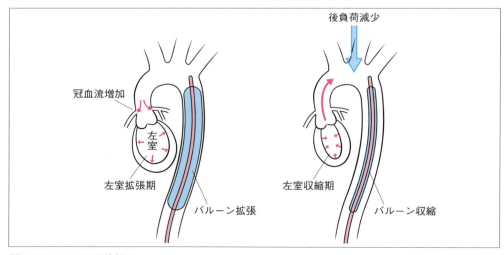

図2-126　IABPの仕組み

b．合併症

挿入部の末梢の下肢虚血，腹腔内臓器虚血，動脈解離，出血，感染などが挙げられる．

II 経皮的心肺補助装置（PCPS）/体外式膜型人工肺（ECMO）

経皮的心肺補助装置（percutaneous cardiopulmonary support：PCPS）または体外式膜型人工肺（extracorporeal membrane oxygenation：ECMO）は，いずれも体外式補助循環であり，患者の静脈から血液を脱血し，人工心肺でガス交換された血液を動脈に送血するシステムである．IABPと静脈に送血する場合もあり，この場合はV-V ECMOと呼ばれることがある．成人領域では大腿動静脈を用いて経皮的に補助が行われることが多いためPCPSという言葉が使われることが多く，小児領域ではECMOという言葉が使われることが多いが，実質的には違いはない．

小児の場合，体重およそ20 kg以上であれば成人と同様に大腿動静脈を使用することもあるが，それ以下の場合は右総頸動脈・右内頸静脈を用いるか，場合によっては胸骨正中切開で通常の人工心肺と同様に上行大動脈送血，右房脱血で行われることもある（central ECMO）．

A PCPSの仕組み

PCPSは膜型人工肺とポンプ（遠心ポンプまたはローラーポンプ）を用いた回路から成り立つ．成人では遠心ポンプが用いられることが多い．心房まで挿入されたカニューラから脱血された血液はポンプによって吸引され，人工肺を通って炭酸ガスの除去と酸素化が行われ，送血カニューラを通って患者側へ送血される（図2-127）．

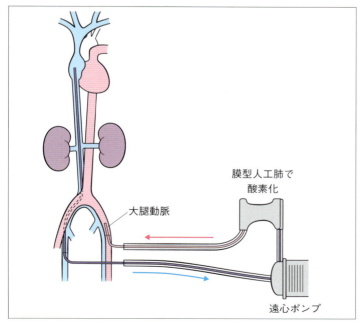

図2-127　PCPSの仕組み

回路内での血栓形成を防ぐために，ヘパリンによる抗凝固を行う必要があり，賦活凝固時間（activated clotting time：ACT）で150〜200秒程度を目標に管理されることが多い．

　合併症などのために長期使用は困難なことが多く，通常2〜4週間程度が限度である．

a．適　応

　急性心筋梗塞や重症心不全に伴う心原性ショック，開心術後の人工心肺離脱困難症例，内科的治療に反応しない重症不整脈などで，IABPによる補助のみでは不足している場合などに用いられる．

　禁忌としては高度な末梢動脈硬化症，最近の脳血管障害（抗凝固による脳出血の恐れ），血液凝固異常，制御できない出血などが挙げられる．

b．合併症

　下肢虚血，血栓塞栓症，出血，感染などが挙げられる．

3 補助循環と補助人工心臓

2) 補助人工心臓（VAD）

補助人工心臓（ventricular assist device：VAD）はPCPSとは異なり，基本的には左心補助（left ventricular assist device：LVAD）を目的としており，酸素化は行わない．左心系に還流してきた「自分の肺で酸素化された」血液を補助人工心臓によって上行大動脈へ送血するため，膜型人工肺は不要である．

左心系の補助の場合，左房脱血と左室脱血の2通りがあるが，左心室の心尖部から脱血するのが基本である．PCPSと異なり，長期使用が可能であり，場合によっては数年以上の補助が可能である．右心不全の場合には右房脱血，肺動脈送血の右心補助（right ventricular assist device：RVAD）が使用されることもある．

補助人工心臓には，①体外設置型補助人工心臓と②植込み型補助人工心臓があり，病態などに応じて使い分けられる．

A 体外型補助人工心臓

現在，わが国において使用できる体外型補助人工心臓は，ニプロVAD，AB5000，EXCOR（小児用）の3種である（図2-128）．主に左心補助として使用され，左室心尖部脱血，上行大動脈送血が基本となる（図2-129）．

a．適 応

内科的治療で循環を維持できない重症心不全であるが，植込み型補助人工心臓と異なり，心臓移植の適応とならない場合でも使用することができる．このため，拡張型心筋症や虚血性心疾患の急性増悪，劇症型心筋炎などに使用されることも多く，PCPSから移行して回復・離脱を目指すために利用されることもある（bridge to recovery：BTR）．

また，近年では植込み型補助人工心臓の症例数の増加に伴い，心臓移植への橋渡し（bridge to transplant：BTT）よりも，むしろ植込み型補助人工心臓への橋渡し（bridge to bridge：BTB）としての役割が大きい．

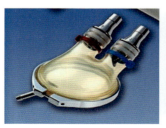
VAD（ニプロ社）

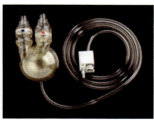
AB5000（Abiomed社）

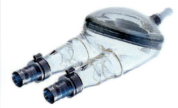
EXCOR（Berlin Heart GmbH社）

図2-128　現在わが国で使用できる体外型補助人工心臓

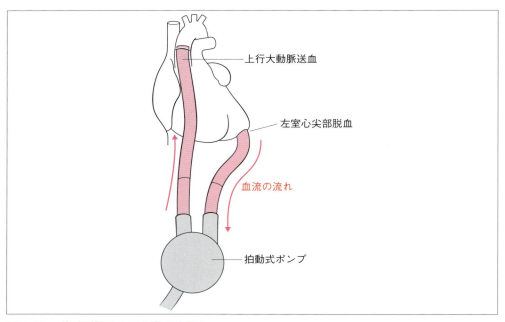

図2-129　体外型補助人工心臓の仕組み

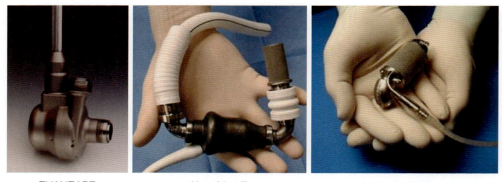

図2-130　現在わが国で使用されている主な植込み型補助人工心臓

b．合併症

出血，血栓症（脳梗塞など），感染などが挙げられる．血栓症に関しては，ポンプ内や回路の接続部などを定期的に観察し，浮遊する血栓や大きな血栓などがある場合にはポンプ交換を行う必要がある．

B 植込み型補助人工心臓

以下に現在わが国で使用されている主な植込み型補助人工心臓を示す（図2-130）．植込み型補助人工心臓のポンプには，① 軸流ポンプまたは ② 遠心ポンプの2種類がある．

現在，わが国においては心臓移植に到達する患者のほとんどが補助人工心臓を装着しており，今後，植込み型補助人工心臓の心臓移植への橋渡し（BTT）としての役割はますます大きくなってくると考えられる．また，米国においては，心臓移植の適応がなく，心臓移植を目標としない destination therapy（DT）としての植込み型補助人工心臓治療が本格的に行われるようになっており，わが国においても治験が進行中である．

植込み型補助人工心臓は体外型補助人工心臓と異なり，駆動装置となるポンプは体内に植込まれており，体外に出るのはドライブラインのみであり，手術後に退院して自宅で生活できることが特徴である．安定している患者では会社に通勤したり，学校に通うことも可能である．

a．適　応

植込み型補助人工心臓も体外型補助人工心臓と同様に内科的治療で循環を維持できない重症心不全が適応となるが，心臓移植の適応が通っていることが前提となる．**表2-30**に植込み型補助人工心臓の実施基準，除外基準を示す．

b．合併症

補助人工心臓は基本的に長期管理になることが前提となり，短期だけではなく長期管理に伴う合併症も把握しておくことが重要である．

主な合併症としては，出血，溶血，血栓症（脳梗塞など），感染症（ドライブライン，ポンプポケットなど）があり，長期的には大動脈弁閉鎖不全，右心不全，消化管出血などが挙げられる．

表2-30 植込み型補助人工心臓の実施基準, 除外基準

対象	疾患, 病態	心臓移植適応基準に準じた末期的重症心不全で対象となる基礎疾患は, 拡張型および拡張相肥大型心筋症, 虚血性心筋疾患, 弁膜症, 先天性心疾患, 心筋炎後心筋症などが含まれる
実施基準	心機能	NYHA class Ⅲ～Ⅳ（Ⅳの既往あり）
	ステージ	D（重症の構造的疾患があり, 最大限の内科的治療にもかかわらず, 安静でも明らかな心不全症状がある）
	薬物療法	ジギタリス, 利尿薬, アンジオテンシン変換酵素（ACE）阻害薬, アンジオテンシンⅡ受容体拮抗薬（ARB）, 硝酸塩, β遮断薬などの最大限の治療が試みられている
	強心薬, 補助循環	ドブタミン, ドパミン, エピネフリン, ノルエピネフリン, ホスホジエステラーゼ(PDE)Ⅲ阻害薬などに依存, またはIABO, 体外型補助人工心臓などに依存
	年齢	65歳以下が望ましい（身体能力によっては65歳以上も考慮する）
	BSA（体表面積）	システムにより個別に規定
	血行動態	stage D, NYHA class Ⅳの既往
	条件	他の治療では延命が望めず, また著しくQOLが障害された患者で, 治療に参加することで高いQOLが得られ, 長期在宅治療が行え, 社会復帰が期待できる
	治療の理解	補助人工心臓の限界や併発症を理解し, 家族の理解と支援が得られる
除外基準	感染症	重症感染症
	呼吸器疾患	・重度のCOPD（慢性閉塞性肺疾患） ・高度の肺高血圧症 ・30日以内に発症した肺動脈感染症
	循環器疾患	・開心術後早期（2週間程度） ・治療不可能な腹部動脈瘤や重度の末梢血管疾患 ・胸部大動脈瘤*, 心室瘤*, 心室中隔破裂 ・中等度以上の大動脈弁閉鎖不全症*, 大動脈弁位機械弁* ・胸部大動脈に重篤な石灰化
	神経障害	・重度の中枢神経障害 ・薬物中毒またはアルコール依存の既往 ・プロトコルに従えない, あるいは理解不能と判断されるほどの精神神経障害
	その他の臓器不全	・重度の肝疾患 ・重度の出血傾向, 高度腎性腎不全, 慢性腎不全による透析症例, がんなどの生命予後不良な悪性疾患, 膠原病などの全身性疾患, インスリン依存性重症糖尿病
	妊娠	妊娠中
	その他	著しい肥満, 輸血拒否など施設内適応委員会が不適当と判断した症例

*経験数の多い施設において, 手術リスクを高めることなく同時手術により修復可能と判断されるものは除外とならない.

4 | 心臓移植

　心臓移植の適応は，あらゆる治療で心不全が改善しない重症心不全であり，① 長期間または繰り返し入院治療を必要とする心不全，② β 遮断薬および ACE 阻害薬を含む従来の治療法では NYHA 心機能分類 class Ⅲ～Ⅳから改善しない心不全，③ 現存するいかなる治療法でも無効な致死的重症不整脈を有する症例で，年齢は 65 歳未満が望ましい．

　心臓移植の適応疾患，および除外条件を表2-31 に示す．

表2-31　心臓移植の適応条件，適応疾患および除外条件

適応条件	① 長期間または繰り返し入院治療を必要とする心不全 ② β 遮断薬および ACE 阻害薬を含む従来の治療法では NYHA class Ⅲ～Ⅳから改善しない心不全 ③ 現存するいかなる治療法でも無効な致死的重症不整脈を有する症例
適応疾患	1．心筋症 　　1）特発性心筋症 　　　　・拡張型心筋症 　　　　・拡張相肥大型心筋症 　　　　・拘束型心筋症 　　2）二次性心筋症 　　　　・虚血性心筋症 　　　　・薬剤性心筋症（抗がん剤などによる） 　　　　・産褥後心筋症 　　　　・心筋炎後心筋症 　　　　・代謝性疾患に基づく心筋症（膠原病など） 　　　　・ミトコンドリア脳筋症 　　　　・筋ジストロフィに基づく心筋症 2．先天性心疾患 　　外科的に修復の困難な疾患 　　（左心低形成症候群，高度心機能障害の単心室，重症エプスタイン奇形，巨大冠動脈瘻を伴う純型肺動脈閉鎖など） 3．心臓腫瘍 　　横紋筋腫，線維腫
適応除外条件	・高度肺高血圧：肺血管抵抗が 6 単位以上（酸素，一酸化窒素，薬剤投与テストで抵抗の低下するものを除く） ・不可逆的な肝または腎機能障害 ・活動期の消化性潰瘍・感染症 ・重症糖尿病・肥満・骨粗鬆症 ・アルコールや薬剤の依存症・精神神経疾患 ・最近生じた肺梗塞症 ・筋ジストロフィでは高度の呼吸機能障害

I 同所性心臓移植

a．ドナー心摘出

　術前にはエコーで心機能，構造的な異常の有無などが評価される．心摘出術は，通常の心臓手術と同様に，胸骨正中切開で行われる．肉眼的所見，触診で心臓の動き，外傷や形態異常，冠動脈病変の有無などを確認する．同時に他臓器の摘出の準備を進めていく．肺，肝臓の摘出がある場合には肺や肝臓の摘出チームと相談して，左房，肺動脈，下大静脈の切開ラインを決定する．通常，上下大静脈を遮断・切離して減圧した後に上行大動脈を遮断し，心筋保護液を注入．次いで，左房，肺動脈，上行大動脈を切開して心臓を摘出し（図2-131），冷却した心筋保護液の中に入れて搬送を行う．

b．心臓移植手術

　心臓移植手術には，大きく分けて，レシピエント側の右房とドナー側の右房を直接縫合する方法（biatrial法またはLower-Shumway法）と，上下大静脈をそれぞれ縫合する方法（bicaval法）の2通りがあるが，わが国ではbicaval法またはbicaval変法が用いられることが多い．

　わが国においては，心臓移植を受けるほとんどの患者が術前に補助人工心臓を装着されており，再手術となる．胸骨再正中切開を行い，癒着剥離．人工心肺を開始した後に，心臓摘出を行う．レシピエント心臓の摘出法は吻合法によって若干異なる．biatrial法，bicaval変法の場合は右房の背側および心房中隔を残したまま切除を行う．bicaval法の場合は上大静脈と下大静脈を切り離す形で摘出する．

　典型的な心臓移植手術を**図2-132**に示す．

c．術後管理

　心臓移植後の術後管理の最大の特徴は免疫抑制療法を行わなければならないところである．現在，免疫抑制薬としてはステロイド，ミコフェノール酸モフェチル（MMF）（セル

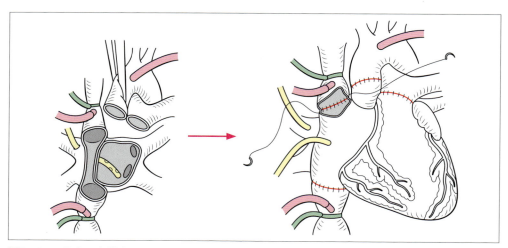

図2-131　ドナー心摘出

［松田　暉（監），布田伸一ほか（編）：心臓移植，丸善出版，2012より作成］

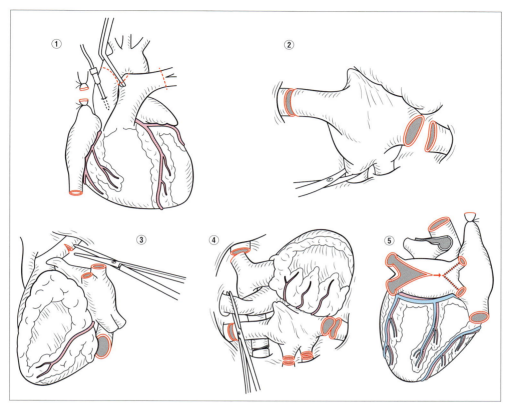

図2-132 心臓移植手術
[Kitamura S, et al：Hemodynamic and echocardiographic evaluation of orthotopic heart transplantation with the modified bicaval anastomosis technique. Circ J **73**：1235-1239, 2009 より作成]

セプト®)，カルシニューリン阻害薬（CNI）（タクロリムスまたはシクロスポリン）の3剤を用いるのが一般的である．

　術後は定期的に心筋生検を行い，免疫抑制薬の調整を行う必要がある．

II 心肺同時移植

　心肺同時移植は心臓移植に比べて，適応，症例数も限られている．適応となりうる主な疾患としては，Eisenmenger症候群による二次性肺高血圧を伴った重症心不全，肺血管低形成を伴う先天性心疾患あるいは肺高血圧を伴った心筋症などである．

III 移植における看護の役割

　心臓移植医療は，臓器を提供する「ドナー」と臓器を受け入れる「レシピエント」とを結ぶことで確立される医療である．臓器移植医療の場合，ドナーとレシピエントの両方の家族が重大な決断を強いられる場面が数多くあり，その双方にとって看護師には重要な役割がある．

a．移植ドナー

通常，脳死移植ドナーはそれまで健康であった人が多く，その家族も突然のことに驚かれ，落胆されていることが多い．そういった中で移植ドナーとして臓器を提供していただくということは，非常に大きな決断である．その中で，看護師や移植コーディネーターは移植ドナーの看護だけではなく，その家族の心の支えとして非常に重要な役割を果たしている．

b．移植レシピエント

現在，ほとんどの移植レシピエントは補助人工心臓を装着しながら移植を待機している．看護師は補助人工心臓装着患者の外来通院あるいは入院中の管理において重要な役割を果たしている．患者の機器管理の教育などにおいて，患者とともに体調管理や創部（ドライブライン）管理，抗凝固薬などの服薬管理をケアしていく．また，心臓移植の周術期管理，そして術後，退院に至った後の生活，免疫抑制薬の内服管理などにおいても，その役割は大きい．

5 | 最新の心臓外科

　外科的治療法には安全性・正確性・簡便性が求められるが，医療技術の進歩とともに患者の選択肢は広がってニーズが多様化し，高齢化に伴って多くの患者が併存症を抱え，ヘルスケアの需要は増え続けている．こうした状況に対処するには，より低侵襲かつ低コストの治療法が望まれる．

　心臓外科分野も例外でなく，従来の心臓外科という枠組みを越えて，看護スタッフや循環器内科医・麻酔科医・臨床工学技士をはじめとして，多職種間の協働に基づくチームでのアプローチが不可欠である．ここでは，最近実用化された，あるいは近未来の実用化へ向けて研究開発が進められている治療法について，いくつかの例を紹介したい．

I 低侵襲の心臓手術

　従来，虚血性心疾患に対する冠動脈バイパス術は，体外循環を用いて，心拍動を止めた状態で行われていた．これと比較して，近年導入されたオフポンプ冠動脈バイパス術（人工心肺を用いずに心拍動下で行う手術法）は，心臓への侵襲が少ないメリットがある．この方法には，より高度な技術が要求されるが，現在わが国の単独冠動脈バイパス術の約半数に適用され，年々割合が増加している．

　一方，弁膜症などの治療の一部では，低侵襲心臓手術（minimally invasive cardiac surgery：MICS）が行われている．これは胸骨や肋骨を切らずに，肋骨の間を 7 cm 程度切開して上下に広げ，その隙間から心臓を手術する方法で，人工心肺装置は大腿動静脈に接続される．MICS は出血が少なく回復が早い，傷が目立たないといったメリットがある反面，術野が限られ，リスクの高い患者には不向きな方法といえる．

　さらに近年，「ダヴィンチ」に代表される手術支援ロボットを用いた手術も行われている．術野から離れたコンソールと呼ばれる装置の中にいる術者が，手術器具や内視鏡を扱う 3 本のアームを，内視鏡からの映像をみながら遠隔操作する．ロボットのアームは人の手よりも可動域が広く，微細な操作でも手ぶれといった問題を生じない．手術による創が 3 本のアーム挿入部だけですむというメリットもあるが，それ以上に，従来の顕微鏡下手術と同様，術者と同じ視野画面を他の医療従事者が共有しながら学べるという，教育上の大きな利点がある．また，高速通信技術などの条件さえ整っていれば，術者は必ずしも手術室内にいる必要はなく，やがては海外の執刀医を，看護師や臨床工学技士が手術室でサポートするような日がくるかもしれない．

II 経カテーテル的弁膜症治療

　大動脈弁狭窄症に対する治療法としては，開心術が困難な高齢者などを対象に，切らずに治す経カテーテル的大動脈弁留置術（trans-catheter aortic valve implantation：TAVI）

があり，最近保険適用となった．これは，折りたたまれた生体弁と金属製ステントを載せたカテーテルを，大腿動脈や心尖部から挿入し，自己の大動脈弁を押し広げる形で弁置換する治療法である．手術リスクの高い症例に適しているが，長期成績はいまだ明らかではなく，また高額な輸入資材を必要とするので，慎重に適応を決める必要がある．

同様に，僧帽弁不全に対する経カテーテル的置換術（trans-catheter mitral valve implantation：TMVI）も海外で臨床応用され始めている．また，生体弁置換術後や弁輪形成術後の弁機能不全に対して，カテーテルを用いて新しい生体弁を留置する valve in valve という治療法も行われており，いずれわが国でも実施可能となることが期待される．

僧帽弁閉鎖不全症に対する別の低侵襲治療として，経皮的僧帽弁クリッピング術がある．これは「マイトラ・クリップ」という器具を，カテーテルを用いて大腿静脈から経心房中隔的に左房内へ挿入し，僧帽弁の前尖と後尖の一部を綴じ合わせる治療法であり，弁逆流を低下させる効果がある．クリップは，カテーテルから離すまでは何度も開閉が可能で，術中に経食道心エコーで逆流の程度を評価しながら，最適な位置を選んで留置できる．

III 心臓再生治療

新聞やテレビなどでもしばしば話題にされるように，近年再生治療の研究開発が目覚ましい進展を遂げている．2007年には，ヒト心臓の中にすむ幹細胞の存在が示された．この心臓幹細胞は表面に c-kit 受容体と呼ばれる蛋白を持ち（図2-133），心筋細胞や血管を形作る細胞に分化する能力を有する[1]．心筋細胞が，非常にゆっくりではあるが，他の細胞と同様に日々新しく作り出され，置き換えられていることも明らかになってきた．2009年には米国で，陳旧性心筋梗塞を伴う重症心不全患者を対象として，本人の心臓幹細胞を体外で増やしてから移植する第Ⅰ相臨床試験が行われ，好成績を収めた[2]．2018年現在，第Ⅱ相試験が進行中であり，わが国でも同様の臨床試験が間もなく遂行される見通しである．

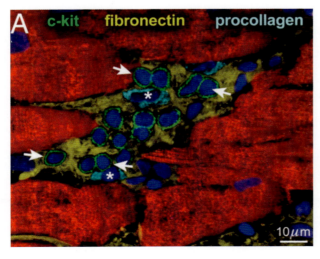

図2-133　c-kit 受容体を持つヒト心臓幹細胞（緑）と，それを支持する心筋細胞（赤）や線維芽細胞（＊印）

［Copyright (2007) National Academy of Sciences, U. S. A. より許諾を得て転載］

この他, 心臓外の細胞を用いる再生治療法としては, 欧州を中心に, 急性心筋梗塞に対して自己の骨髄細胞を移植する大規模臨床試験が行われている. また日本では, 患者本人の骨格筋由来の細胞を培養し, シート状にして心臓表面に貼りつける心不全治療が試みられている. こうした方法では, 移植された心臓外の細胞そのものが心筋に分化するよりも, 心臓内で増殖因子などを分泌し, 例えば上記のc-kit陽性心臓幹細胞を刺激・活性化することにより, 間接的に再生を促しているものと推測されている. 今後の発展が大いに期待される分野である.

Ⅳ 遠隔虚血コンディショニング

心筋梗塞の発症前に心筋虚血発作があると, 梗塞範囲が比較的小さくてすむ現象は, 虚血プレコンディショニング (ischemic preconditioning) として以前から知られていた. この現象を応用して, 心筋以外, 例えば四肢の一過性虚血でも同様の効果が得られるというエビデンスが種々の研究で示され, 遠隔虚血コンディショニング (remote ischemic conditioning：RIC) として期待されている. 例えば冠動脈バイパス手術に際し, 血圧測定用のマンシェットを上肢に巻き, 何度か加圧・減圧を繰り返すことによって, 術後の心筋逸脱酵素が低減し予後が改善するといった報告がなされている[3].

RICは簡便で低侵襲な手技であり, 患者の負担も少なく, 倫理的問題もないことから容易に実施可能である. しかし, その効果の有無については依然として意見が分かれており, 作用メカニズムには様々な神経体液性因子などの関与が推測されているものの, 不明な点も多い. 今後の研究によって, 適用患者や標準的なプロトコルの確立が期待される.

以上, 最新の治療法について紹介してきたが, これら以外にも, すでに可能となりつつある最新技術を応用して, 例えばゲノム解析などの個別的生体情報に基づくカスタム医療, 人工知能 (AI) を利用した迅速で見落としのない臨床診断や手術支援などが, 単なる夢物語でなくなる日がくるであろう.

一方で, 先に述べたMICSやカテーテル治療は低侵襲ではあるが, 従来の手術法と比べて, 体内に出血などの合併症を生じていても気づかれにくい側面もあり, 術後の看護に際して留意する必要がある. また, 高度な医療技術はわれわれに利便性をもたらす反面, 機器の故障など不測の事態に備えておく必要がある. さらに, ともすると機械に依存するあまり, 医療者と患者との心理的な結びつきが希薄に感じられる場面もあるかもしれない. したがって, チームでのアプローチ, そして例えばユマニチュード (高齢者や認知症患者に有効とされるケア・メソッド) にみられるような患者に寄り添う看護が, 今以上に求められるようになるだろう.

引用文献

1) Bearzi C, et al：Human cardiac stem cells. Proc Natl Acad Sci USA **104**：14068-14073, 2007
2) Bolli R, et al：Cardiac stem cells in patients with ischaemic cardiomyopathy (SCIPIO)：initial results of a randomised phase 1 trial. Lancet **378**：1847-1857, 2011
3) Hausenloy DJ, et al：Ischaemic conditioning and reperfusion injury. Nat Rev Cardiol **13**：193-209, 2016

3章

心臓・大血管手術の患者管理と看護

■1 | 手術前の患者管理と看護

1) 術前検査

心臓手術の術前検査は，すでに述べた入院時に行われる検査とほぼ同じ内容である．
ここではそのうちとくに重要なものを挙げる．

Ⅰ | 全身状態

発熱，咳嗽，脈拍，血圧，呼吸音，心音，肝腫大，浮腫，皮膚症状，入れ歯や齲歯，歯周病などの歯の状態，義眼，難聴，四肢や顎関節の拘縮または麻痺，認知症などの脳機能障害，精神状態など．

Ⅱ | 一般検査

心電図，胸部 X 線写真，一般採血，血沈，血小板数，血液型（ABO 式，Rh 式），出血時間，凝固時間，血糖値，一般検尿，肝機能検査，腎機能検査，肺機能検査，血液ガス分析，血清学的検査（CRP，梅毒検査，HBs 抗原，HCV 抗体，HIV 抗体），心エコー図，冠動脈カテーテル検査．

Ⅲ | アレルギー反応

抗生物質や造影剤などの薬剤感受性，アルコールなどの消毒薬や接着テープの皮膚反応，食物，天然ゴム製品や金属の皮膚反応などを問診にて確認する．

Ⅳ | 輸血のための検査

交差適合試験，クームス試験，必要ならばヒト白血球型，HIV 抗体についても調べる．ただし HIV 抗体を調べるときには本人の同意を得る．

1 手術前の患者管理と看護

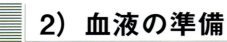
2）血液の準備

　心臓大血管手術の前に準備する血液は，病院により，また患者によって，種類・量ともに異なる．表3-1に筆者らの準備血液量の基準を示した．

　血液およびその製剤は，① 自己保存血（自己血），② 日赤血液センター血液成分製剤（MAP加赤血球濃厚液，新鮮凍結血漿など）が主なもので，全血（保存血），院内採血新鮮血（生血）はほとんど使用されていない．輸血にあたってはインフォームド・コンセントが義務づけられており，手術説明のときに血液製剤の必要性と副作用についても十分に説明して同意を得る（図3-1）．

I　日赤血液と成分製剤

　日赤血液センターは血液製剤を供給している．手術の種類や患者の状態を考慮して，あらかじめ必要なものを必要な量だけ注文しておく．

II　自己保存血（自己血）

A　自己血

　自分の血液を手術前から保存して，それを使って手術を行うことで，血液製剤の投与に伴う免疫性副作用やウイルス感染症などの合併症を回避できれば理想的である．こうした考えから，主に成人の開心術で，自己血の採血・保存が行われている．

a．自己血輸血の方法

　自己血輸血には，貯血式，希釈式，回収式がある．
① 術前貯血式：手術予定前に自己の血液をあらかじめ採血し，貯血しておく方法
② 術前希釈式：手術開始直前に採血し，人工膠質液を輸注する方法
③ 術中回収式：術中・術後に出血した血液を回収して輸血する方法

　手術症例の多くは，術前貯血式，血液希釈式，術中・術後回収式などの自己血輸血を十分に活用することにより，同種血輸血を行うことなく手術を行うことが可能となっている．
　自己血採血の基準を不適応例とともに表3-2に示した．

b．自己血採血時の注意

① 同種血同様，患者・血液の取り違えに起因する輸血過誤の危険性に注意する．
② 1回採血量は400 mLとし，手術前2〜3週間前に行い，採血日から手術前日まで経口鉄剤を200 mg/日服用させる．

表3-1 血液準備量（榊原記念病院，2018年時）

患者	疾患	手術名	血液製剤	自己血
小児	先天性疾患	非開心術：PAB，シャント，PDA，CoA など	RBC2	2 成人患者が対象
		ASD，VSD，TOF（重症もしくは体重3kg以下）	RBC2（RBC4，FFP4）	
		ECD	RBC4，FFP4	
		CoA	RBC4，FFP4，（PC10）	
		ラステリ手術	RBC4，FFP4	
		グレン手術	RBC4	
		TCPC	RBC4，FFP4，（PC10）	
		ジャテン手術	RBC4，FFP4，（PC10）	
		TAPVR	RBC4，FFP4，PC10	
		TAPVR＋Heterotaxia	RBC6，FFP6，PC10	
		ノーウッド手術	RBC8，FFP8，PC10	
		Truncus（ベントール手術，ラステリ手術）	RBC4，FFP4，PC10	
		IAA complex	RBC6，FFP6，PC10	
		MVP，MVR，AVR	RBC4，FFP4	
成人	弁膜症	MVP，MVR，AVR，DVR	RBC4	2
	虚血性心疾患	OPCAB	RBC4	0
		CABG＋AVR	RBC6	2
	血管疾患	DAA	RBC10，FFP10，（PC20）	0
		再手術	RBC10，FFP10，（PC20）	0
		TAA	RBC10，FFP10	2
		AAA	RBC4	0
	基部置換術	ベントール手術または自己弁温存術	RBC6	2
	先天性疾患	開心術（ASD，VSD など）	RBC4	2
	その他	粘液腫・腫瘍切除など	RBC4	2

数字は単位数．（PC10），（PC20）は準備せず必要に応じて手術室より指示される．
PAB：肺動脈絞扼術，PDA：動脈管開存症，CoA：大動脈縮窄症，RBC：赤血球製剤，ASD：心房中隔欠損症，VSD：心室中隔欠損症，TOF：ファロー四徴症，FFP：新鮮凍結血漿，ECD：心内膜床欠損症，PC：濃厚血小板，TCPC：総大静脈-肺動脈吻合，TAPVR：総肺静脈還流異常，IAA：大動脈離断，MVP：僧帽弁逸脱症，MVR：僧帽弁置換術，AVR：大動脈弁置換術，DVR：大動脈弁僧帽弁置換術，OPCAB：オフポンプ冠動脈バイパス術，CABG：冠動脈バイパス術，DAA：解離性大動脈瘤，TAA：胸部大動脈瘤，AAA：腹部大動脈瘤

輸血及び血漿分画製剤使用同意書

○○○○○　殿

　私は，現在の疾病の治療に関して，担当の医師より「輸血および血漿分画製剤使用に関する説明」に基づいた十分な説明を受け，輸血ならびに血漿分画製剤の有効性と必要性，危険性について理解しました．治療上，必要に応じて以下の輸血ならびに血漿分画製剤の投与を受けることに同意します．

□説明を受けた項目（□にチェックをつけてください）
　　輸血あるいは血漿分画製剤を使用するにあたり，その必要性と危険性について
　　使用した記録を 20 年間保存すること
□使用する輸血用血液（□にチェックをつけてください）
　　自己血（術前貯血，術中貯血）
　　赤血球濃厚液-LR「日赤」
　　新鮮凍結血漿-LR「日赤」
　　濃厚血小板-LR「日赤」
　　その他
□使用する血漿分画製剤（□にチェックをつけてください）
　　アルブミン製剤　製剤名：赤十字アルブミン 25% 50 mL，献血アルブミン 25% 20 mL
　　　　　　　　　　　　　：アルブミナー 5% 250 mL，献血アルブミン 25% 20 mL
　　グロブリン製剤　製剤名：献血ヴェノグロブリン IH2.5g，500 mg
　　　　　　　　　　　　　ヘブスブリン IH 1,000 単位，抗 D 人免疫グロブリン
　　　　　　　　　　　　　ハプトグロビン 2,000 単位，テタノブリン IH 250 単位
　　血液凝固因子製剤　製剤名：フィブロガミン P
　　アンチトロンビン製剤　製剤名：ノイアート 500 単位
　　フィブリン接着剤　製剤名：ボルヒール 3 mL，5 mL，ベリプラスト P 3 mL，5 mL
　　　　　　　　　　　　　　タコシール（ハーフ，レギュラー），フロシール 5 mL
　　その他　製剤名：トロンビン末 5,000 単位

　　平成　　　年　　　月　　　日

　　患 者 氏 名 _____

　　家 族 等 氏 名 _____
　　　　＊患者本人の署名または捺印がある場合にはご署名は不要です．

図3-1　輸血及び血漿分画製剤使用同意書例

③ 採血に当たっては，採血部位からの細菌混入および腸内細菌を貪食した白血球を含む血液の採取による細菌汚染の危険性に注意する．

④ 採血時の副作用［正中神経損傷，血管迷走神経反射（VVR）］対策に留意する．

⑤ 採血後の止血が不十分であると血腫ができやすいので，抜針後適正な圧力で少なくとも 15 分間圧迫し，止血を確認する．

表3-2　自己血採血の方法と採血実施基準
採血の方法

対象	待機的手術患者	手術中患者	
方法	貯血式	希釈式	回収式
適応基準	・年齢 10〜70 歳代 ・体重 40 kg 以上 ・Hb12.0g/dL 以上	麻酔科医判断	手術状況による

貯血式自己血採血実施基準

適　応	不適応
① 当病院で手術を予定している患者 ② 全身状態が安定している ③ 該当する疾患 　a．弁膜症 　b．AVR＋CABG 　c．胸部大動脈瘤 　d．先天性疾患（ASD，VSD など） 　e．左房粘液腫 など	① 心不全で治療中 ② 有症状患者（失神発作，胸痛など） ③ 不適応疾患 　a．大動脈弁狭窄症 　b．菌血症の恐れのある細菌感染患者 　c．自己血不要としている疾患 　　・虚血性心疾患（OPCAB） 　　・腹部大動脈瘤

Ⅲ　血液照射

　致死的な輸血後合併症である移植片対宿主病（graft versus host disease：GVHD）の唯一の発症予防対策である．

　放射線照射の適応と対象となる輸血用血液は，新鮮凍結血漿を除くすべての輸血用血液（全血製剤，赤血球製剤，血小板製剤，顆球濃厚液，新鮮液状血漿）である．

　血液製剤のすべての部分に対して 15 Gy 以上〜50 Gy 未満の範囲内で照射するが，放射線照射ずみの血液はカリウム値が上昇するため，新生児・腎不全患者・急速大量輸血などには注意が必要である．

Ⅳ　適合試験

　適合試験には，血液型（ABO 式，Rh 式）および不規則抗体スクリーニング検査と輸血前に行われる交差適合試験（クロスマッチ）とがある．

　交差適合試験は，ABO 式血液型の不適合を検出でき，かつ 37℃で反応する臨床的に意義のある不規則抗体を検出できる間接グロブリン試験を含む適正な方法を用いる．

A　血液型不規則抗体スクリーニング法（タイプアンドスクリーン法：T＆S 法）

　待機的手術例を含めて，ただちに輸血する可能性が少ないと予測される場合，受血者の ABO 式血液型，Rh 抗原および臨床的に意義のある不規則抗体の有無をあらかじめ検査

し，Rh陽性で不規則抗体が陰性の場合は事前に交差適合試験を行わず，血液が必要になった場合には，あらかじめオモテ検査により確認されている血液製剤の血液型と患者の血液型とをコンピュータを用いて照合・確認して輸血を行う．

V 輸血実施にあたって

A 輸血用血液の外観検査

輸血前にバッグ内の血液の色調，溶血や凝固の有無，バッグの破損などを観察する．

B チェック項目

患者氏名，血液型，血液製造番号，有効期限，交差適合試験の検査結果，放射線照射の有無などについて，血液バッグに貼付された適合票とコンピュータで照合・確認する．

C 輸血患者の観察

血管痛，不快感，呼吸循環状態などについて，とくに輸血開始後5分間はベッドサイドで患者の状態を観察する．15分後と終了後にも観察し，輸血副作用の有無・内容をカルテに記録する．万が一，即時型溶血反応などの異常が観察された場合には，ただちに輸血を中止し適切な治療を開始する．

1 | 手術前の患者管理と看護

3) 手術説明

手術の内容については，病状と手術の十分な理解と同意を得るため，手術前に本人および家族に担当医から説明が行われる．

I 対象者

インフォームド・コンセントの成立要素として，患者に同意能力があることが挙げられるが，侵襲性やリスクの高い手術に関してはおおむね15歳から18歳で同意能力を認められるとされており，患者本人に対する手術説明は原則として15歳未満の子どもには行わない．15歳以上の患者では，家族とともに，担当医から直接，手術の説明を行う．

家族に対して行う場合は，患者が15歳未満であれば父母のみに，また15歳以上で未婚であれば父母とともに，既婚者であれば配偶者とともに，高齢者ならば配偶者と成人に達したその子どもとともに説明する．

II 説明内容

家族に対する手術説明は表3-3に示したとおり，手術の適応から家族の心構えまで，具体的に行う．

このうち，手術の内容については，以下の①〜⑧などを順を追って説明する．

① 麻酔
② 皮膚切開と心臓，大血管の露出
③ 人工心肺の概要と接続
④ 心停止と心筋保護法
⑤ 心臓，大血管の手術修復方法
⑥ 人工心肺の終了と閉胸
⑦ 麻酔・手術にかかる時間
⑧ 人工弁，パッチ，人工血管，血液など，体に残る医療材料の使用

表3-3 手術説明

・疾患の内容と手術の必要性
・手術の内容
・手術後の管理（場所・期間も）
・手術の成功率（担当科の手術症例数や手術成績なども含めて）
・手術後に期待しうる症状の改善
・手術中・手術後に予測される合併症
・家族が準備すること

など

手術中および手術後に予測される合併症については，

① 麻酔によるもの

② 出血

③ 急性心不全

④ 不整脈

⑤ 脳障害

⑥ 腎障害

⑦ 肝障害

⑧ 呼吸障害

⑨ 感染症〔肺炎，心内膜炎，胸骨骨髄炎，メチシリン耐性黄色ブドウ球菌（MRSA）感染など〕

⑩ 輸血血液製剤の使用に伴う問題

などをできるかぎり具体的に説明する．この際，患者本人にもデメリットだけでなく，手術内容や術後の回復の程度など，手術を受ける意欲が高まるようなメリットについても説明する．

Ⅲ 説明上の注意

手術説明は，

① 手術担当の責任者かそれに準ずる外科医が行う．

② 説明では専門用語を使わずに具体的に分かりやすく．

③ プライバシーに配慮し，質問しやすい環境を整え，聞き手が納得するまで行う．

④ 説明の内容は病状説明図（**図3-2**）などを使用し，文字または図で記載し，患者名，説明日，説明者名を書き入れて，そのコピーを必ず病歴に残す．

⑤ 説明後に手術の同意が得られたら，手術同意書（**図3-3**）や輸血同意書（**図3-1** 参照）に本人および家族の署名・捺印を要請し，これを病歴に残す．

最終的に病状や手術内容（リスクを含む）について，本人，家族，担当医との間に共通認識を築けるように，十分な説明を行うことが大切である．

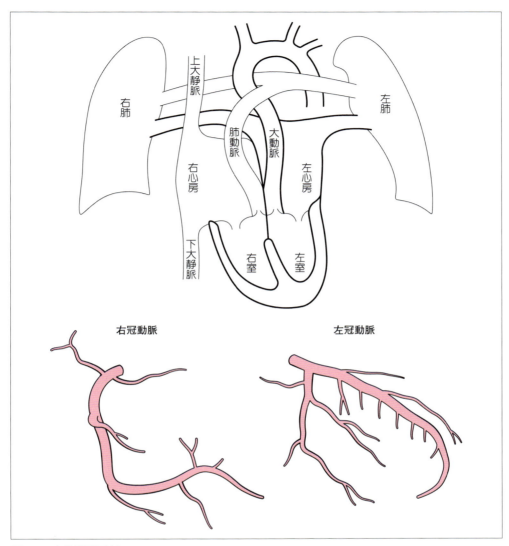

図3-2 病状説明図例

手術同意書

説明日＿＿＿＿＿年＿＿＿＿＿月＿＿＿＿＿日　　説明者　主治医＿＿＿＿＿＿＿＿＿＿＿＿＿

患者名＿＿＿＿＿＿＿＿＿＿＿＿＿＿＿＿＿　　病棟＿＿＿＿＿＿　病棟責任者＿＿＿＿＿＿＿＿

病名＿＿＿＿＿＿＿＿＿＿＿＿＿＿＿＿＿＿　　他の疾患＿＿＿＿＿＿＿＿＿＿＿＿＿＿＿＿＿

手術名＿＿＿＿＿＿＿＿＿＿＿＿＿＿＿＿＿　　手術日＿＿＿＿＿年＿＿＿＿＿月＿＿＿＿＿日

説明の内容

☐**疾患の概要**

☐**手術の意義と期待される効果**

☐**手術の具体的な方法**
- ☐麻酔
- ☐皮膚切開と心臓，大血管の露出
- ☐人工心肺の概要と接続
- ☐心停止と心筋保護法
- ☐心臓，大血管の手術修復方法
- ☐人工心肺の終了と閉胸
- ☐麻酔・手術にかかる時間
- ☐人工弁，パッチ，人工血管など体に
  　残るものの使用
- ☐その他

☐**手術時に予想される危険とその対策**
- ☐出血
- ☐急性心不全
- ☐不整脈
- ☐脳障害
- ☐腎障害
- ☐肝障害
- ☐呼吸障害
- ☐感染症（肺炎，心内膜炎，胸骨骨髄
  　炎，MRSA など）
- ☐輸血血液製剤の使用に伴う問題
- ☐その他

☐ **ICU の治療，予想滞在時間，合併症とその対策**

☐**術後の病棟での治療，退院の見通し**

☐**予想される入院期間＿＿＿＿＿＿＿＿日間**

☐**その他**

　私は今回，前記の手術ならびに処置などの事項について，主治医より充分な説明を受け，納得いたしました．私は前記の手術ならびに処置を受けることに同意いたします．
なお，手術・検査に関連して緊急の場合または医学上の立場から，処置の変更をする必要があるときは，その処置を受けることについても同意いたします．

　　　年＿＿＿＿＿月＿＿＿＿＿日

　　　　　　　　　　　患者氏名＿＿＿＿＿＿＿＿＿＿＿＿＿＿＿＿＿＿＿

　　　　　　　　　　保証人氏名＿＿＿＿＿＿＿＿＿＿＿＿＿＿＿＿　続柄＿＿＿＿

　　　　　　　　　　　　　氏名＿＿＿＿＿＿＿＿＿＿＿＿＿＿＿＿　続柄＿＿＿＿

図3-3　手術同意書例

❶ 手術前の患者管理と看護

4）手術前の患者管理

周術期の患者管理方法として，ERAS（enhanced recovery after surgery，術後回復能力強化）がヨーロッパの外科医によって提唱されており，2015年時点では主に腹部手術における各種ガイドラインが整備されるようになってきているが，心臓外科術後の合併症予防，術後回復力強化のために，手術前から次の項目について介入することが望ましい．

I 禁　煙

術前の禁煙により周術期呼吸器合併症の軽減が期待できるため，喫煙者には術前2週間以上の禁煙を指導する．ただし，2〜4週間程度の禁煙では症状の改善にはつながるが，呼吸器合併症を減少させるには8週間以上の禁煙が必要である[1]とされている．

また健常人を対象とした研究で，喫煙者が非喫煙者と比較して創感染の発症率が高いこと，4週間の禁煙により発症率が非喫煙者と同程度まで低下することが明らかにされた[2]ため，術前には可能なかぎり早期からの禁煙を指導する．禁煙がむずかしい患者には禁煙外来の受診を推奨するのもよい．

II 口腔ケア

2012年4月より周術期口腔機能管理という概念が社会保険診療報酬に収載され，現在，心臓血管手術，がん手術，移植手術，骨髄移植手術に算定することが可能となった．

周術期口腔機能管理とは，術後肺炎・人工呼吸器関連肺炎・誤嚥性肺炎などの予防を目的とした，口腔衛生状態の管理，挿・抜管時の歯牙脱落損傷の予防処置，術後の口腔機能（咀嚼・嚥下機能）の管理の3つの内容で構成されている．術前に歯科を受診し治療を受けることは感染予防・患者安全の面から非常に重要であるため，積極的な歯科受診を推奨する．また歯科受診システムの構築を病院全体で取り組むことが望まれる．

引用文献
1）日本麻酔科学会・周術期管理チーム委員会（編）：周術期管理チームテキスト，改訂第3版，p362，日本麻酔科学会，東京，2016
2）日本麻酔科学会・周術期管理チーム委員会（編）：周術期管理チームテキスト，改訂第3版，p72，日本麻酔科学会，東京，2016

1 | 手術前の患者管理と看護

5) 術前処置

I | 除　毛

　手術部位や周辺の体毛について手術の支障にならないかぎり，体毛を除去しないことが原則であるとされる．除毛が必要な場合のみ電気クリッパーを用いて，手術の直前に手術室で最低限の範囲を医師とともに行う．

　カミソリによる剃毛は，カミソリによる小さな創ができ，そこに細菌感染を起こしてSSI（surgical site infection，手術部位感染）の発生率が上昇する[1]ため，いかなる場合でも行うべきではない．

II | シャワー浴，入浴

　前日や当日の朝，シャワー浴や入浴を行う．入浴前に皮膚の創や炎症がないか確認する．狭心症や心不全の患者，チアノーゼ性心疾患のある乳幼児では，浴室の温度を高めにし，湯の温度は低めにする．

　入浴は全身表面の清潔を目的としている．髪，顔面，体幹，四肢，陰部，肛門，臍部，爪など，くまなく普通石けんあるいは消毒剤含有スクラブ剤で洗う．爪は短く切っておく．

III | 鼻腔内黄色ブドウ球菌保菌者に対するムピロシン軟膏による除菌

　心臓・大血管手術を受ける患者で黄色ブドウ球菌を鼻腔内に保菌している場合，2%ムピロシン軟膏を術前に鼻腔内に塗布することでSSIを予防することができると，世界保健機関（WHO）はガイドラインで推奨している[2]．

IV | 手術前中止薬

　心臓・大血管手術を受けなければならない患者は，手術決定以前から循環器内科より心疾患の治療として抗凝固薬や強心薬の薬物療法を受けている可能性があるため，手術前の適切な時期に服用を中止し，他剤への変更などの指示を主治医が行う．**表3-4** に手術前に休薬する医薬品リストの一例を示す．

表3-4 手術・処置前に休薬する医薬品リスト

	薬剤名	販売名	弁置換術	バイパス術	TAA/AAA,TEVAR/EVAR	小児外科
抗血小板薬	アスピリン	バイアスピリン，タケルダ，コンプラビン，アスピリン腸溶錠，ゼンアスピリン，バファリン配合錠A81 など	7日前	継続	7日前	5日前
	クロピドグレル	クロピドグレル，コンプラビン，プラビックス	10日前	10日前	10日前	*1
	プラスグレル	エフィエント	10日前	10日前	10日前	*1
	チクロピジン	チクロピジン塩酸塩，パナルジン，「日医工」，「TCK」，マイトジン	10日前	10日前	10日前	5日前
	サルポグレラート	サルポグレラート塩酸塩，アンプラーグ	4日前	4日前	4日前	当日
	シロスタゾール	シロスタゾール，プレタール，シロスレット，コートリズム，シロシナミン，「SN」，「KN」など	2日前	2日前	2日前	*1
	リマプロストアルファデクス	リマプロストアルファデクス，オパルモン，プロレナール，「SN」，「サワイ」	2日前	2日前	2日前	当日
	ベラプロスト	ベラプロストナトリウム，ベラサス，ドルナー，プロサイリン	2日前	2日前	2日前	前日
その他	イコサペント酸エチル	エパデール，ソルミラン，イコサペント酸エチル，エパキャップ，「フソー」，エパロースなど	継続	継続	継続	当日
抗凝固薬	ワルファリン	ワーファリン，ワルファリンK	4日前	4日前	4日前	3日前
	リバーロキサバン	イグザレルト	2日前	2日前	2日前	*1
	アピキサバン	エリキュース	2日前	2日前	2日前	*1
	ダビガトラン	プラザキサ	2日前	2日前	2日前	*1
	エドキサバン	リクシアナ	1日前	1日前	1日前	*1
強心薬	ジゴキシン	ジゴキシン，ジゴシン，ハーフジゴキシン，「NP」	4日前	4日前	4日前	2日前
	メチルジゴキシン	ラニラピッド，メチルジゴキシン，	4日前	4日前	4日前	2日前
治療薬 糖尿病	メトホルミン*2	メトグルコ，グリコラン，メトホルミン塩酸塩，「SN」など	継続	継続	継続	*1
ホルモン製剤	低用量経口避妊薬	ヤーズ，ルナベル，オーソ，シンフェーズ，アンジュ，トリキュラー，マーベロンなど	*3【禁忌】手術前4週以内，術後2週以内			
	統合型エストロゲン	プレマリン	*3【慎重投与】手術前4週間			
	卵胞ホルモン製剤	ジュリナ，エストラーナ，ディビゲル，ル・エストロジェル，プロギノン，ペラニンなど	*3【慎重投与】術前			
	卵胞・黄体ホルモン製剤	ウェールナラ	*3【慎重投与】術前			

休薬は腎機能や患者状態によって異なる．この表の休薬開始時期は目安である．
*1 患者状況により主治医判断とする
*2 メトホルミン製剤は造影剤と相互あり
*3 添付文書参照
TAA：胸部大動脈瘤，AAA：腹部大動脈瘤，TEVAR：胸部大動脈瘤ステントグラフト内挿術，EVAR：腹部大動脈瘤ステントグラフト内挿術

［榊原記念病院医療安全管理室・薬剤科医薬品情報室（2016．2）より抜粋して作成］

表3-5 術前の絶飲食時間

飲食物の種類	絶飲食時間
清澄水*1	年齢を問わず，麻酔導入 2 時間前まで安全
母乳	麻酔導入 4 時間前まで安全
人工乳・牛乳	麻酔導入 6 時間前まで安全
固形物	軽食については摂取から麻酔導入までは 6 時間以上あけること 揚げ物，脂質を多く含む食物，肉の場合は 8 時間以上あける

*1 清澄水とは，水，茶，果肉を含まないアップルやオレンジジュース，炭酸飲料，茶，砂糖とミルクを入れないコーヒーなどが含まれ，アルコールを含む飲料は含まない.
[日本麻酔科学会：術前絶飲食ガイドライン，p2-3，2012／Smith I, et al：Perioperative fasting in adults and children：guidelines from the European Society of Anaesthesiology. Eur J Anaesthesiol **28**：556-569, 2011／American Society of Anesthesiologists Committee：Practice guidelines for preoperative fasting and the use of pharmacologic agents to reduce the risk of pulmonary aspiration：application to healthy patients undergoing elective procedures：an updated report by the American Society of Anesthesiologists Committee on Standards and Practice Parameters. Anesthesiology **114**：495-511, 2011 を参考に作成]

V 術前の絶飲食指示

　日本麻酔科学会の『術前絶飲食ガイドライン』（2012 年 7 月）では，全身麻酔，区域麻酔，鎮静，鎮痛を要する待機的手術患者に対する術前の液体の絶飲食時間を**表3-5** のように推奨している．しかし，患者の状態によるため麻酔科医の指示に従う．

　表3-5 の固形物に関して，日本麻酔科学会の『術前絶飲食ガイドライン』では明確な絶食時間を示していない．その理由は，液体に比べて固形食に関するエビデンスが不十分であること，固形食の定義が明確でなく，含まれている栄養素も様々であるからである．ただし固形食のうち軽食については欧米のガイドラインでは摂取から麻酔導入までは 6 時間以上空けること[3]としている．ここで指す軽食とは「トーストを食べ清澄水を飲む程度の食事」とされている．また揚げ物，脂質を多く含む食物，肉の場合は 8 時間以上空ける必要がある[4]とされているため，**表3-5** の固形物に関しても麻酔科医の指示に従う．

引用文献

1) 日本手術医学会：手術医療の実践ガイドライン（改訂版），2013＜http://jaom.kenkyuukai.jp/information/information_detail.asp?id=59767＞（2018 年 7 月 10 日閲覧）
2) Global Guidelines for the Prevention of Surgical Site Infection, p63-68, World Health Organization, 2016
3) Smith I, et al：Perioperative fasting in adults and children：guidelines from the European Society of Anaesthesiology. Eur J Anaesthesiol **28**：556-569, 2011
4) American Society of Anesthesiologists Committee：Practice guidelines for preoperative fasting and the use of pharmacologic agents to reduce the risk of pulmonary aspiration：application to healthy patients undergoing elective procedures：an updated report by the American Society of Anesthesiologists Committee on Standards and Practice Parameters. Anesthesiology **114**：495-511, 2011

2 | 手術室での患者管理と看護

Ⅰ | 手術チームミーティング

手術前に各部門の関係者が集まって，心疾患の内容や手術方法，術中に発生が予測される問題点やそれに対する対策などについて話し合う．ミーティングには，外科医，麻酔科医，手術室看護師，ICU 看護師，臨床工学技士などが参加する．話し合う内容を**表3-6** に示す．この他に，例えば患者が人工呼吸や血液透析，大動脈内バルーンパンピング，ペースメーカ治療，抗凝固薬（ワルファリンなど）や β 遮断薬，プロスタグランジン E_1 製剤などを使用している場合は，それぞれの問題点と対策を話し合う．患者がまれな血液型（AB 型 Rh 陰性など）である場合や，感染症がある，薬剤・金属・ラテックスなどに対してアレルギー反応を示す，喘息発作や四肢麻痺などのある場合も，術中の対策を話し合わなければならない．

なお，手術室看護師はミーティング前に患者のもとに術前訪問におもむき，あらかじめ必要な情報を集め，フィジカルアセスメントを行っておくことが大切である．

Ⅱ | 手術室の準備

手術室で術前に準備するものは，① 手術器具，② 消耗品，③ 薬品，④ 良肢位および手術体位固定用物品，⑤ 輸液，輸血，圧ラインセット，⑥ 各種医療器具，器材，などである．

A 手術器具

心臓・大血管手術で使用する手術器具は症例によって異なるが，開心術に用いる基本的な器具の組み合わせを**表3-7** に示す．

開心術の手術の内容によっては，これらの基本セットに特殊な用途の器具を加えること

表3-6　手術チームミーティングで話し合う内容

① 心疾患の内容
② 術前の患者の状態
③ 麻酔方法
④ 体位
⑤ 手術様式
⑥ 準備する手術器具，ME 機器，薬品，特殊材料（人工弁，弁リング，人工血管，パッチ，オートスーチャーなど）
⑦ 人工心肺（カニュレーション方法とカニューラの種類，体外循環の目標など）
⑧ 手術中に予測される問題点

表3-7　開心術用基本器具セット

器　具		成　人	小　児
クーリー開胸器		1	
吊り上げ開胸器		1	
開胸器	未熟児用		1
開胸器	小児用（小）		1
開胸器	小児用（中）		1
ウェッケル開創器		1	
ペアン	曲	15	10
	中曲	4	3
	大曲	2	
リスター		1	1
コッヘル	直	2	2
モスキート	直	2	3
モスキート	曲	8	10
モスキートコッヘル			4
布鉗子		15	15
直角鉗子	大	1	1
	中	1	1
	小		1
	特小		1
アリス鉗子			2
大動脈遮断鉗子		1	2
大動脈部分遮断鉗子			1
末梢遮断鉗子	直	1	
	曲	1	
チューブ鉗子		6	7
ツッペル鉗子		3	
ヘモクリップ鉗子	M	2	
サチンスキー	大	1	
	中	1	1
	小		1
剥離鉗子		3種	4種
プレジェット鉗子		1	
ワイヤ鉗子		12	8
消毒鉗子		2	2
マチュー持針器		3	3
ライビンガー型持針器　21 cm		3	
ヘガール持針器	短	3	4
ワイヤ持針器		1	1
扁平鉤	0号		1組
	0号足長		1組
	1号	1組	1組
二爪鉤		1組	1組

器　具		成　人	小　児
脳ベラ	10 mm		1
	7 mm		1
	5 mm		1
心内鉤			6種
クーリー鉤			1
直角神経鉤		1	
メスホルダー	No. 3	1	2
	No. 4	1	
	No. 3 L	1	
無鉤鑷子 18 cm		2	
有鉤鑷子		2	2
吸引嘴管		1	1
吸引コック		1	1
ペンチ		1	1
ニッパー		1	1
バット		1	1
シャーレ		4	4
薬杯		3	3
膿盆		3	2
絞扼器	長	1	1
	短	1	1
メジャー		1	1
ゾンデ		1	
デンタルミラー		1	
ひも通し		1	1
電気メス先	長	1	
マイクロケース			
鑷子			
ドベーキー	20 cm 直	3	2
	曲	4	2
	24 cm 直	1	
	曲	3	
ライビンガー		2	2
ファロー			4
眼科用有鉤			2
チップ付き鑷子			4
剪刀			
メッツェンバーム	18 cm	1	2
	20 cm	1	
骨剪刀		1	1
クーパー		1	1
メイヨー		1	
虹彩剪刀		1	

表3-8 主な消耗品と医療機器付属品

品　名	成人一般	冠動脈バイパス	小　児
ドレープ	開心パック	開心パック（バイパス）	開心パック こども用
他の消耗品 　ダブルルーメンカテーテル 　トリプルルーメンカーテル 　シースイントロデューサーセット	16 G 70 cm 8.5 Fr 7 cm	16 G 70 cm 8.5 Fr 7 cm	4.5 Fr 6.5 cm, 12.5 cm 4.5 Fr 6.5 cm, 12.5 cm
医療機器付属品 　電気メス 　ワニ口クリップコード 　DC パドル 　ハーモニックコード, プローベ	1本 1本 大	2本 1本 大 ITA 用, RA 用	1本 1本 中, 小

もある．例えば，人工弁置換では弁サイザー，冠動脈バイパスではグラフト採取時のハーモニック・スカルペル，ヘモクリップや大動脈パンチアウト器，マイクロ器械，血管外科では特殊血管遮断鉗子，低侵襲心臓手術（minimally invasive cardiac surgery：MICS）では内視鏡とカメラコード，ライトケーブル，MICS 用器械などである．これらは基本器具とは別に単包で滅菌しておく．

B 消耗品

手術器具と並んで各種の消耗品も，単包あるいはセットにして常時滅菌しておく．**表3-8, 表3-9** に各種開心術における消耗品を示す．

また，手術室に常備していない人工材料，例えば特殊グラフトなどは，どんな種類のものが使われるか，あらかじめ術前ミーティングで確認して用意する必要がある．

C 薬品

手術室で使用される薬剤は100種類以上ある．それらの一部を分類して**表3-10**にまとめた．

これらの大部分は麻酔科医が手術中に使用する薬剤である．とくに麻酔導入時と人工心肺離脱の前後は時間的に余裕がないので，すぐに使えるように必要な薬剤はあらかじめ準備しておく．麻酔導入時に必要な薬剤は麻酔薬，筋弛緩薬，医療用麻薬の他にフェニレフリンやエフェドリンなどの昇圧薬や2%リドカインなどの抗不整脈薬などである．

D 手術室の設備と医療機器

患者が入室する前に，次の事項を点検する．

a．手術室環境

乳児では30℃，小児では28℃，成人では26〜27℃前後まで室温を上げ，環境音楽や患者の好みの曲をかけるなど，手術室内の環境調整を行う．各種加温装置であらかじめベッドを温めておく．室温，各種加温装置の温度は，人工心肺中は患者の維持体温に合わせ調整し，手術終了時の患者中枢温が36℃台まで復温できるように調整する．

表3-9　消耗品材料の内訳

品　名	成人一般	冠動脈バイパス*	小　児
ターニケット一式	成人用		ネラトン2本
テトロンテープ	5 mm 2本		3 mm 3本
ベッセルテープ		2本	
クランプ鉗子カバー	1		
注射器	50 mL 1本	2.5 mL　4本	20 mL/2本, 10 mL/1本, 50 mL 4本
注射針		50 mL 2本, 20 mL 2本	エラスター19 G/2本
ペースメーカワイヤ	M-23, 心房用, 心室用	M-23, 心房用, 心室用	
吸引チューブ	1本	1本	1本
ブレジェット6×10 mm	1		
コットンタオル青2枚入	3個	5個	
心内吸引管	1本		2本（小児用）
フレキシブルサッカー			1本
ツッペル	M 2袋	M 2袋	SS 2袋
大動脈ルートカニューラ	1本	1本	20 G エラスター1本
レトロカニューラ	1本	1本	
ビスフローキット		1	
Xテンションチューブ	3本		2本
アイオバン	56×85 cm　1枚	56×85 cm　2枚	56×45 cm　1枚
A-C マーカー		1	
IMA カニューラ		1~2	
ヘモクリップ		小, 大各3	
レフトベントカテーテル	14 Fr　1本		12 Fr　1本
ディスポーザブルブルドッグ		3個	
A-O パンチャー		2.8 mm/4.0 mm/3.6 mm	
糸類			
絹糸	1~2-0　1号	1~2-0　1号	2~3-0
ネスポーレン	2~3-0	3-0	4-0
プローリン	4~5-0	8-0	5~6-0
バイクリル	3-0	3-0	4-0
ネスピレン		6~7-0	
マクソン	5-0	5-0	5-0
CR シルク	3-0	3-0	3-0
チタンワイヤ	3本	3本	
シリコンソラシックカテーテル			
ストレート	24 Fr 1本	24 Fr 1本	12~24 Fr 1本
アングル	24 Fr 1本	24 Fr 1本	
メラコネクター付接続管	2本	2本	
メラアクアコンフォート	1	1	

* 冠動脈バイパス術では，off pump か on pump かで消耗品も多少違ってくる．

表3-10　手術室で使用する薬剤

消毒薬	手指消毒用薬剤	ウエルフォーム®, クロルヘキシジンスクラブ, ポビドンヨードスクラブなど
	術野消毒用薬剤	クロルヘキシジンエタノール1%, ポビドンヨード液10%など
麻酔薬	吸入麻酔薬	セボフルラン, 笑気など
	静注麻酔薬	フェンタニル, モルヒネ塩酸塩, レミフェンタニル塩酸塩, ベクロニウム, プロポフォール, チオペンタールナトリウム, ミダゾラムなど
輸液・血液製剤など	輸液用電解質溶液, 糖液	生理食塩液, ソリタ-T®液, ブドウ糖液, ソリューゲン®, ビカーボン®, ラクテック®, ハルトマン®液など
	血液・血液製剤	自己血, 赤血球濃厚液, 新鮮凍結血漿, 濃縮血小板など
	電解質補正薬など	炭酸水素ナトリウム, 塩化カリウム溶液, 塩化カルシウム溶液, グルコン酸カルシウム水和物など
強心薬, 昇圧薬, カテコラミン製剤類		ドパミン塩酸塩, アドレナリン, ドブタミン塩酸塩, ノルアドレナリン, ミルリノン, フェニレフリン塩酸塩, エフェドリンなど
抗不整脈薬		リドカイン塩酸塩, ベラパミル塩酸塩, アミオダロン塩酸塩など
自律神経遮断薬, 血管拡張薬, 解熱鎮痛薬		スガマデクスナトリウム, ニコランジル, パパベリン, オルプリノン塩酸塩水和物, アセトアミノフェン坐剤, アセリオ®静注1,000 mgなど
利尿薬		D-マンニトール, フロセミドなど
抗凝固薬, 止血剤		ヘパリン製剤, ウロキナーゼ, プロタミン, フィブリン接着剤など
ホルモン製剤		インスリン製剤, 副腎皮質ホルモンなど
抗生物質		スルバクタムナトリウム／アンピシリンナトリウム, セファゾリンナトリウム, バンコマイシンなど
ビタミン製剤		メナテトレノンなど

b．麻酔器, その他, 器具の確認

　麻酔器の酸素, 笑気, 空気などがまちがいなく供給されていることを確認する. 電気メスや除細動器, 心電図や動脈圧モニター, 膀胱・直腸・咽頭温度計の作動状態もあらかじめ調べておく.

c．手術器械の配置

　図3-4, 図3-5に開心術の場合の手術器械の配置を例示する. 人工心肺や器械台などは, 術者の好みや, 中央配管や麻酔器の位置, モニター画面の配線などといった施設の状況によって配置が異なる.

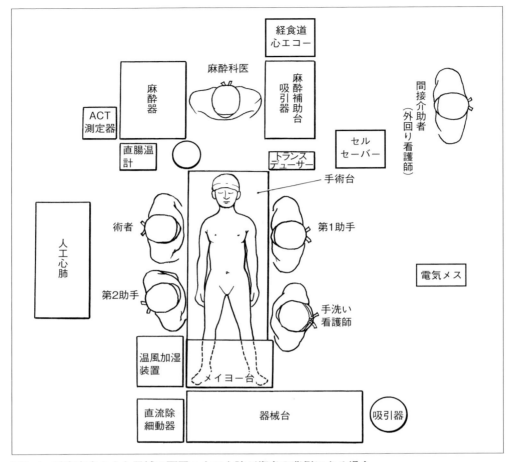

図3-4　手術室内の人と器械の配置：人工心肺が術者の背側にある場合

III　患者入室時の処置

　手術を受ける患者は，未知の事柄に対する恐怖，家族からの隔離，手術に対する不安を抱えている．これらのストレスが術後合併症の原因となることも考えられる．看護師は笑顔で患者を迎え，挨拶を交わし，本人であることを確認する．外回り看護師は，患者の状態，不安や緊張の程度を確認した後に，病棟看護師より申し送りを受け，外科担当医・麻酔科医とともにすべての同意書の内容と日付，署名の有無を確認する．このとき，患者に対して孤独感を与えないように配慮し，不安の軽減に努める．

① 手術室前室で，患者の氏名とIDを確認する（本人に姓名を名乗ってもらい，IDをネームバンドで確認）
② 手術室前室から手術室に患者を誘導する．歩行入室か，車椅子やストレッチャーでの搬送かは患者の状態や手術室内の構造などによる．移動するときは，看護師は患者に寄り添い，声をかけたりタッチングするなど緊張の緩和に努めると同時に，胸部症状や全身

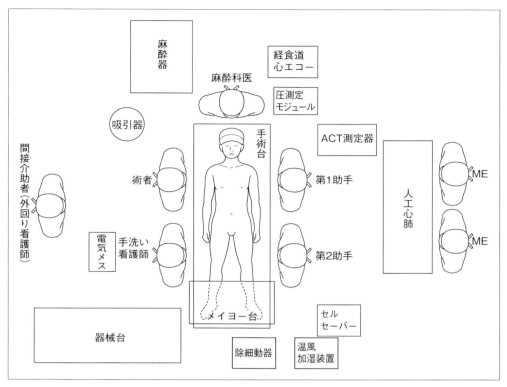

図3-5 手術室内の人と器械の配置：人工心肺が術者の対面にある場合

　　状態の観察を行う．
③ ストレッチャーで搬送する場合，安全に手術台へ移動するために適切な人員を確保する．
④ 患者の保温に努め，不必要な露出は避け，迅速にモニターを装着する．
⑤ 心臓血管外科手術 Safety Checklist（図3-6）にもとづき，医師，看護師，臨床工学技士とともに麻酔導入前確認を行う．
⑥ 意識のはっきりした患者には過度の緊張をきたさないよう心理的配慮をし，不安の軽減に努める．

　これらの操作中は患者から決して目を離さず，顔のみえる位置に立ち，そばに寄り添う．手術台は非常に狭いため，誤って転落することのないように注意する．
　重症患者や緊急患者は，ERやICUより病棟ベッドのまま直接手術室に入室する．その場合は慎重に患者を手術台に移動し，すぐにモニターを装着する．また，カテコラミン製剤の点滴や大動脈内バルーンパンピングなどの補助循環が使われていることがあるので，移動の際はこれらが外れないように細心の注意を払う．

心臓血管外科手術　Safety Checklist

患者シール貼付欄

年　　月　　日

1. サイン・イン（麻酔導入前）（◎）

入室前に麻酔科とNsで確認（◎）

1) MRSAの確認

2) 術前準備の確認
　・血液型、種類、単位数、自己血の有無

前室にて主治医・麻酔科・Nsで確認（◎）

1) 患者氏名、手術疾患、手術方法の確認

2) 手術側の確認（左右ある場合）

3) 承諾書の確認

4) アレルギーの有無の確認

5) 抗生剤投与の有無の確認

6) PM植込み時の業者への連絡の有無

入室後確認

1) 準備血確認の実施の有無（□）

2) 麻酔機器は正常に起動できているか（□）

3) 術中使用薬剤は準備されているか（□）

4) 体外循環装置は準備されているか（■）

5) モニター（心電図、パルスオキシメーター）は装着しているか（△：■）

実施時間、実施者

2. タイム・アウト（手術開始前）

1) 手術に関わるメンバーの役割・名前の紹介（執刀医、交代者、見学者含む）

2) 患者氏名、手術内容の確認（○）（左右がある場合は、確認を行う）

3) 必要な手術器具の確認（特殊器械、人工弁、人工血管など）（○）

4) 体外循環技師の準備状況の確認（■）

5) 感染症の有無

6) 輸血の手術室内への搬入の有無（△）

実施時間、実施者

3. サインアウト

1) 手術器具、針、ガーゼの確認（△）

2) 患者氏名、手術式の振り返り（○）

3) 検体・検査方法の確認（○・△）

4) 術後管理についての申し送り事項確認（□）

実施時間

特記事項：ICUへ申し送り事項

主治医　　麻酔科医　　看護師

★この用紙は輸血BOXに入れて、患者とともにICUへ移動する。

○ 外科医への確認
□ 麻酔科医への確認
△ 看護師への確認
◎ 全員への確認
■ MEへの確認

図3-6　心臓血管外科手術 Safety Checklist（榊原記念病院手術室例）
Ns：看護師，PM：ペースメーカ

Ⅳ 麻酔中のモニター

麻酔中のルーチンなモニターとしては，心電図（原則として5極誘導），経皮的動脈血酸素飽和度（SpO_2），非観血的血圧，呼気ガス，体温，尿量がある．侵襲的モニターとして観血的血圧，中心静脈圧，肺動脈圧，経食道心エコー，脳波などがある．これらを手術・患者の状態に応じて使い分ける．

A 心電図，SpO_2，非観血的血圧

術中の心電図モニターは5極誘導で行う．胸部の電極はなるべく胸部誘導V_5の位置に付け，消毒薬の垂れ込みを防ぐため専用シールやフィルム剤などで保護する．モニターには Ⅱ誘導と心筋虚血の検出率が高いV_5かV_4誘導を同時に表示する．SpO_2はパルスオキシメーターを用いて測定する．非観血的血圧は上腕にマンシェットを巻き，自動血圧計で測定する．

B 呼気ガス

麻酔器回路と気管チューブの間に装着し，炭酸ガス，酸素，笑気，セボフルランなどの麻酔ガスの濃度または分圧を持続的に測定するモニターである．このうち，とくに呼気終末炭酸ガス分圧は動脈血炭酸ガス分圧を反映するので，換気状態のモニターとして有用である．

C 体 温

中枢温として膀胱温や直腸温，鼻咽頭温を，末梢温として足底皮膚温をモニターする．

D 尿 量

膀胱に温度センサー付きバルーンカテーテルを留置し，計量ボトルに接続して尿量を計測する．カテーテルは麻酔導入後すぐに挿入する．

E 観血的血圧

観血的血圧は，橈骨動脈に20～24ゲージの留置針を直接穿刺し，ディスポーザブル血圧トランスデューサーを用いて測定する．人工心肺を用いる手術や後述する肺動脈カテーテルを挿入する症例では，3種の圧を同時測定できるトリプルのトランスデューサーを使用する（図3-7）．

通常は麻酔導入後に動脈圧ラインを確保するか，心機能が極度に低下した症例や心タンポナーデ，大動脈瘤破裂などでは，麻酔導入時の循環動態の変動をリアルタイムでモニターするため，麻酔導入前に局所麻酔下に挿入する場合もある．局所麻酔を行っても痛みやしびれを感じることがあるため，胸部症状の観察と不安軽減に努める．

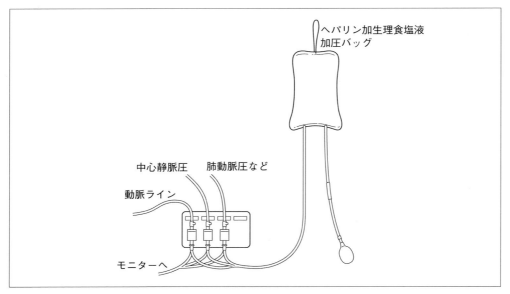

図3-7 トランスデューサー

F 中心静脈圧

麻酔導入後に中心静脈にカテーテルを挿入して測定する．小児では大腿静脈を消毒後穿刺し，セルジンガー（Seldinger）法によりトリプルルーメンのカテーテルを挿入して，輸血，循環作動薬投与，中心静脈圧測定に用いている．

成人では，右内頸静脈に清潔操作にて直接穿刺によりダブルルーメンカテーテルを挿入，一方のルーメンより昇圧系循環作動薬を，他方より拡張系循環作動薬を投与している．その他，腹部大動脈瘤破裂や胸腹部大動脈瘤など急速輸血が必要な症例では，透析用ブラッドアクセスカテーテルなどを挿入し，急速輸血ポンプを使用することもある．この際，刺入部の観察を頻回に行えるように腕を固定台に載せ，ライントラブルを予防する．

G 経食道心エコー

開心術，胸部大動脈手術，冠動脈バイパス術を含む心臓外科全症例で経食道心エコーを用いていることが望ましい．**図3-8**に示すプローブを成人・小児に応じて使い分け，麻酔導入・気管挿管後プローブを挿入している．経食道心エコーの周術期使用の利点を**表3-11**に示す．

H 脳波

脳波モニター（BISモニター；**図3-9**）により測定する．鎮静度，つまり麻酔薬の効果をみるために使用される．単チャンネルではあるが脳波の生波形もみることができるので，体外循環，とくに超低体温・選択的脳灌流使用後，復温時の脳波の回復過程を確認する目的でも利用している．

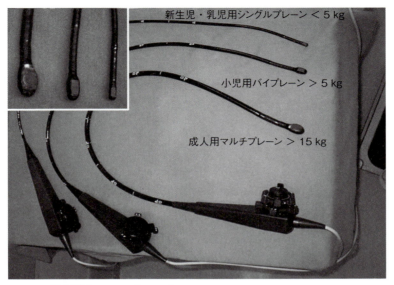

図3-8 経食道心エコープローブ

表3-11 経食道心エコー周術期使用の利点:周術期の病態に関するリアルタイムな情報収集

① 手術中の心機能モニター	手術中の心室収縮機能,心室充満,各弁の逆流状態,心筋虚血などのモニター
② 手術方針変更・修正	術前見逃された心房中隔欠損,卵円孔開存,動脈管開存,左房内血栓の発見
③ 予期せぬイベントへの対応	送血部の解離の発見,低血圧・低心拍出状態の原因追求
④ 手術手技の補助	逆行性冠灌流カテーテルの位置,大腿静脈からの長脱血カニューラ挿入時の位置,体外循環離脱前の空気除去などの確認
⑤ 手術結果の評価	僧帽弁形成の成否,遺残病変の有無,血流転換の成否,およびそれらに対する追加処置の必要性の判断

I 近赤外線脳酸素モニター

前額部頭皮に装着するオキシメーターで測定する.選択的脳灌流が適切に行われているかをモニターするため使用する.循環停止症例では,体循環再開時の腎血流や下肢など末梢血流の回復過程を確認する目的でも使用できる.

J 肺動脈圧

肺動脈カテーテル(スワン・ガンツカテーテル)を右内頸静脈に挿入して測定する.肺動脈圧,肺動脈楔入圧,心拍出量,混合静脈血酸素飽和度を測定できる.心拍出量は持続的に測定でき,さらに右室拡張末期容量も持続的に測定できる機種もある.右内頸静脈穿刺によりシースイントロデューサーを挿入し,圧波形をモニターしながら肺動脈まで誘導する.

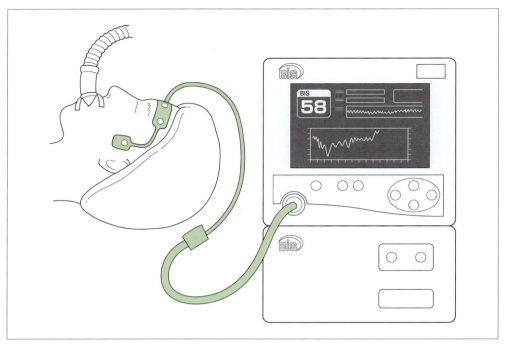

図3-9　BIS モニター

　2000年代初めより，肺動脈カテーテルの長期使用で血栓症や肺塞栓などの合併症の増加や重症症例や敗血症などの予後を改善しないという報告が多くなり，肺動脈カテーテルの使用頻度は減少している．術中の左心機能のモニタリングには経食道心エコーが使用される．

V　麻酔導入と各種ラインの確保

A　導入準備，モニターの装着

　麻酔導入前に，表3-12に示す事項を麻酔科医と協力して確認する．心臓・大血管手術では麻酔中，カテコラミン製剤など多くの循環作動薬を使用するので，それらがすぐに使用できるようにシリンジポンプを準備しておく．またICU移送時にも投与を続けるので，図3-10のような充電池付きのシリンジポンプのツリーを準備しておくとよい．麻酔導入前後は循環動態の変動が起きやすいので厳重に注意するとともに，表3-13に示すような緊急薬剤も準備しておく．

　麻酔導入前に，図3-11のように心電図，パルスオキシメーター，非観血的血圧を装着する．心臓血管外科手術 Safety Checklist（図3-6参照）をもとに，医師，看護師，臨床工学技士とともに麻酔導入前確認を行う．

表3-12 麻酔導入前の確認

看護師が 確認すべきこと	① 酸素,笑気,空気の配管接続 ② 吸引の準備 ③ 各種薬剤の準備と薬剤名の記入 ④ 麻酔器,モニター,除細動器の電源,シリンジポンプ充電の確認 ⑤ 喉頭鏡の点灯の確認 ⑥ 気管チューブの準備の確認
麻酔科医が 確認すべきこと	① 麻酔回路のリークテスト ② 呼吸器の設定 ③ 気管チューブの選択,準備 ④ 喉頭鏡の適切なブレードの選択と点灯確認 ⑤ 各種薬剤の確認,シリンジポンプのセット ⑥ 圧モニターラインの確認 ⑦ 点滴経路の確認 ⑧ 心電図,パルスオキシメーター,自動血圧計の作動・データの確認

表3-13 麻酔導入時に準備すべき緊急薬剤

ボーラス投与用	① フェニレフリン ② エフェドリン ③ 塩化カルシウム ④ 静注用リドカイン ⑤ アトロピン

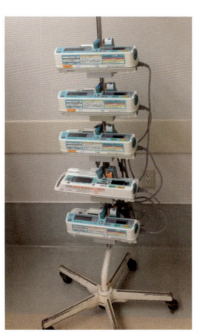

図3-10 シリンジポンプツリー

B 末梢静脈ラインの確保

　前腕の皮静脈に留置針で確保する．小児で比較的全身状態がよく，後述する吸入麻酔薬による麻酔導入が可能と思われる症例では，吸入麻酔薬による麻酔導入の後，末梢静脈ラインを確保する．

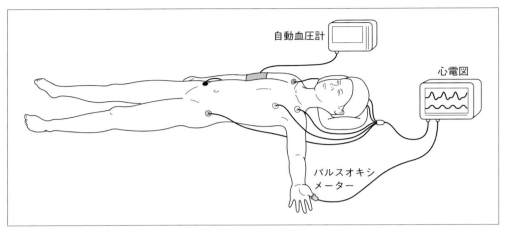

図3-11　麻酔導入前

C　麻酔導入

　麻酔の導入は酸素の吸入から始まる．特殊な例を除き，純酸素をマスクで吸入させる．以下，静脈麻酔薬による導入について示す．

　静脈麻酔薬としては，フェンタニルクエン酸塩とプロポフォールまたはミダゾラムを投与する．呼名に反応しなくなったら，下顎を挙上することにより気道確保し，マスクで補助呼吸しながら，筋弛緩薬（ベクロニウムまたはロクロニウム）を静注する．マスクで調節呼吸しながら動脈ラインの確保を待ち，必要に応じフェンタニルクエン酸塩を追加投与した後，喉頭鏡を用い喉頭展開し，気管挿管する．気管チューブのカフに，陽圧換気時にガスが漏れない程度まで空気を注入する．チューブ先端の位置が深くなりすぎないよう，左右の肺を聴診して確認する．接着テープでチューブを固定する．

　小児で全身状態が良好な場合は，吸入麻酔薬による導入が施行される．酸素と笑気をあらかじめ笑気50～66%となるよう流量を調節し，マスクで吸入させる．患児が落ち着いている場合には，セボフルランの濃度を0.5%ずつ，大まかに3呼吸ごとに5%まで上昇させる．啼泣して暴れているような場合には，最初から5%で吸入させる．通常，患児は一度静かになった後，興奮期となり体動し，再び不動となる．このころから補助呼吸を開始し，静脈ラインを確保する．その後，アトロピンと筋弛緩薬（ベクロニウムまたはロクロニウム）を静注し，気管挿管する．ただし，重症例では静脈ラインの確保を先に行うことが推奨されている．

　麻酔導入後，さらに必要なラインの確保，モニターの装着を行う．

　以上の患者入室から消毒開始までの流れを表3-14に示す．使用する静脈ラインと用途も表3-15に示す．モニターの装着が完了すると図3-12のようになる．

表3-14 入室から消毒までの流れ

成人例	① パルスオキシメーター，心電図，血圧計装着，測定開始 ② 静脈路確保 ③ 酸素投与 ④ 静脈麻酔薬投与 ⑤ 筋弛緩薬投与 ⑥ 用手的人工呼吸　　尿道カテーテル挿入　　・動脈ライン確保 　　　　　　　　　　　　　　　　　　　　・静脈ライン確保 ⑦ 気管挿管 ⑧ 中心静脈ライン確保（肘部尺側皮静脈） 　　　　　　　　　　（右内頸静脈，必要時スワン・ガンツシース） ⑨ 経食道心エコープローブ挿入 ⑩ BISモニター装着 ⑪ 体位固定・スクリーン設置 ⑫ 消毒開始
小児例 （吸入麻酔薬 による導入）	① パルスオキシメーター，（心電図，血圧計）装着 ② 酸素・笑気吸入 ③ セボフルランも吸入（徐々に濃度上昇） ④ 静脈ライン，動脈ライン確保 ⑤ 筋弛緩薬投与 ⑥ 気管挿管 ⑦ 尿道カテーテル挿入　　経食道心エコープローブ挿入 ⑧ 中心静脈ライン確保（大腿静脈，トリプルルーメン） ⑨ 体位固定・小児用スクリーン設置 ⑩ 消毒開始

表3-15 静脈ラインと用途例

成人開心術	a．末梢静脈ライン 　　麻酔導入時の薬物投与ルート，輸液投与 b．肘部尺側皮静脈中心静脈ライン 　　① 昇圧系循環作動薬（カテコラミン製剤）投与ルート 　　② 血管拡張薬投与ルート c．内頸静脈中心静脈ライン 　　① シース側管 …………………… ポンプ残血・輸血投与 　　② 肺動脈カテーテル遠位端 ………… 肺動脈圧測定 　　③ 肺動脈カテーテル近位ポート …… 中心静脈圧測定
小児開心術	a．末梢静脈ライン 　　麻酔導入時の薬物投与ルート，輸液投与 b．大腿静脈中心静脈ライン（トリプル） 　　① 遠位端 ……………………………… 輸血 　　② 近位ポート ……………………… 中心静脈圧測定 　　③ 中間位ポート …………………… 循環作動薬投与

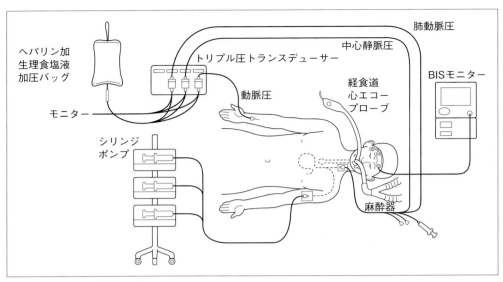

図3-12　モニター装着の完了

VI 体位の固定

A 胸骨正中切開

　胸骨正中切開では患者を仰臥位に固定する（**図3-13A**）．両上下肢を抑制帯で手術台に固定する．

　抑制帯は適度にゆるみをもたせ，圧迫による神経麻痺を防止する．肩枕を入れて胸部をやや持ち上げる．

　大伏在静脈を用いる冠動脈バイパスでは，大伏在静脈採取のために膝関節や足関節の下に枕を使用し開脚位とするが（**図3-13B**），腓骨神経麻痺や尖足にならないように固定する．

B MICS（低侵襲心臓手術）を含む側方開胸

　右あるいは左の側方開胸では，切開する側の胸を上にして体を固定する（**図3-14A**）．この場合，前側方開胸では乳房が，側方開胸では腋窩中線が，後側方開胸では肩甲骨が一番高くなる（**図3-14B**）．

　体幹を，マジックベッド（日興ファインズ工業）や枕を用いて，左右必要な方向に体位固定する．マジックベッドと体幹の間には体圧分散寝具を使用し，褥瘡を予防する．下の腕は静脈還流を悪化させないように腋窩下に補助枕を入れる．このとき，腕神経叢の圧迫による神経損傷を回避するため，腋窩部に隙間ができるようにする．手台に載せ，80°から90°の外転位とする．上の腕は上肢台を用いて顔の上に挙上するが，肩より挙上させず肩関節も90°以上外転させない．上肢台の角によって圧迫がかからないように高さや位置を調

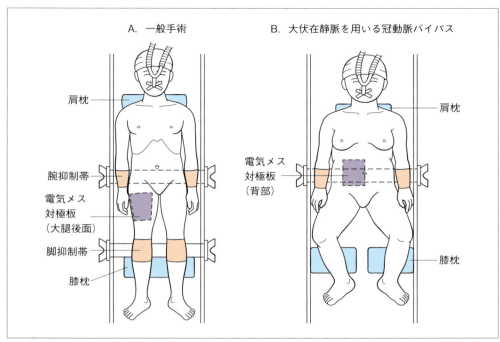

図3-13 胸骨正中切開の体位
肩枕や膝枕は体圧分散寝具の下に入れ使用する.

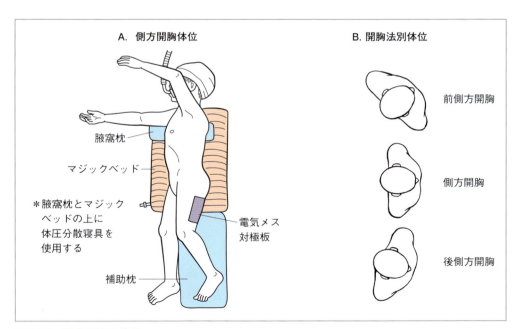

図3-14 側方開胸の体位

節し，体圧分散寝具を敷いた上に上肢を固定する．麻酔用の枠（アーチ）に挙上した腕を軽く吊る方法もある．

下側の下肢は軽く膝を曲げ，脚間に圧迫防止用の枕を入れ，両下肢が重ならないようにする．大腿動脈や大腿静脈からカニューラを入れる場合は，腰部から下肢は仰臥位となるように固定する．

C その他の操作

電気メスの対極板は，体位を固定する前に，成人一般手術では右大腿後面または背部に，冠動脈バイパスおよび乳幼児の手術では背部に貼り付ける．大腿後面に貼る場合は大伏在静脈の走行を避けるように貼る．対極板に消毒液が垂れ込むことで，電気メスが使用できなかったり，熱傷を起こす可能性があるため，フィルム剤などで保護する．麻酔用の枠（アーチ）を取り付けて位置と高さを調節する．手術作業台（メイヨー台）を，患者の足元で手術台に固定する．最後に，手術台を必要な高さに調整する．

VII 手洗いとガウンの着衣

直接介助を行う看護師を「手洗い看護師」という．手洗い看護師は標準予防策としての手洗いを実施後，持続殺菌効果のある擦式消毒用アルコール製剤を手指から前腕に十分に擦り込み，手術時手洗いを終了する．これをラビング法と呼び，米国疾病管理予防センター（CDC）ガイドラインや日本手術医学会が作成した『手術医療の実践ガイドライン（改訂版）』（2013年）において推奨されている．従来のブラシを用いたスクラブ法はブラシによる皮膚のダメージが手荒れの原因となり，細菌増殖によりSSIの発症率を高める危険があることが指摘されている[1]．

滅菌ずみディスポーザブルガウンの外側の包みを助手が開き，手洗い看護師は中の清潔ガウンを取り出す．間接介助者は手洗い看護師に触れないようにガウンのひもの結び目をもらって，順番に手洗い看護師の背後で結ぶ．

VIII 術野消毒とドレーピング

手術野の皮膚消毒には，各種アルコール製剤，ポビドンヨード製剤，クロルヘキシジン製剤などを用いる．

ステンレスボウルまたはビーカーに大きなロール消毒綿を5〜6個入れて，そこに上記の生体消毒薬を注ぐ．消毒用鉗子で消毒綿を摘み，術者が患者の皮膚をまんべんなく消毒する．

消毒の手順は胸部の切開部位から始めて，順次外側へと拡げていく．その際，消毒液が腋窩や頸，陰部など皮膚の接した部分に残らないように注意する．これらの部位に消毒液が残っていると消毒液自体による化学熱傷や電気メスによる熱傷が生じることがある．アルコール製剤などの可燃性の消毒液を使用する場合は，電気メスを使用すると引火する可能性があるため，しっかりと乾燥させる．

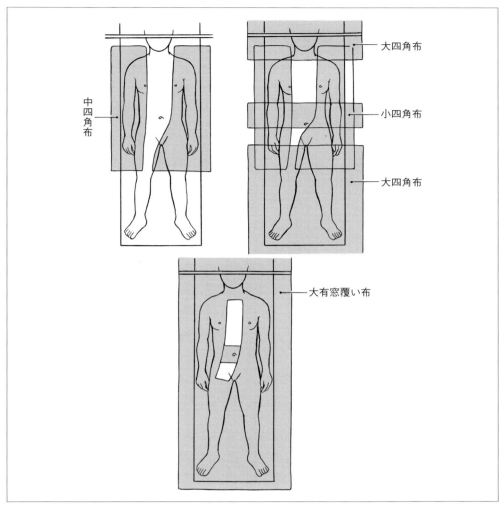

図3-15 胸骨正中切開のドレーピング

　術野消毒が終わったら，滅菌覆い布（四角布）を患者にかけ，手術野を作る．この作業をドレーピングという．ドレーピングは施設によってその方法が異なる．本項ではその1例を示す．

A 胸骨正中切開（一般開心術）

① 胸骨正中切開で行う一般の開心術では，術者と第1助手が中四角布を胸から大腿部までの側面にかける（図3-15）．このとき，右あるいは左のどちらか，または両側の鼠径部が出るようにする．
② 腹部に横に小四角布をかけ，大四角布を鎖骨の高さから上に1枚と，大腿より下方に1枚かける．
③ 皮膚に密着する抗菌性粘着切開部ドレープを，胸骨正中部と鼠径部に布の上から張り付ける．

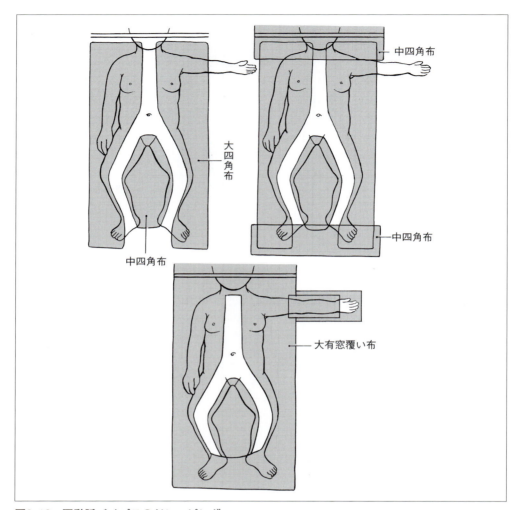

図3-16 冠動脈バイパスのドレーピング

④ 次いで大きな縦穴のある大有窓覆い布をかぶせる．なお粘着切開部ドレープはSSIに関するガイドラインで使用の推奨に議論の余地がある現状（2018年現在）があり，使用は各施設の選択に任される．

B 冠動脈バイパス

消毒は両足先端まで行い，股間部に三角形に折りたたんだ四角布を置いて，胸骨上部から足先までみえるようにドレーピングする（図3-16）．

C MICS（低侵襲心臓手術）を含む側方開胸

術野消毒とドレーピングは胸骨正中切開の場合と同じである．
① 術者が消毒液で皮膚消毒を行った後，図3-17のように背部・前胸部の両側に四角布をかけ，次いで頭側・腹側にそれぞれ大四角布をかける．大腿動脈・大腿静脈からカニュレーションを行う場合は，両側鼠径部を露出させるように大四角布を大腿からかける．

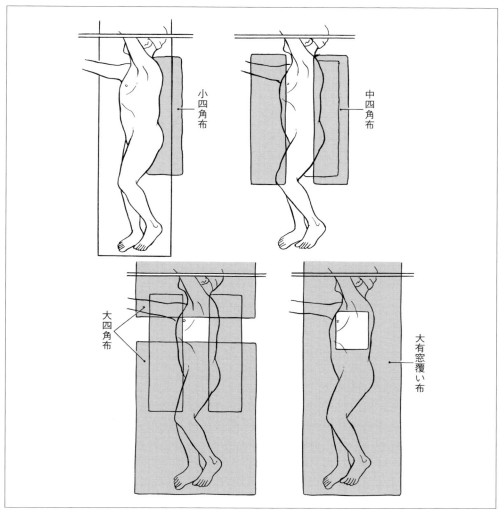

図3-17 側方開胸ドレーピング

後側方開胸ではまず体を前側に倒して，背部を消毒し，四角布を1枚背面に入れる．
② 抗菌性粘着切開部ドレープを張り付けた後に，大有窓覆い布をかける．側方開胸では，ドレーピング前に開胸予定の肋間が分かるように，フェルトペンで皮膚に印を付けておくとよい．

最近では，一体型のディスポーザブル覆い布製品などを用いることもあり，比較的簡便にドレーピングが可能となっている．

IX 手術介助

手術の介助には直接介助と間接介助がある．直接介助者（手洗い看護師）は，手術操作が円滑に行われるように手術野に直接参加し，術者に必要な器具・材料などを受け渡しする．術者とのコンビネーションが要求されるので，手術野となる身体の解剖や術式をよく

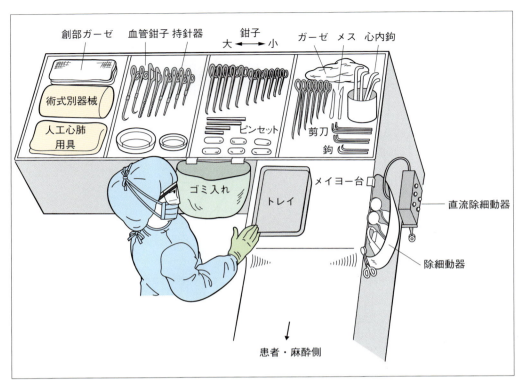

図3-18　滅菌器械の配置（図3-4の場合）

理解するとともに，器具の取り扱いにも熟練することが必要である．また，滅菌器械の配置は手洗い看護師がスムーズに器械出しをするために重要である．図3-18，図3-19に配置の一例を示す．

　間接介助者（外回り看護師）は，手術全体の流れを的確に把握し，手術の進行に応じ患者の変化をいち早くとらえる役割を担っている．そのためには術者，麻酔科医，手洗い看護師，臨床工学技士とのよいチームワークが大切である．手術中の患者の観察は患者の生命を守る上で重要で，不適切な体位の固定や圧迫による末梢神経障害・循環障害や医療機器による熱傷などを未然に防ぐために，幅広い知識と判断力が要求される．さらに，円滑に手術が進行するよう，手術に必要な薬剤や医療材料を速やかに供給することが重要であり，手術室で経験を積んだ看護師がこれを担当することが望ましい．

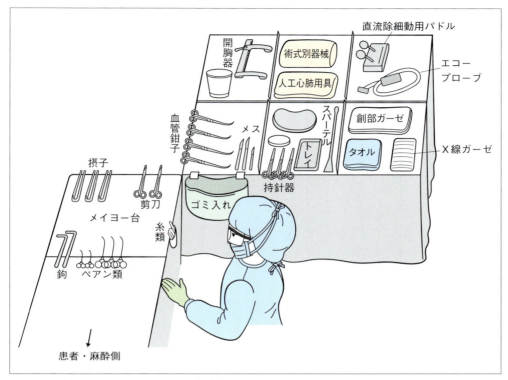

図3-19　滅菌器械の配置（図3-5の場合）

X 手術終了後の処置と注意

A 手術終了後の処置

　手術終了時，手術野は図3-20に示した状態である．手術終了後，表3-16の手順で手術清潔野の解除を行う．四角布・ドレープを除去した後，電気メス対極板や体温計を取り去る．循環動態が安定していれば，体幹を半側臥位程度にし，背部・腰部の皮膚異常や褥瘡の有無を確認する（とくに対極板装着部位や仙骨部，踵部）．点滴ラインを移動可能とし，動脈圧モニターのみ残し，集中治療室ベッドに患者を移動する．ベッドはあらかじめ電気毛布で温めておき，患者を手術台から集中治療室（ICU）ベッドに移動するときは，挿入されているラインや尿道カテーテル，ドレーンを抜去しないように人員を配置し安全に行う．

B 集中治療室への移送

　ベッドに患者を移し，動脈圧モニターや心電図・パルスオキシメーターを接続，シリンジポンプを充電池駆動とし，ジャクソンリース回路で純酸素投与下に人工呼吸しながら移送する．大動脈内バルーンパンピング（IABP）使用中の患者では臨床工学技士の同行が必要となる．手術終了時にペースメーカを使用している症例では移送中も使用を続ける（図3-21）．

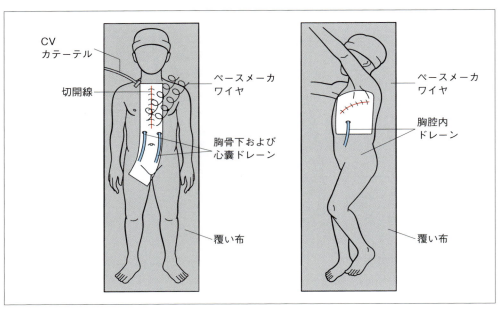

図3-20 手術終了時の手術野

表3-16 手術後の処置（胸骨正中切開の場合）

① 手術創皮膚消毒，ドレッシング剤による被覆
② ドレーン持続吸引開始
③ 手術野のすべての器材の除去（電気メスコード，吸引管，布鉗子，袋など）
④ 四角布，ドレープの除去
⑤ メイヨー台，L型スクリーンの除去
⑥ テープによるドレーン・CVラインの固定
⑦ 創部以外の皮膚の清拭
⑧ 電気メス対極板除去，皮膚障害の有無確認
⑨ 四肢抑制帯除去
⑩ 鼻咽頭温度プローブの除去
⑪ 胸部X線撮影
⑫ ICUベッドの搬入
⑬ 尿道カテーテル移動
⑭ 心電図除去
⑮ 麻酔器を一時はずす
⑯ 患者を手術台からICUベッドに移動
⑰ ジャクソンリース回路で人工呼吸開始
⑱ 動脈圧モニター接続解除，トランスデューサー移動
⑲ シリンジポンプを充電池駆動
⑳ 手術室からICUへ移送開始

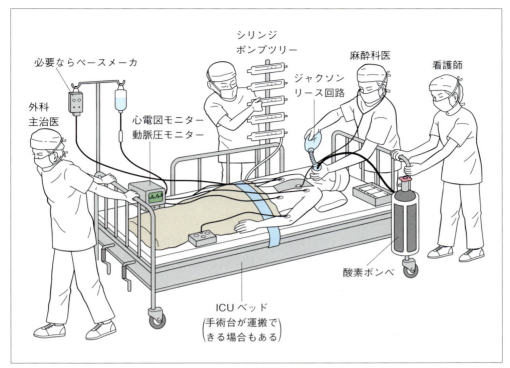

図3-21 手術室から集中治療室への患者の移送

XI 手術中の記録

手術中の記録には，① 手術記録，② 麻酔記録，③ 人工心肺記録，④ 手術看護記録，⑤ 手術会計票などがある．

A 手術記録

手術記録は，原則として手術執刀医が記入または入力する．記載内容は手術の手順と術中の所見および術中の問題点であり，順を追って正確に記述する．

B 麻酔記録

麻酔科医が，手術室入室から退室までの患者の状態と投薬などの麻酔施行内容を記録するものである．現在はバイタルサインや循環動態の各種パラメーターを自動的に記録できる電子麻酔記録システムを採用している施設も多く，投薬記録・修正履歴も含めたレポートを印刷して，これを麻酔記録としている．

C 人工心肺記録

人工心肺を使用した場合に，人工心肺担当者はその経過を記録する．人工肺や回路の種類，充填液の種類と量，送血流量，送・脱血温，体温，希釈率，人工心肺開始時刻・終了

時刻，完全体外循環時間，大動脈遮断時間，水分バランス，血液バランス，体外循環中に追加した薬剤の種類や量，血液ガス分析，電解質測定値，賦活凝固時間（activated clotting time：ACT）や血糖値などを，記載または入力する．

D 手術看護記録と手術会計票

術中の血液，水分のバランスや使用した薬剤や医療材料などは，間接介助者（外回り看護師）が最もよく把握している．**図3-22**に術中の看護記録の一例を示す．看護師が手術に際して記録するものとしては，手術看護記録のほか術前訪問記録（**図3-23**），標準看護計画（**図3-24**），手術会計票（**図3-25**）などがある．

一般に心臓・大血管手術は長時間にわたることが多い．術中記録は勤務者が途中で交代しても一見して分かるように，使用薬品や医療材料，処置などを時間ごとに入力していく．記入にあたって，術中の変化や状況について麻酔科医や外科医の判断が必要であれば確認をとりながら正確に入力する．また，看護記録は標準看護計画に基づき，看護判断と看護援助の過程が明確にたどれるように記録し，術後の看護に活かされるような内容にしなくてはならない．

XII 緊急手術

心疾患の患者は緊急手術が少なくない．このため，心疾患を扱う病院では，常時緊急手術のできる体制を整えておかねばならない．

緊急手術の対象は，急性大動脈解離や大動脈瘤破裂後の心破裂，無酸素発作を繰り返す先天性心疾患などの他，**表3-17**に示す合併症などがある．

緊急手術を行う場合に必要なことは，次の点である．
① 患者の情報を正確に把握して，関係者への指示を統一する．
② 病院内のどこででも手術ができるように，移動用手術器具および麻酔用具を一式用意しておく．

A 情報の把握と命令系統の一本化

緊急手術の準備に必要な情報を**表3-18**に示す．緊急手術では，まず，どこで，誰に，何が起きたのか，それに対して，どこで，どのような手術を，どの程度急いで行うのか，といった手術に関する情報を正確に把握しなければならない．次いで，輸血，緊急薬や特殊な医療材料が必要か否か，手術に必要な人員は何名か，人工心肺や特定医療器械を使用するかどうかなどを各部署に連絡する必要がある．

緊急手術では命令系統を一本化し，情報が混乱しないようにする（**図3-26**）．内科主治医は外科医に連絡して，手術の実施を決定した後，病棟看護師を通じて家族に連絡する．外科医は手術室看護師，麻酔科医，検査技師（輸血，人工心肺技師など），ICUなどに緊急手術の連絡を行い，必要な数の外科医を招集する．これらの指示はそれぞれの部門の指導的立場の者が行い，連絡を受けた後は，手術の準備ができ次第，外科主治医と麻酔科医に連絡する．

図3-22 手術看護記録（榊原記念病院手術室例）

図3-23 手術看護術前訪問記録（榊原記念病院手術室例）

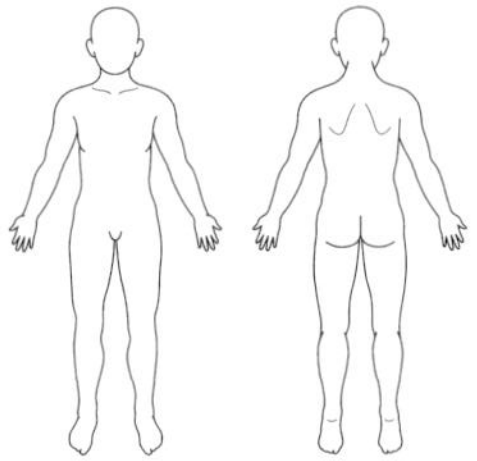

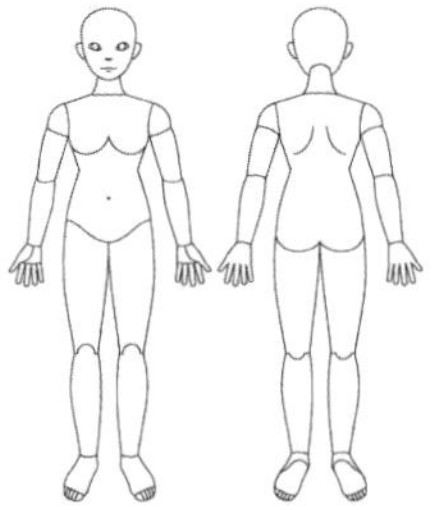

3章　心臓・大血管手術の患者管理と看護　❷手術室での患者管理と看護

A．呼吸（共通）

看護問題	看護目標	看護計画
＃ 手術および麻酔に関連した呼吸状態の変調の恐れがある ［因子］ □挿管 □麻酔 □体位 □低体温 □絶飲食時間 □喫煙歴 （　　　　　　　） □肥満 □呼吸器疾患 （　　　　　　　） □喘息 □その他（　　　　　）	・術後無機肺，肺炎を起こさない ・安定した呼吸状態を維持する （SpO$_2$ 95％以上）	［O-P］ ① バイタルサインの観察を行う ② 薬剤の使用状況の確認を行う ③ 既往歴の把握を行う ④ 肺機能検査結果を確認する（％FVC，FEV1％） ⑤ 胸郭，呼吸状態の確認を行う 　ⅰ）胸郭の動き，カプノメータの波形，挿管チューブの曇り，呼吸音の聴取，左右差の有無 　ⅱ）舌根沈下の有無，喘鳴の有無 ⑥ チアノーゼの有無の観察を行う ［T-P］ ① 必要物品，器具の確認を行う ② 必要時，挿管介助を行う ③ 緊張緩和のための声かけ，タッチングを行う ④ 挿管困難時の介助を行う（気管支ファイバー，エアウェイスコープ，ファーストラック） 　＊挿管困難時のアルゴリズムに順ずる ⑤ 必要な場合は，深呼吸を促す ⑥ 疼痛の有無の確認を行う ⑦ 体温管理を行う ⑧ 手術の状況に応じた対応を行う ⑨ 異常を感じたときは，すぐに麻酔科に報告を行う ⑩ 口腔内洗浄の準備を行う

B．循環（弁膜症）

看護問題	看護目標	看護計画
＃ 手術・麻酔に関連した循環動態の変動の恐れがある ［因子］ □体位（　　　　　　） □麻酔 □人工心肺使用 □低体温 □高齢 □合併症 　□糖尿病 　□脂質異常症 　□その他（　　　　） 　　　　（　　　　） 　　　　（　　　　）	安定した循環動態が保てる （平均血圧 80 mmHg が維持できる） 【評価時期】 ・手術室退室時	［O-P］ ① 表情や言動より，不安，緊張の有無，程度の把握を行う ② バイタルサイン（血圧，脈拍，体温，呼吸，SpO$_2$）の変動を観察する ③ IN-OUT バランスの観察を行う 　（輸液量，輸血量，尿量，出血量，排液量など） ④ 中心静脈圧の観察を行う ⑤ 検査データの確認を行う 　（Hb, Ht, SpO$_2$, Na, K, Cl, pH, BE, PaCO$_2$など） ⑥ 末梢冷感，チアノーゼの確認を行う ⑦ 輸血使用時は副作用の確認を行う 　（バイタルサイン，皮膚の観察など） ⑧ 使用する薬剤の把握を行う ［T-P］ ① マスクを外し，挨拶を行う ② 緊張緩和のための声かけ，タッチングを行う ③ 異常所見があれば，すぐに麻酔科に報告を行う ④ 輸液の管理の介助を行う ⑤ 必要時，血液製剤・輸血の準備を行う ⑥ 出血量の測定を行う．ガーゼは，乾かないうちにカウントを行う ⑦ 体温管理を行う ⑧ 体内外式除細動の準備を行う ⑨ 点滴刺入部の観察，確実なルート固定と整理を行う 　静脈炎が疑われる場合は，医師への報告を行う ⑩ 手術状況に応じた対応を行う ⑪ 除細動器の準備を行う

図3-24　手術看護標準看護計画（榊原記念病院手術室例）

手術会計票

ID

病名

術式　　　　　　　　　年　月　日

感染症　　HB　HC　MRSA　HIV　Tbc
手術開始時間　時間外　休日　深夜
手術時間　　時　分　ー　時　分
麻酔時間　　時　分　ー　時　分　　麻酔方法

患者年齢区分加算
- 未熟児（出生時体重2500未満、90日以内）(200/100)
- 新生児（<1カ月）(100/100)、
- 乳児（<1歳）(50/100)、
- 1～3歳未満 (20/100)

閉鎖循環式麻酔
- 人工心肺低体温 (200/100)
- 分離肺換気 (100/100)
- 低血圧 (100/100)
- 低体温 (100/100)
- 坐位 (100/100)
- 腹臥位 (50/100)
- 心臓手術（非心肺）(50/100)
- 一歳胸腔鏡下 (10/100)

硬膜外併用（頸・胸部、腰部、仙骨部）
呼吸麻酔ガス濃度監視（頸 or フォーレン）(50)
脊椎麻酔

硬膜外麻酔（頸・胸部、腰部、仙骨部）
脊椎麻酔
球後麻酔
伝達麻酔
局所麻酔

精密持続硬膜外注入
麻酔管理料Ⅰ（脊椎・硬膜外麻酔・硬膜外麻酔）
麻酔管理料Ⅱ（全身麻酔）

手術関連処置

中心静脈カテーテル挿入	A
肺動脈カテーテル挿入	A
尿留置カテーテル挿入	A
胃管挿入	A
人工心肺使用　選択的冠灌流併施加算	A
選択的脳灌流併施加算	A
補助的循環併施加算	A
自己血回収	

検査

非観血的連続血圧測定	L × 分
観血的動脈圧測定	L × 分
中心静脈圧測定	分
心電図モニター（全麻以外）	A
パルスオキシメーター（全麻以外）	A
脳波検査（BIS 100点）	A
心拍出量測定	A
血流量測定	A
術中エコー（経食・術野）	A
術中造影	A

麻酔関連薬剤

酸素	L× 分
笑気	L× 分
フォーレン	%× 分
ディプリバン 20 mL	A
ディプリバンキット 50 mL	A
ドルミカム	A
ラボナール	A
ホリゾン	A
フェンタネスト	A
レペタン	A
レミナロン	A
2%キシロカイン	V
2%キシロカインE	V
1%キシロカイン	V
0.5% マーカイン	A
0.25% マーカイン	A
脊椎用マーカイン S	A
マスキュラックス 10 mg	A
マスキュラックス 4 mg	A
ミオブロック 4 mg	A
サクシン 100 mg	A
硫酸アトロピン	A
ワゴスチグミン	A
ベンタジン 15 mg	V
ベンタジン 30 mg	V
塩酸モルヒネ	A
ネオベルカミン S	A
アナペイン 10 mg/mL	V
アナペイン 2 mg/mL	A
ブレドパ 600	V
イノバン	A
ドブトレックス	A

輸液

ノルアドレナリン	A
ボスミン	A
エフェドリン	A
ネオシネジン	A
プロタノール	A
ミリスロール	A
ミルリーラ	A
ヘルベッサー 50 mg	A
ヘルベッサー 10 mg	A
ニトロール	A
シグマート	A
プロスタンディン 500	V
術中異常高血圧	
ヘパリン	V
硫酸プロタミン	V
メイロン 20 mL	V
メイロン 250 mL	V
ラシックス 20 mg	V
ラシックス 100 mg	V
KCl	V
塩化カルシウム	A
カルチコール	A
硫酸マグネシウム	A
静注用キシロカイン 5 mL	A
ワソラン	A
インデラル	A
ソルコーテフ 100 mg	A
ソルコーテフ 500 mg	A
ヴィーン F 500 mL	本
ヴィーン D 500 mL	本
ラクテック 500 mL	本
生理食塩水 500 mL	本
生理食塩水 100 mL	本
生理食塩水 20 mL	本
ソリタ T1 500 mL	本
ソリタ T1 200 mL	本
ユエキン 500 mL	本
ユエキン 200 mL	本
プラスマネート・カッター	本
ヘスパンダー	本
マンニトール	本
5% ブドウ糖 500 mL	本
5% ブドウ糖 200 mL	本
5% ブドウ糖 100 mL	本
5% ブドウ糖 20 mL	本

輸血

MAP 1単位	本
MAP 2単位	本
FFP 1単位	本
FFP 2単位	本
血小板	単位
自己血（生血）	mL
全血　1単位	本
全血　2単位	本

処置関連薬剤

アンプル類

アドナ	A
トランサミン S	A
トランサミン	A
オビソート	V
セファメジン（0.5・1）g	A
硫酸アミカシン（100・200）mg	A
ゲンタシン 40 mg	A
デカドロン 4 mg	V
破傷風トキソイド	A
トロンビン末	V

点眼薬・軟膏類

ミドリン P	mL
ベノキシール	mL
点眼用キシロカイン	mL
エコリシン眼軟膏	g
テラマイシン眼軟膏	g
サンマイシン眼軟膏	g
プロスタンディン軟膏	g
リンデロン軟膏	
アクロマイシン軟膏（耳鼻科用）	g
インジゴカルミン軟膏	g
キシロカインゼリー	g
ソフラチュール（ cm× cm）	枚

その他の薬剤

BSS プラス 500 mL	本
GRF グルー	本
ティシール（1・2）mL	本
ベリプラスト 5 mL	本
ノバコール（0.5・1）g	本
サージセル　綿型	本
サージセル　ガーゼ型	本
イオパミロン 370(20・50・100)mL	本
オムニパーク 300(20・100)mL	本
ウログラフィン 60% 20 mL	本
注射用蒸留水（500・1000）mL	本
滅菌蒸留水(5・20・500)mL	本
滅菌ビオクタニン 5 mL	本
オリーブ油 20 mL	本
4% キシロカイン 20 mL	本
5000倍ボスミン液	mL

材料ラベル貼付台紙（貼りきれない場合は "続き有" にコピーをして裏に貼付してください。）
材料についているラベルをすべてはりつけてください。血液製剤も同様に。

続き有

図3-25　手術会計票（榊原記念病院手術室例）

表3-17 緊急手術の適応

① 術後合併症	出血，心タンポナーデ，人工弁機能不全，短絡術の急性閉塞など
② 心臓カテーテル検査中の合併症	心臓穿孔，PCI 中の急性冠動脈閉塞など
③ 急性心筋梗塞の合併症	心室破裂，中隔穿孔，僧帽弁閉鎖不全
④ 外傷性のもの	心臓外傷，外傷性大動脈破裂
⑤ 小児心疾患	無酸素発作を反復するチアノーゼ性心疾患など
⑥ 救命を目的とするもの	A 型急性大動脈解離，心機能の低下した冠動脈 3 枝病変など

表3-18 緊急手術の準備に必要な情報

① 手術を行う場所：手術室か，ICU か，CCU か，カテーテル検査室か，病棟か，ER か
② 患者氏名，年齢，体重，血液型，病名
③ 手術方法，人工心肺・特殊器械・材料の必要性
④ 緊急の程度（すぐか，数時間後か）
⑤ 手術に必要な人員（医師，看護師，技師）
⑥ 輸血の必要性とその量
⑦ 薬品（医療用麻薬，カテコラミン製剤など）
⑧ 前処置の程度（気管挿管，静脈ライン，動脈圧，尿道カテーテル，IABP の挿入の有無）

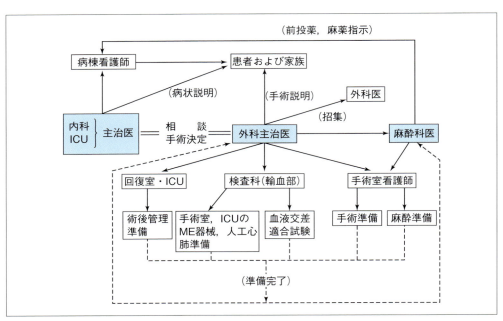

図3-26 緊急手術の連絡順序

B 手術室以外での緊急手術の準備

緊急手術は患者を手術室へ運べない場合，ICU や CCU，心臓カテーテル室などで行うこともある．手術室以外で緊急手術の準備を行う場合は，次のことに注意する．

① 患者のいる場所を手術のできる環境に整える
② 手術に必要な器材の運搬
③ 麻酔器，ME 機器や大型手術器械の運搬
④ 薬品の運搬

a．手術場所の環境の整備

まず，手術する場所をできるかぎり広くするため，周辺の不要な器械やベッドを移動する．

他の患者がいる場合は別の部屋に移すか，動かせない場合はカーテンやスクリーンで遮蔽する．次いで手術場所をできるかぎり清潔に保つために，人の出入りを制限し，マスク，帽子を着用させる．

不必要な会話は慎み，手術を受ける患者および周辺の患者に無用な不安感を与えないようにする．

b．緊急開胸コンテナ

再開胸などが手術室以外の場所で行われる場合がある．その際，必要な消毒ずみの器材をすみやかに現場に運ぶため，リネン類や手術器具を収納した緊急手術（開胸）コンテナを作ると便利である．**表3-19** に緊急手術（開胸）コンテナの内容の一例を示す．

緊急手術では手術用具をていねいに並べてから手術する時間的余裕がない．手術の手順は，消毒→皮膚切開→開胸→心臓・大血管露出→修復→止血→閉胸である．この順序にコンテナ内の用具を収納しておく必要がある．

c．ME 機器と大型手術器械

緊急手術コンテナと同時に，麻酔器や吸引器，電気メス，無影灯スタンド，ヘッドライト光源，胸骨縦切用電動鋸，経皮的心肺補助装置（PCPS）など，比較的大型の手術器械を運ぶ必要がある．

d．薬　品

緊急手術時には必要な薬剤を運搬しやすいように，またすぐに取り出せるように，専用カートに積んで手術場所へ運ぶ．必要な薬剤は**表3-20** のとおりである．

e．記　録

緊急事態のときは何が行われたか，正確に記録を残すことがとりわけ重要である．麻酔記録，手術看護記録，人工心肺記録は最初から用意する．

f．大きなゴミ箱の設置

現在の緊急手術は，ディスポーザブル消毒品のパック化などによってきわめて短時間に行えるようになった．そのため，これらの消耗品を使用したときに大量のゴミが出る．緊急手術のときは，これらをひとまとめに入れておける大きなゴミ箱をただちに設置することが必要である．このゴミ箱は大きなビニール袋でもよい．

表3-19　緊急手術（開胸）コンテナ例

	器械名	規　格	数　量	確　認
鉗子吊りなし	剥離鉗子（一般）	19 cm	1	
	クーリー開胸器	大・25×20 cm	1	
	ヘガール持針器	短・18.0 cm	2	
	ヘガール持針器	長・23.0 cm	1	
	マチュー持針器（チップ付き）	19.0 cm	2	
	ライビンガー型持針器	21.0 cm	2	
	ニッパー	15.0 cm	1	
	ペンチ	16.0 cm	1	
	吸引コック		1	
	吸引嘴管	3.5・21.0 cm	1	
	筋鉤	1号	2	
	二爪鉤	22.0 cm	2	
	ドベーキー型血管鑷子	短・曲・19.5 cm	3	
	ドベーキー型血管鑷子	長・曲・24.0 cm	2	
	有鉤鑷子	15.0 cm	2	
	無鉤鑷子	18.5 cm	3	
	膿盆	中	1	
	薬杯		2	
	バット	12.5×22×4・深型	1	
	シャーレ		2	
	クーパー剪刀	曲・14.5 cm	1	
	メッツェンバーム剪刀	曲・18 cm	1	
鉗子吊り1	コッヘル	直	2	
	プレジェット鉗子	中・13.5 cm	1	
	ペアン	曲	2	
	モスキート	曲	2	
	モスキート	直	2	
	布鉗子		4	
鉗子吊り2	サチンスキー血管鉗子	大	1	
	ペアン	中・曲・22 cm	2	
	ペアン	中・曲・18.5 cm	2	
	ペアン	中・直・18.5 cm	2	
	ペアン	大・曲・24 cm	1	

　手術終了時，内容をチェックして，使用された物品のリストを作れば，手術会計票の記載もれが少なくなるばかりでなく，次の手術の際の参考にもなる．また，あわただしい環境や不慣れな環境で緊急手術が行われる場合もある．手術で使用したガーゼなどの体内遺残が起こりやすい状況であるため，カウントが合致しない場合すぐに捜索ができるように，手術中に出たゴミは手術が安全に終了するまで外には出さないことが必須である．

表3-20　緊急手術時に必要な薬剤

麻酔用	麻酔薬：フェンタニル，ミダゾラム，プロポフォール 筋弛緩薬：ベクロニウム，ロクロニウム 塩化カルシウム液 7% 重曹水（メイロン®） 1% リドカイン 10 倍フェニレフリン 塩化カリウム溶液 止血剤各種 ヘパリン製剤，プロタミン（人工心肺使用時） カテコラミン製剤各種 輸液
手術野	ヘパリン加生理食塩液（ヘパリン 0.2 mL＋生理食塩液 10 mL）
人工心肺	輸液，代用血漿剤 20% D-マンニトール 100 mL 7%炭酸水素ナトリウム溶液，ステロイドホルモン 塩化カルシウム，ヘパリン製剤 塩化カリウム溶液
その他	利尿薬 ステロイドホルモン 血管拡張薬 レギュラーインスリン，フィブリン接着剤　など

引用文献

1）日本手術医学会：手術医療の実践ガイドライン（改訂版），2013＜http://jaom.kenkyuukai.jp/information/information_detail.asp?id=59767＞（2018 年 7 月閲覧）

❸ | 集中治療室での術後患者管理と看護

Ⅰ | 患者の受け入れ準備

　手術患者が集中治療室（intensive care unit：ICU）に入室する前に，ICU では，患者の情報の把握，ICU 入室後の指示の確認，ベッドの準備，医療機器の準備，薬品の準備，検査の準備，記録の準備など，術後患者管理の態勢を整えておく必要がある．

Ａ 患者の情報の把握

ａ．術前に得るべき情報

① 患者名，年齢，性別，身長，体重，血液型，診断名，手術術式
② 術前検査結果の確認：心機能，疾患の重症度，不整脈の有無，呼吸機能検査（換気障害の有無），既往歴（とくに高血圧，糖尿病の有無），内服薬，血液検査結果
③ 感染症・薬物アレルギーの有無
④ 日常生活動作（ADL）の状況，運動機能障害の有無
について調べる．

　これらについては，ICU 勤務者が，術前の病棟への患者訪問や，多職種のカルテの記載内容から，術後管理に必要なことを直接確認する．

ｂ．手術室から得るべき情報

① 転室予定時刻
② 手術の内容
③ 出血など合併症の有無
④ カテコラミン製剤など持続点滴の内容・投与速度
⑤ ペースメーカ，肺動脈カテーテル，大動脈内バルーンパンピング（intra-aortic balloon pumping：IABP），人工呼吸器などの必要性
⑥ 挿入物（中心静脈ライン，末梢静脈ライン，動脈圧ライン，気管チューブ，ドレーン，膀胱留置カテーテル，胃管など）の確認
⑦ 皮膚障害の有無

Ｂ ICU 入室後の指示の確認

　治療の指示は ICU 担当医あるいは心臓血管外科主治医が前もって入力する．指示の内容は呼吸管理，輸液・抗菌薬投与，検査などであり，輸液や抗菌薬投与については内容，量，施行時間，回数などを確認し，患者が ICU に入室するまでに必要な事柄を準備する．

Ｃ ベッドの準備

　ICU ベッドは次の順序で準備する．

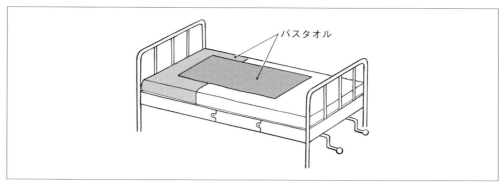

図3-27　術後ベッド

① エアマット，マットレスパッド，シーツ，ドローシーツの順にベッドメーキングする
② バスタオルを頭の部分に横に1枚，ベッドの中央に縦に1枚敷く（図3-27）
③ T字帯，胸帯などを敷く．腹部の手術患者や小児患者はオムツを使用する
④ タオルケット，電気毛布，毛布の順にかける
⑤ あらかじめ電気毛布でベッドを暖める
⑥ ベッドネームを設置する

D 医療機器の準備

　心臓・大血管手術後のICUベッドの周辺には，図3-28に示すように医療機器を配置する．人工呼吸器や心電図・動脈圧モニター，持続吸引器などはほとんどの患者に用いられるので，いつでも使えるように準備しておく．ペースメーカや除細動器は患者の入室時に必要になることがあるので，ベッドの周辺に配置する．ベッドサイドモニターはすぐに使えるように，患者の氏名を入力し，あらかじめアラームの設定をしておく．手術室からの申し送りがきたら，医療機器の必要性や体内挿入物を確認し，配置を変更する．

E 薬品の準備

　ICUであらかじめ準備する薬品を以下に示す．
① 指示された輸液，抗菌薬
② 電解質補正薬［塩化カリウム溶液，7％重曹水（メイロン®）など］
③ 救急薬品（エピネフリン，リドカイン，アトロピンなど）
　入室直後に不整脈や血圧低下が生じやすいので，③はすべての患者で用意しておく方がよい．また，可能であればすぐに使用できるようにプレフィルドシリンジ製剤で用意することが望ましい．

F 検査の準備

　ICU入室後の検査は，血液一般検査，血液生化学検査，血清学的検査，血液ガス分析，心電図，胸部X線写真などである．
　検査の指示内容を確認し，検査に必要な用具をあらかじめ準備する．採血用スピッツは

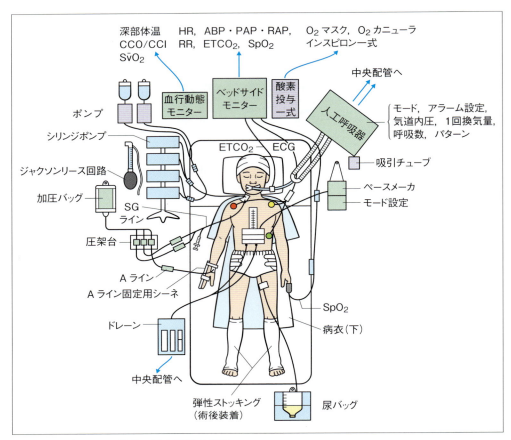

図3-28　ICUベッド周辺の医療機器の配置

名前や患者ID，指示内容を照合する．血液ガス分析は頻繁に行うことになるため，専用の採血キットを数本準備しておくとよい．

G　記録の準備

　ICUでは患者の情報を経時的に記録できるよう，特別な記録が必要になる．一般的には，縦軸に時間経過を示し，バイタルサインの記録，治療内容，処置内容や症状の経過を記入することができる電子カルテや記録用紙を準備する．これによって，刻々と変わる術後の患者の状態と治療の内容を，時間を追ってひと目で見ることができる．

H　その他の準備

　その他にあらかじめ用意しておくものとしては，① 自動血圧計とマンシェット（体重に合わせて幅を決める），② 体温計（デジタル表示のものがよい）や深部体温計，③ ミルキングローラー（ドレーンをしごくもの），④ タイガンベルト（胸腔ドレーンの接続部を止めるもの），⑤ テープ類（中心静脈ラインやドレーン固定用テープは事前に準備），⑥ ストップウォッチとタイマー，⑦ 電気卓上計算器，⑧ 鉗子類，⑨ 聴診器，⑩ 手袋やガウンなどの感染防護具，⑪ 吸引チューブや吸引瓶などの吸引セット，⑫ ジャクソンリース回

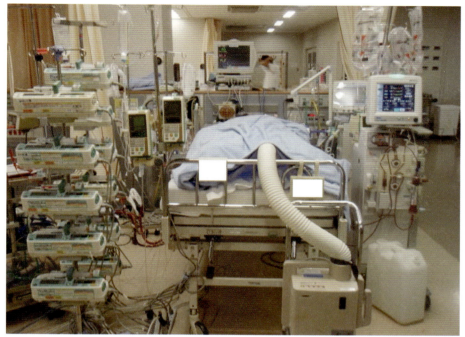

図3-29　ICUでの患者周囲の環境

路，⑬酸素流量計と酸素マスク（小児患者では空気流量計が必要），⑭ラインフラッシュ用の生食シリンジ，⑮アルコール綿もしくはクロルヘキシジン含浸綿，⑯体位変換用枕，などである．

Ⅱ 患者入室時の処置

手術室からICUへ患者が入室したときの処置は，次の手順で行う．入室後の患者周囲の環境は図3-29のようになる．

A 人工呼吸器の装着と作動の確認

気管挿管されて人工呼吸が行われている患者では，ICU入室後，最初に人工呼吸器の接続を行う．人工呼吸器はあらかじめ条件を設定し，正常に作動することを確認しておく．人工呼吸器に接続したら，胸郭の呼吸運動を確認し，聴診器で呼吸音の左右差や副雑音がないかを確認する．最終的な人工呼吸器の設定，気管挿管チューブの固定位置，カフ圧を確認する．

B 心電図モニターの装着

心電図の電極を胸に貼り付け，モニタリングを開始する．心拍数はモニター上に表示される．心電図波形，とくにP波が明瞭になるⅡ誘導を選択する．心拍数，不整脈アラームを患者の状態に合わせて再設定する．

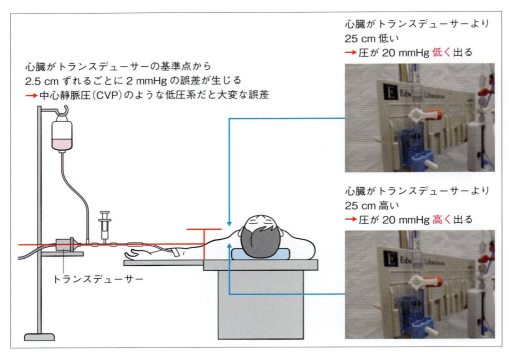

図3-30　トランスデューサーの管理

C　血圧，動脈圧，その他の圧モニターの接続

　血圧は，患者の腕にマンシェットを巻き，自動血圧計を用いて測定する．血圧を測定したら，測定者は声を出してその値を周辺の者に伝える．

　動脈カニューラとトランスデューサーを延長チューブで接続し，モニター上に圧を表示する．中心静脈や肺動脈などの圧のモニターが必要な場合は，動脈圧と同じように，トランスデューサーに接続し，モニター上に圧を表示する．

　トランスデューサーは力学的な量を電圧などの電気信号に変換する装置である．圧モニターでは0点の取り方が重要である．0点とは，トランスデューサーを大気圧に開放し，大気圧を0 mmHgに較正することであり，0点較正をしないと圧モニタリングが正確に行えなくなる．通常は心臓の中心の高さである第4肋間，前腋窩線上を0点として高さを合わせる（図3-30）．

D　ドレーンと吸引器の接続

　胸腔内・心囊内あるいは縦隔に留置したドレーンを低圧持続吸引器に接続する（図3-31）．吸引圧を医師の指示どおりに設定し，エアリーク[*1]がないことを確認する．また，排液の性状や量を確認し，出血が多ければ10～15分ごとに確認する．接続部はタイガンベ

[*1] 一般的にエアリーク（air leak）とは「空気漏れ」を意味する．ドレーンが挿入されている部位から排出された気体は，排液ボトルから水封室へ移行し，水封室の液体で気泡として確認される．例えば，胸腔ドレナージでは「胸腔内から気体が排出されている状態」，つまり気胸のことを指す．

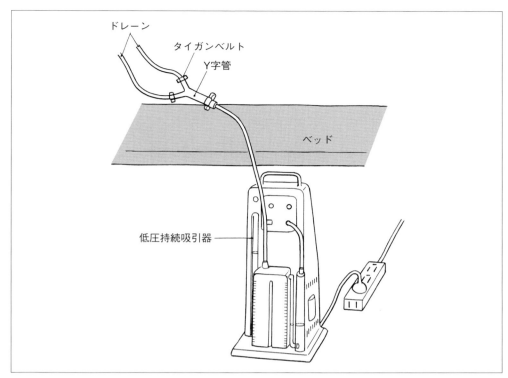

図3-31　低圧持続吸引器による心嚢・縦隔ドレナージ

ルトで固定する．

E 尿路の確認

膀胱留置カテーテルは，患者の膀胱より低い位置に配置し，尿の流出を確認する．

F 静脈点滴ラインの整理

確保された静脈点滴ラインを確認し，不要なものは抜去する．あらかじめ用意しておいた輸液を静脈ラインに接続し，注入速度を指示どおりに設定する．カテコラミン製剤や血管拡張薬は，中心静脈ラインを用いて必ず専用の経路から，すべてシリンジポンプで持続静注する（図3-32）．薬剤の特徴や投与量を考慮して，投与ラインを選択する．点滴ラインは各々が絡むことなく，方向を同一とし，どのラインから何の薬剤が投与されているかすぐに分かるように整理する（図3-33）．

人工呼吸器，各種モニター，低圧持続吸引器や輸液・シリンジポンプは，停電時のトラブルを防ぐために，自家発電装置と並列につながった電源に接続する．

G 患者と機器の固定

大動脈内バルーンパンピング（IABP），経皮的心肺補助（PCPS），持続的血液濾過透析器（CHDF）などを装着している場合，ドレーンやカテーテルの刺入部が屈曲しないように必要に応じて固定する必要がある．とくに鼠径部から挿入している場合は，屈曲予防の

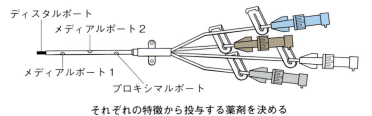

図3-32 中心静脈ラインの選択

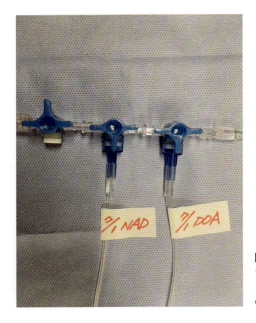

図3-33 ライン整理
すぐに見て分かるように，① 投与されている薬剤，② ライン作成時の日付を記載する．

固定が必要である．固定するときは，患者本人・家族に固定する意味を十分に説明した上で実施する．下肢の固定時には，腓骨神経麻痺を予防するため，膝下に小枕を入れるなどして下肢の外旋位を避け（**図3-34**），安楽な体位とする．

H その他の処置

① 体温測定（腋窩温，膀胱温，深部温）
② 皮膚の観察：発赤，発疹，チアノーゼ，褥瘡，熱傷，出血など
③ 意識，神経系の観察：瞳孔の大きさ，左右差，対光反射，腱反射，痛覚反射，呼名反応など
④ 採血，採尿

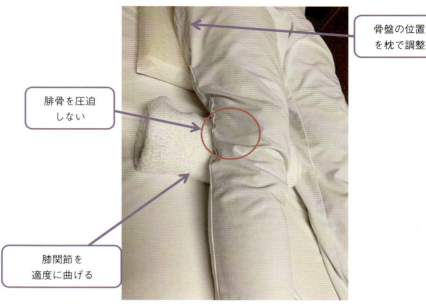

図3-34　腓骨神経麻痺予防

⑤ 胸部X線写真撮影
⑥ 心電図（12誘導）記録

　以上の処置や検査が終了したら家族面会を行い，手術担当医から手術の内容や患者の状態を説明する．看護師は，説明内容について家族が理解できるように支援し，その状況について看護記録に記載する．

III　患者の観察

　心臓手術後の患者ケアでは，患者のバイタルサインや心内圧などのモニタリングデータ，症状や外見上の異常を見逃さないこと，そして管理が困難で予後を予測できなくなったら，積極的に各種の検査方法を用いて，患者の状態を的確に把握する必要がある．
　患者を観察する場合のキーポイントは次のとおりである．

① 循環器，呼吸器，腎臓，肝臓，脳・神経，消化器など，各臓器の機能，感染症や手術創の状態などについて，1つ1つ観察を進め，フィジカルアセスメントを行う．
② バイタルサイン（血圧，脈拍，体温，呼吸数，尿量など）は，患者がICUへ入室した直後は15分に1回程度で繰り返し測定する．
③ 患者の状態が安定したら，バイタルサインや心内圧などのモニタリングデータ，出血量や尿量などは1時間に1回測定する．また，そのつどフィジカルイグザミネーションを用いて患者を観察し，モニタリングデータと統合してアセスメントを行い，異常の早期発見に努める．
④ バイタルサインは数値の推移が重要なので，変化が分かりやすいように記録する．

Ⅳ 循環動態のモニター

　心臓・大血管手術後の患者管理の基本は，循環動態を良好に維持することである．適正な心拍出量が得られ，末梢の組織に十分な酸素が供給されることが循環管理の目標となる．その結果，時間尿量が保たれ，末梢循環不全が改善する．酸素の運搬量（DO_2）は，「心拍出量（CO）×動脈血酸素含量（CaO_2）」で表される．$CaO_2 =$ ヘモグロビン結合酸素（$1.34 \times Hb \times SaO_2$）＋溶存酸素（$0.003 \times PaO_2$）であり，ヘモグロビン濃度（Hb）と動脈血酸素飽和度（SaO_2），動脈血酸素分圧（PaO_2）によって決まる．しかし，計算式から分かるように，組織への酸素運搬では心拍出量，Hb，SaO_2の影響が強く，PaO_2の影響は弱いことが分かる．したがって，循環管理の目標を達成するには，心拍出量の維持はもちろん，貧血の是正と呼吸管理も重要になる．

　通常の循環動態のモニター項目は，心電図，心拍数，動脈圧，中心静脈圧，尿量などであるが，症例により，スワン・ガンツカテーテルによる心拍出量や混合静脈血酸素飽和度，必要なら心エコーも行う．

　血行動態表（**表3-21**）は循環動態モニターで得られた数値およびそれから計算された心機能，末梢循環動態の諸数値をまとめたものである．血行動態の計算に必要な測定値は，動脈圧，中心静脈圧，肺動脈楔入圧，心拍数，体表面積，動脈・混合静脈血の酸素飽和度・分圧，ヘモグロビン値などである．

A 観血的動脈圧測定

　動脈ラインから直接測定またはサンプルされた動脈血から測定される項目は，動脈圧，PaO_2，SaO_2，Hb などである．

　動脈圧は，トランスデューサーによって電気信号に変換され，数値だけでなく波形として表示される．動脈圧波形を静止・拡大すると**図3-35**のようになる．動脈圧波形は，収縮期血圧，拡張期血圧，脈圧，平均血圧といった情報以外にもたくさんの役立つ情報が含まれている．① 大動脈弁が開放されたときから，ピークになるまでの角度を立ち上がり角度といい，心収縮力を表す．② 拡張期の終わりの角度は減衰角といい，末梢血管抵抗を表す．末梢血管抵抗が強いと角度は大きくなり，末梢血管抵抗が弱いと角度はなだらかになる．③ 収縮期と拡張期を分けるのが大動脈弁閉鎖ノッチ（dicrotic notch）である．これは循環血液量と末梢血管抵抗を表す．④ 立ち上がりから dicrotic notch まで，つまり収縮期の面積（波形下面積）は1回拍出量と左室駆出率を表す．循環血液量の減少などで1回拍出量が減ると面積が減少して尖ったような形になる．

B スワン・ガンツ（Swan-Ganz）カテーテル

　スワン・ガンツカテーテルは先端にバルーンの付いた肺動脈留置カテーテルで，肺動脈カテーテルともいわれる．手術に際し，内頸静脈または大腿静脈から直接穿刺によりシースイントロデューサーを介して無菌的に挿入され，右房・右室を経て，先端が肺動脈に入り，バルーンをふくらませると先端で肺動脈楔入圧が測定できるような位置に留置される．

表3-21　血行動態表

測定，計算項目	計算式，略語	単位（基準値）
動脈圧（平均）	$\overline{\text{m}}$ABP（または SAP）	mmHg　　　　　　　（85〜95）
右房圧あるいは中心静脈圧（平均）	$\overline{\text{m}}$RAP または CVP	mmHg　　　　　　　（5） cmH$_2$O　　　　　　（10）
肺動脈圧（平均）	$\overline{\text{m}}$PAP	mmHg　　　　　　　（10〜17）
左房圧あるいは肺動脈楔入圧（平均）	$\overline{\text{m}}$LAP または $\overline{\text{m}}$PCWP	mmHg　　　　　　　（5〜12）
心拍数	HR	bpm（回/分）　　（60〜120）
心拍出量	CO	L/分　　　成人（5〜6）
心係数	$\text{CI}=\dfrac{\text{CO(L)}}{\text{BSA}^*}$	L/分/m^2　　（3.0〜3.5）
1回拍出量	$\text{SV}=\dfrac{\text{CO(mL)}}{\text{HR}}$	mL　　　成人（60〜90）
1回拍出量係数	$\text{SVI}=\dfrac{\text{SV}}{\text{BSA}}$	mL/m^2　　（35〜45）
全身血管抵抗	$\text{SVR}=\dfrac{\overline{\text{m}}\text{ABP}-\overline{\text{m}}\text{RAP}}{\text{CO}}\times79.9$	dynes/sec/cm^{-5}　　成人（900〜1,200）
肺血管抵抗	$\text{PVR}=\dfrac{\overline{\text{m}}\text{PAP}-\overline{\text{m}}\text{LAP}}{\text{CO}}\times79.9$	dynes/sec/cm^{-5}　　成人（150〜250）
左室1回仕事量	$\text{LVSW}=\dfrac{(\overline{\text{m}}\text{ABP}-\overline{\text{m}}\text{LA})\times\text{SV}\times1.36}{100}$	g-M
左室1回仕事量係数	$\text{LVSWI}=\dfrac{\text{LVSW}}{\text{BSA}}$	g-M/m^2　　（51〜61）
右室1回仕事量	$\text{RVSW}=\dfrac{(\text{mPAP}-\text{mRA})\times\text{SV}\times1.36}{100}$	g-M
右室1回仕事量係数	$\text{RVSWI}=\dfrac{\text{RVSW}}{\text{BSA}}$	g-M/m^2　　（8〜12）

*BSA：体表面積，m^2.

　測定できる項目は持続心拍出量，右房圧（中心静脈圧），肺動脈圧，肺動脈楔入圧，混合静脈血酸素分圧（PvO$_2$），混合静脈血酸素飽和度（SvO$_2$）である．

　心拍出量の測定には**図3-36**のような専用の心拍出量測定用コンピュータを用い，持続心拍出量を測定する．これは従来用いられてきた熱希釈法による心拍出量測定を自動的かつ持続的に行うもので，信頼性も高く大変有用である．また，患者の身長と体重を入力することにより体表面積が計算され，それをもとに心係数（CI）も計算・表示できる．機種によっては右室駆出率，右室拡張終期容量を持続的に測定できるものもある．

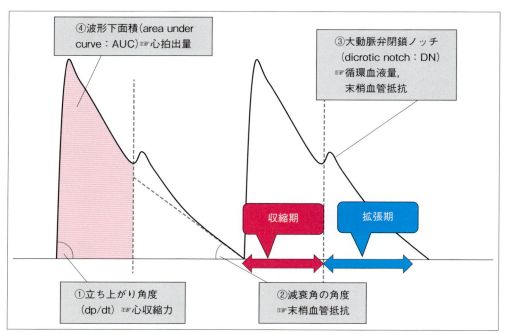

図3-35 動脈圧波形

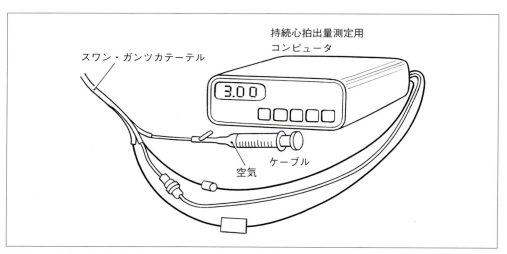

図3-36 持続心拍出量測定

C 低侵襲血行動態モニタリング

　より低侵襲な血行動態指標の測定方法として，注目されているのが低侵襲血行動態モニタリングである（**図3-37**）．これにより，動脈圧ラインに組み込み動脈圧を解析することによって血管の緊張度を推定し，心拍出量を測定することができる．動脈圧の立ち上がりの角度や波形の面積を観察することで循環動態をある程度予測することができるが，このモニターを使用すればそれを数値化することができる．心臓・大血管手術後の患者に通常

EV1000によるフロートラック連続モニタリング
動脈圧波形の分析から以下を計測できる
- 心拍出量（CO）
- 心係数（CI）
- 1回拍出量（SV）
- 1回拍出量係数（SVI）
- 1回拍出量変化（SVV）
- 全身血管抵抗（SVR）
- 全身血管抵抗係数（SVRI）

図3-37 低侵襲血行動態モニタリング

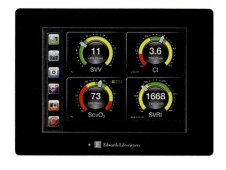

［画像はエドワーズライフサイエンス社より提供］

挿入されている動脈圧ラインを使用することができるので，最小限の侵襲で血行動態指標を得られるのが最大の利点である．しかし，大動脈内バルーンパンピング（IABP），経皮的心肺補助装置（PCPS）患者や重度の大動脈閉鎖不全症（AR）患者のように動脈圧波形を正確に描出できない患者では，測定値の有用性が明らかにされていない．

V 心不全の管理

心臓から駆出される血液量が減少すると，血圧の低下や尿量の減少，四肢末梢の冷感など，色々な循環障害の症状が現れる．心拍出量の低下が長引くことにより，低心拍出量症候群（low output syndrome：LOS）となり，末梢循環障害による重要臓器の血流不全が起こり，アシデミア，腎障害，肝障害，出血傾向など，多臓器不全症候群（multiple organ dysfunction syndrome：MODS）が生じることがあるため，心不全に対する早期の治療が重要となる．心臓・大血管手術後の心不全は，様々な原因によって生じる．原因別の鑑別診断と治療法を表3-22に示す．

A 循環血液量の減少

循環血液量の減少は，心臓・大血管手術後の心拍出量低下の最も多い原因である．手術による生体への侵襲により，血管透過性は亢進し，循環血液量は減少する．その他の原因として，出血量の増加，尿量の増加，末梢血管の拡張などがある．治療法は輸液あるいは輸血である．ヘマトクリット値と血清総蛋白量，血行動態指標と動脈圧，尿量から輸血，アルブミン製剤，人工膠質液，細胞外液補充液など投与する薬剤を選択する．

a．ドレーンと出血の管理

ドレーンとは，体腔内に貯留した体液（血液，消化液，滲出液，膿）を体外に誘導する管状の器材である．その役割には，
- 予防：体液の貯留による細菌汚染を防ぐ．
- 治療：すでに貯まっている体液や気体を排出する．
- 情報：排液の性状や量から異常を察知する．

がある．心臓・大血管手術後のドレーンは上記すべての役割を含む．

表3-22　心不全の鑑別診断と治療

原　因	症　状							検　査	治　療
	血圧	中心静脈圧	心拍数	四肢冷感	発熱	肝腫	意識		
循環血液量不足	↓	↓	↑	‡	+	−	清明不穏	一般採血，血清総蛋白，電解質，血糖値，スワン・ガンツ血行動態	輸液，輸血など
循環血液量過剰	↑,↓	↑	↑,↓	−	−	‡	もうろう	一般採血，血清総蛋白，電解質，血糖値，スワン・ガンツ血行動態，心エコー	利尿薬，血管拡張薬，カテコラミン
心筋障害	↓	↑	↑ 不安定	+	−	‡	傾眠	心電図，心エコー，スワン・ガンツ血行動態	カテコラミン，血管拡張薬，IABP，PCPS
遺残心内異常	↓,→	↑	↑	+	−	‡	清明	心音聴診，心エコー，スワン・ガンツ血行動態	カテコラミン，血管拡張薬，IABP，再手術
末梢循環障害	↑,→	↑	↑	‡	‡	+	清明不穏	深部体温計，スワン・ガンツ血行動態，血液ガス分析	四肢温罨法，血管拡張薬，カテコラミン，輸液，輸血
心タンポナーデ	↓	↑	↑	+	−	‡	もうろう	胸部X線写真，心エコー，心電図	心嚢穿刺，再開胸ドレナージ
低酸素血症アシドーシス	↓	↑	↓	‡ チアノーゼ	+	−	もうろう痙攣	動脈血液ガス分析，血清電解質	人工呼吸器設定の変更，ペースメーカ，カテコラミン
カテコラミン注入不良	↓ 不安定	↑	↓	‡	−	+	清明不穏	カテコラミン注入路の点検	カテコラミンの適正注入
敗血症性ショック	↓ 不安定	→,↓	↑	−	‡	±	もうろう	血液細菌培養，血液ガス分析，血液生化学検査，血清免疫学検査，血液凝固系検査，血小板，スワン・ガンツ血行動態	感染源，原因菌の発見，ドレナージ，抗生物質，輸液，輸血，カテコラミン，DIC，低酸素に対する治療
脳障害	↓	↓,→	↓	−	−	−	なし	脳神経学的検査，脳波，脳CT	カテコラミン，脳神経学的治療

↑↓ 著明な増減，DIC：播種性血管内凝固症候群

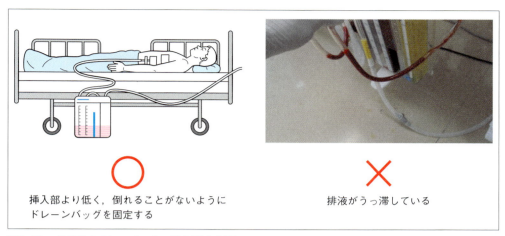

図3-38　効果的なドレーンバッグの固定位置

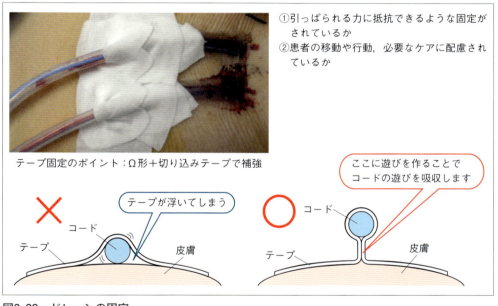

図3-39　ドレーンの固定

　ドレーンの管理で最も重要なのは，閉塞予防と固定である．吸引圧や設定の確認，ドレーンからの排液や脱気の有無，呼吸性移動や心拍動をこまめに確認する．また，患者の体に挟まって屈曲しないようにする．ドレーンバッグの位置（図3-38）は挿入部より低い位置とする．また，ドレナージの種類，患者の病態によってはミルキングを行うことが患者の不利益になることがあるため，事前にミルキングを行ってよいか医師に確認する．ドレーンの種類によって，ミルキングローラーを使用するか，用手ミルキングにするかを検討する必要がある．ドレーンの固定のポイントを図3-39に示す．

　ドレーンからの出血が多いときは，以下の点に注意して観察する．留置部位や術式によって注意点は異なる．

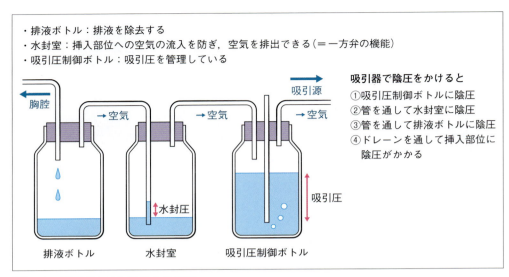

図3-40　三連ボトルシステムの原理

- ドレーン排液量：1時間で体重1kgあたり4mL以上の出血があれば再開胸を考慮
- 排液の性状：濃いか，薄いか，固まりがあるか
- どこからの出血か：心嚢，前縦隔，胸腔など
- バイタルサイン：血圧，脈拍，皮膚色，眼瞼結膜
- 患者が覚醒していないか
- 低体温になっていないか
- ヘマトクリット値（Ht），ヘモグロビン濃度（Hb），血小板数，賦活凝固時間（ACT）など

また，以下のような状況のときには，とくに注意して出血量を観察する．

- 患者覚醒に伴ったバッキング時
- 抜管，吸痰時の咳嗽反射，血圧上昇時
- 患者の体動が激しいとき
- 抗凝固薬の投与開始後
- 復温時のシバリング時

　ドレナージシステムには，電動式低圧吸引器やチェストドレーンバッグなどがある．ドレナージの基本である三連ボトルシステムを図3-40に示す．

　ドレーンは心臓・大血管手術直後には抜去できない．手術翌日にはドレーンが挿入された状態で離床していかなければならない．痛みや不安，日常生活動作（ADL）制限への対応については図3-41に示す．

B 心タンポナーデ

　心嚢ドレナージが効果的に行われないと，心嚢内に血液が貯留し左室の拡張障害をきたす．心タンポナーデになると拡張期に十分な静脈還流が得られず，心拍出量が低下する．Beckの三徴［血圧低下，中心静脈圧（CVP）上昇，心音微弱］，排液量減少，脈圧低下，

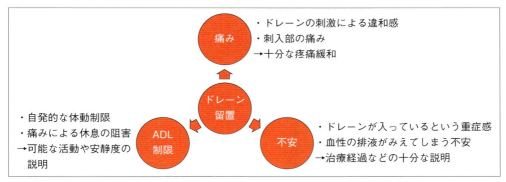

図3-41 ドレーン挿入中の精神的ケア

心拍数上昇などを観察するが，術後では典型的な症状を認めにくいこともある．早急に診断でき，解除することができれば，低灌流による障害を最小限にすることができる．そのため，心臓・大血管手術後は心タンポナーデを常に念頭に置いた観察が必要である．

C 不整脈

心臓・大血管手術後によくみられる不整脈は，心房性あるいは心室性の期外収縮，心房細動，洞性徐脈などが多いが，まれには完全房室ブロックや心室頻拍，心室細動など致死的なものもみられる．

不整脈の判断はモニター心電図でも可能であるが，正確に診断するためには12誘導および手術中に付けた心房ペースメーカリードを利用して心房心電図をとる必要がある．

主な抗不整脈薬を**表3-23**，**表3-24**に示す．

ペースメーカによる治療は徐脈性不整脈（洞性徐脈，完全房室ブロック，洞不全症候群など）の他に，心室期外収縮や発作性上室頻拍や心室頻拍に対して抗頻拍ペーシングとしても用いられる．心臓・大血管手術後は，通常，右室に心外膜ペーシングリードを留置する．これは，術野では右室が最も簡単に露出できるためである．しかし，心室ペーシングは生理的な伝導経路ではないため，心房収縮を必要とする場合は，心房にペーシングリードが必要になる．また，心外膜ペーシングは，一時的な使用を前提としているため，ペーシングもしくはセンシング不全が生じる可能性がある．ペースメーカの標準的設定を**表3-25**に示す．

D 低心拍出量症候群

心筋障害は心収縮力を低下させ，心拍出量を減少させる．心筋障害による低心拍出量症候群（LOS）は術後の重篤な合併症である．低心拍出量症候群の診断基準を**表3-26**に，対応のためのアルゴリズムを**図3-42**に示す．

a．薬物療法

カテコラミン製剤は心収縮力を高め，心拍出量を増加させるため，低心拍出量症候群では頻繁に用いられる．主なカテコラミン製剤の特徴を**表3-27**に示した．

表3-23　Sicilian Gambit 分類

薬　剤	イオンチャンネル						受容体				ポンプ	臨床効果			心電図所見		
	Na			Ca	K	If	α	β	M₂	A₁	Na-K ATPase	左室機能	洞調律	心外性	PR	QRS	JT
	Fast	Med	Slow														
リドカイン	○											→	→	●(中)			↓
メキシレチン	○											→	→	●(中)			↓
プロカインアミド		Ⓐ			●(中)							↓	→	●(高)	↑	↑	↑
ジソピラミド			Ⓐ		●(中)				○			↓	→	●(中)	↑↓	↑	↑
キニジン		Ⓐ			●(中)		○		○			→	↑	●(中)	↑↓	↑	↑
プロパフェノン		Ⓐ			●(中)			●(中)				↓	↓	○	↑	↑	
アプリンジン		Ⓘ		○	○	○						→	→	●(中)	↑	↑	→
シベンゾリン			Ⓐ	○	●(中)				○			↓	→	○	↑	↑	→
ピルメノール			Ⓐ		●(中)				○			↓	↑	○	↑	↑	↑→
フレカイニド			Ⓐ		○							↓	→	○	↑	↑	
ピルジカイニド			Ⓐ									↓	→	○	↑	↑	
ベプリジル	○			●(高)	●(中)							→	→	○			↑
ベラパミル	○			●(高)		●(中)						↓	↓	○	↑		
ジルチアゼム				●(中)								↓	↓	○	↑		
ソタロール					●(高)			●(高)				↓	↓	○	↑		↑
アミオダロン	○			○	●(高)		●(中)	●(中)				→	↓	●(高)	↑		↑
ニフェカラント					●(高)							→	→	○			↑
ナドロール								●(高)				↓	↓	○	↑		
プロプラノロール	○							●(高)				↓	↓	○	↑		
アトロピン									●(高)			→	↑	○		↓	
ATP										■		?	↓	○			↓
ジゴキシン										●(高)	■	↑	↓	●(高)	↑		↓

遮断作用の相対的強さ：○低　●(中)中等　●高
A＝活性化チャネル遮断薬，I＝不活性化チャネル遮断薬，■＝作動薬
［抗不整脈薬ガイドライン委員会（編）：抗不整脈薬ガイドライン：CD-ROM 版 ガイドラインの解説とシシリアンガンビットの概念，ライフメディコム，東京，2000 より作成］

　ミルリノンなどの PDE（ホスホジエステラーゼ）Ⅲ阻害薬は，細胞内で cAMP（環状アデノシン一リン酸）を AMP（アデノシン一リン酸）に分解する酵素である PDEⅢを抑制することにより細胞内の cAMP 濃度を高め，心収縮力を増強させるとともに血管平滑筋を弛緩させる．したがって，PDEⅢ阻害薬は強心作用と血管拡張作用をあわせ持つ．

　血管拡張薬は，末梢血管を拡げて血流を円滑にする作用があり，低心拍出量症候群の治療薬としてまれに用いられる．血管拡張薬の種類を**表3-28** に示す．

　また，新しい血管拡張薬にヒト心房性ナトリウム利尿ポリペプチド製剤（hANP，カルペリチド）があり，血管拡張作用以外に利尿作用，抗レニン・アルドステロン作用を有し，急性心不全治療に用いられる．

表3-24　Vaughan Williams 分類

分類		薬剤
I群薬 Na チャネル遮断薬	Ia	プロカインアミド（アミサリン®） ジソピラミド（リスモダン®） シベンゾリン（シベノール®）
	Ib	リドカイン（キシロカイン®） メキシチレン（メキシチール®）
	Ic	フレカイニド（タンボコール®） ピルジカイニド（サンリズム®）
II群薬 β遮断薬		プロプラノロール（インデラル®） ※ランジオロール（オノアクト®）
III群薬 K チャネル遮断薬		アミオダロン（アンカロン®） ニフェカラント（シンビット®） ソタロール（ソタコール®）
IV群薬 Ca 拮抗薬		ベラパミル（ワソラン®） ジルチアゼム（ヘルベッサー®）

表3-25　ペースメーカの設定

出力（out put）	5〜7 mA	
ペーシング数（rate）	成　人 小　児 乳　児	70〜100 bpm 90〜130 bpm 120〜170 bpm
感度（sensitivity）	心室ペーシング 心房ペーシング	synchronous（demand） asynchronous
房室伝導時間（AV interval）	房室連続ペーシング時	100〜200 msec
頻回刺激 （over drive suppression）	期外収縮 頻拍（上室性・心室性）	自己リズムより 10〜20 bpm 早い刺激 200〜400 bpm で 5〜10 秒刺激

表3-26　低心拍出量症候群（LOS）の診断基準

① 持続的な血圧低下
② 中心静脈圧上昇
③ 左房圧（肺動脈楔入圧）上昇
④ 尿量減少（利尿薬に反応しない）
⑤ 四肢冷感, チアノーゼ, 冷汗
⑥ 中枢・末梢温度較差（3℃以上）
⑦ 心係数低下（2.2 L/分/m² 以下）
⑧ 全末梢血管抵抗上昇（1,800 dynes/秒/cm² 以上）

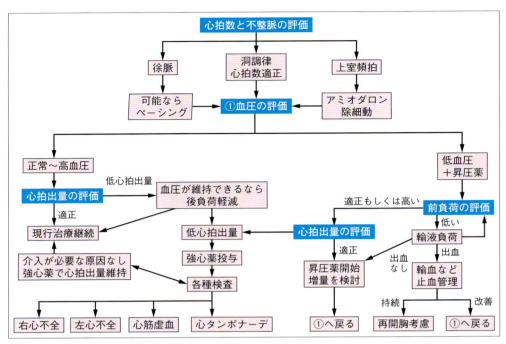

図3-42 低心拍出量症候群（LOS）への対応

表3-27 主なカテコラミン製剤の特徴

薬剤	投与量（γ）	心拍数増加 β_1作用	心収縮力増加 β_1作用	血管収縮作用 α作用	血管拡張作用 β_2作用	循環作動の結果
アドレナリン	0.01～0.3	++++	++++	++++	++	血圧↑ 収縮力↑
ノルアドレナリン	0.05～3	+	++	++++	－	血圧↑
ドパミン	1～2 3～10 10～20	+ ++ ++	+ ++ +++	－ ++ +++	+ － －	収縮力↑ 収縮力↑ 血圧・心拍数↑
ドブタミン	2.5～10	++	+++	+	++	収縮力↑ 心拍数↑ 血圧↓
イソプレナリン	0.01～1	++++	+	－	++	心拍数↑ 血圧↓

b．大動脈内バルーンパンピングによる治療

　補助循環として最も頻繁に用いられる装置は，大動脈内バルーンパンピング（IABP）である．IABPは，大腿動脈からバルーン付きカテーテルを胸部下行大動脈に挿入して，心収縮期にバルーンを縮め，心拡張期にふくらませて，血流を補助する器械である（図3-43）．IABPの適応と不適応を表3-29に示す．

表3-28 主な血管拡張薬の特徴

成分名	主な商品名	静脈拡張作用	動脈拡張作用	冠動脈拡張作用
ニトログリセリン	ミリスロール®	+++	++	++
硝酸イソソルビド	ニトロール®	++	+	++
ニトロプルシドナトリウム	ニトプロ®	+	+++	++
ニコランジル	シグマート®	++	+	+++
ニカルジピン	ペルジピン®	+	+++	+
ジルチアゼム	ヘルベッサー®	+	+	+
アルプロスタジルアルファデクス（PGE1）	プロスタンディン®	+	+++	++
フェントラミン	レギチーン®	+	+++	−

図3-43 心臓の動きとバルーンの関係
① 心収縮期（systolic unloading 効果）：収縮期にバルーンがしぼむと大動脈内が陰圧となり収縮期血圧が低下し，左室駆出時の大動脈の抵抗が減少するため左室は血液を駆出しやすくなる（後負荷，心筋酸素消費量の減少）．
② 心拡張期（diastolic augmentation 効果）：拡張期にバルーンがふくらむと大動脈の拡張期血圧が高く保たれ，冠動脈への血流量を増加させる（冠循環の改善，心筋への酸素供給増加）．

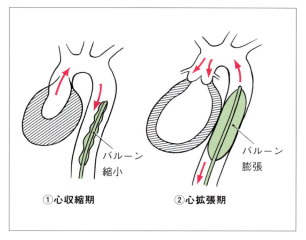

表3-29 IABPの適応と不適応

適応	① 急性心筋梗塞の心原性ショックの治療 ② 開心術後の心筋障害による左心不全 ③ 重症弁膜症術後の心不全 ④ 冠動脈バイパス術中・術後の心不全 ⑤ 心室中隔穿孔による心不全
不適応	① 大動脈弁閉鎖不全合併例 ② 大動脈瘤 ③ 乳・幼児

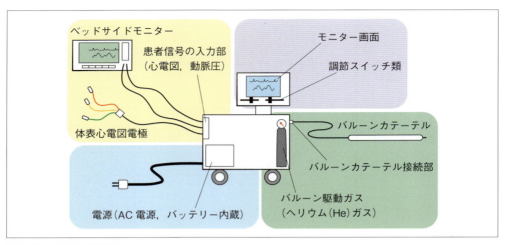

図3-44　IABP の構造

　IABP により，①冠動脈血流量の増加，②左室後負荷の減少，③心拍出量の増加，④左室仕事量の減少などが期待できる．しかし，IABP は圧補助のため自己の心機能に依存する部分が大きく，心拍出量は 20％程度しか補助することができない．
　IABP の構造を図3-44 に示す．

(1) バルーンカテーテル

　バルーンカテーテルは細径化が進み，バルーンの容積は 30〜50 mL で材質は強度のあるポリウレタンなどが使用されている．ダブルルーメンカテーテルとなっており，挿入時にガイドワイヤを通すルート（挿入後は先端圧として大動脈圧をモニターすることが可能）とヘリウムガスによりバルーンを駆動するためのルートがある．

(2) 駆動装置

　IABP 駆動装置はバルーンにヘリウムガスを送ったりバルーンから引き戻したりする装置で，これを瞬時に行っている．駆動装置は，心電図と血圧で心周期を認識する．
　IABP 開始後の動脈圧波形は図3-45 のようになる．バルーンをふくらませるタイミングは，拡張期への移行時であり，左心室が大動脈に送り出した血液を逆流させず，バルーン拡張による圧力を左心室内に伝えないように，大動脈弁閉鎖直後にバルーンをふくらませる．これは，心電図では T 波頂点付近，動脈圧波形では大動脈弁が閉まるときに発生するdicrotic notch に相当する．一方，バルーンを収縮させるタイミングは心収縮期への移行時であり，大動脈弁開放直前で，心電図では P 波の終わり，動脈圧波形では拡張期の最低圧の少し前を目安にタイミングを合わせる．IABP スタート時は心電図信号を入力し，駆動タイミングを合わせるが，これは一時的な方法であり，動脈圧がモニタリングできたら，血圧波形が適切な二相性波になるように調整する．駆動タイミングにずれが生じるとIABP による補助効果が低下するだけでなく，患者の血行動態を悪化させる要因となる．
　図3-46 に inflate と deflate のタイミングがずれている場合の波形を示す．このような波形をしていたら，医師に報告し inflate と deflate のレバーを左右に動かして，適正な波形になるよう調節する必要がある．

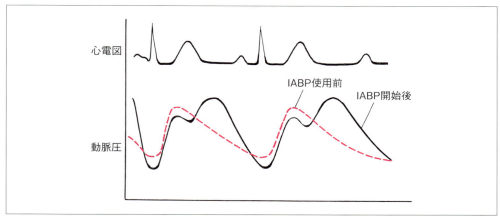

図3-45　IABP 使用前後の動脈圧

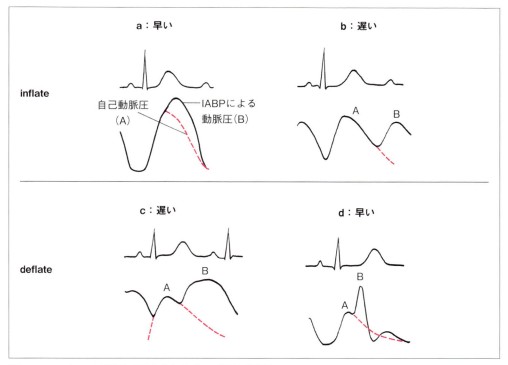

図3-46　アシスト間隔が不適当なときの動脈圧波形

　IABP の膨張と拡張のタイミングを決めるには，心臓の収縮期と拡張期を検知しなければいけない．その検知方法には，主に心電図トリガーと動脈圧トリガーがある．
① 心電図トリガーモード：最も多用される．通常はこのモードにしておき，電極のズレなどに注意が必要になる．
② 血圧トリガーモード：電気メスの使用などで心電図トリガーが不正になる場合に使用する．末梢の血圧ラインの血圧を入力している場合には，圧の伝播に遅れが生じるので，タイミング設定をわずかに早くする．採血などで血圧信号が途切れると駆動しない．

表3-30 IABP 合併症

合併症	原因	観察ポイント	看護のポイント
下肢虚血	・カテーテル挿入による下肢の血流障害 ・動脈硬化による内腔の狭小化があるとさらに血流が低下しやすい	・足背，後脛骨動脈の拍動確認 ・左右下肢末梢温度差 ・皮膚色調変化 ・冷感，しびれ感，疼痛の有無 ・血液データ	経時的な下肢の観察 ・末梢循環不良時はIABPの駆動状況とバイタルサインを観察しながら保温 ➡急激な保温は末梢血管抵抗の低下から血圧低下をきたす可能性がある‼ ・虚血症状が観察された場合は，速やかに医師へ報告
出血，皮下血腫	・血小板や凝固因子の消費 ・抗凝固療法の副作用 ・挿入部位の血管損傷	・出血部位，皮下出血の範囲，色調の変化 ・凝固・線溶異常の有無	挿入部の観察 ・挿入部の圧迫固定 ・安静の保持 ➡貧血は心筋酸素消費量を増加し，虚血や心不全を悪化させる可能性がある‼
大動脈穿孔・解離	挿入時のカテーテルにより総腸骨動脈や腹部大動脈，下行大動脈に発生	・血圧の急激な低下 ・腰背部痛 ・腹部膨満 ・意識レベル低下	・バイタルサインの経時的な観察 ・急変時の対応準備
大動脈分岐塞栓：腹部臓器虚血	カテーテル留置による血栓形成 ・大動脈壁のアテロームや血栓の飛来	・腸間膜動脈塞栓：腹痛，下血 ・腎梗塞：腎機能低下，乏尿，血尿，背部痛 ・末梢循環障害 ・代謝性アシドーシスの進行	・主要分岐血管領域（腹腔動脈，上腸間膜動脈，腎動脈）の虚血症状の観察 ➡鎮静中はバイタル，血液データの経時的な把握がより重要‼
バルーン破裂	石灰化した大動脈壁との摩擦によって，バルーンが摩耗して起こる	・カテーテル内の血液混入（赤褐色，粉末） ・ガスリークアラーム ・バルーン駆動内圧と拡張期動脈圧低下	・医師へ速やかに報告 ・挿入下肢の安静保持

　IABP の合併症として，表3-30 のようなものがある．早期発見には，挿入部の観察だけでなく循環動態や血液データなど，全身状態の観察が欠かせない．また，患者の訴えにも合併症の徴候が潜んでいることがある．

　IABP を中止するときは血行動態の各指標をみながら，IABP による補助間隔を1：1から次第に延ばして1：3にする．このとき，表3-31 のような離脱基準を参考にして，IABPが必要となった病態が悪化してこないか注意深く観察する．血行動態に変化がみられなければ，バルーンカテーテルを外套カテーテルごと引き抜く．この際，バルーンカテーテルが刺入された大腿動脈を手で強く圧迫し，完全に止血されるまで押し続ける．止血されたことが確認されたら，止血ロールをカテーテル刺入部に当て，上から布テープで固定する．

表3-31　IABP 離脱基準

離脱基準（血行動態基準）
・心係数（CI）2.0〜2.5 L/分/m^{2}以上 ・収縮期血圧 100 mmHg 以上 ・肺動脈楔入圧 20 mmHg 以下
相対的基準
・心不全症状の悪化，ショックの再発がない ・不整脈の増加や重症不整脈の出現がない ・胸痛や新しい心電図変化の出現がない ・心拍数 110 bpm 以下，尿量 0.5 mL/kg/h 以上 ・動脈圧がバルーン膨張による圧＜自己心収縮圧になっている

Ⅵ　心蘇生

　心臓・大血管手術後に急激な血圧低下が生じ，生命の維持が危ぶまれたときは，**表3-32**に示した項目について手早くチェックし，原因を調べて治療方針を立てる.

　心肺蘇生が必要な場合は，大声で応援を要請し，救急カート（救急薬品と気管挿管セット）と除細動器を準備する. このときしばしば使用される薬剤を**表3-33**に示す.

　同時に一次救命処置を速やかに開始し，医師到着後に二次救命処置として A（airway；高度な気道確保），B（breathing；酸素化と換気補助），C（circulation；胸骨圧迫の継続，モニタリング，薬剤投与），D（diagnosis；原因検索と是正）を同時に行う.

a．胸骨圧迫

　動脈圧が 40 mmHg 以下で，脈拍が触れないときは胸骨圧迫を行う（**図3-47**）. 胸骨圧迫は，胸骨の下半分を 5 cm 以上の深さまで押し込んで行うが，6 cm を超えない（小児や乳児では胸郭が約 1/3 沈むように圧迫する）ようにする. 胸骨圧迫のテンポは，100〜120 回/分で中断を最小限にして行う. また，毎回の胸骨圧迫の後，完全に胸壁が元の位置に戻るように圧迫を解除する.

b．電気ショック

　心電図モニターで，心室細動，心室頻拍，血行動態が不安定な上室頻拍や心房細動などが確認されたなら，除細動器で電気ショックを行う. 使用方法を**図3-48**に示す.

c．（体外式）ペーシング

　徐脈の場合，心外膜ペーシングリードが挿入されていれば，体外ペースメーカを作動させる.

表3-32 急激な血圧低下時のチェック項目

① 患者の意識
② 心電図
③ 心臓聴診, 大腿動脈・頸動脈の触知
④ 呼吸, 人工呼吸器の回路
⑤ カテコラミン製剤の回路
⑥ 動脈血液ガス分析
⑦ 血清カリウム, 血糖値
⑧ 胸部X線写真
⑨ ドレーンのミルキング
⑩ 尿 量
⑪ 体 温
⑫ 瞳孔反射

表3-33 心蘇生時の使用薬

薬 剤 名	希 釈	使用法
エピネフリン（ボスミン®）	原液, 20倍希釈液	静注, 心注
ノルアドレナリン（ノルアドレナリン®）	原液, 20倍希釈液	静注, 心注
l-イソプレナリン（プロタノール®）	原液, 20倍希釈液	静注, 心注
7%炭酸水素ナトリウム（メイロン®）	原液	静注
2%リドカイン（キシロカイン®）	原液	静注

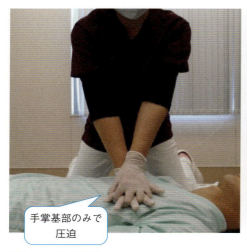
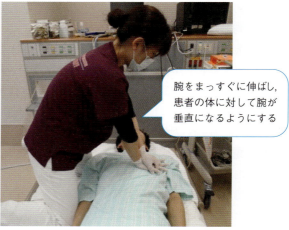

手掌基部のみで圧迫

腕をまっすぐに伸ばし, 患者の体に対して腕が垂直になるようにする

図3-47 胸骨圧迫
胸骨圧迫は, 胸骨の下半分を5 cm以上の深さまで押し込んで行うが, 6 cmを超えないようにする. 胸骨圧迫のテンポは100～120回/分で中断を最小限にして行う.

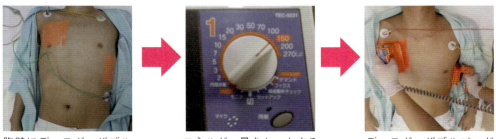

| 胸壁にディスポーザブルパッドを装着 | エネルギー量をセットする | ディスポーザブルパッドの上にパドルを当てる |

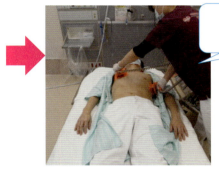

充電ボタンを押し，安全確認後にしっかりとパドルを圧着させて放電する
➡ショック後はただちに胸骨圧迫を再開する（2分間）

図3-48 除細動器の使用方法

Ⅶ 呼吸管理

A 術後の呼吸管理

　心臓・大血管手術後の患者は，ほとんど気管挿管したままICUへ入室する．したがって，ICUにおける呼吸管理は調節呼吸から開始されることが多い．

　人工呼吸器は気道に陽圧を加えることで吸気を行い，その陽圧を解除することで呼気を行う．呼気は，肺胸郭によって受動的に行われるため，人工呼吸器は関与しない．一方，吸気に関するタイミングや吸気ガスを送る方法には様々な様式があり，これを換気モードという．換気モードの分類を図3-49にまとめた．

a．1回の吸気について
（1）タイミング
- 強制換気（mandatory breathing）：吸気の開始と終了および吸気ガスの送り方のすべてが人工呼吸器の設定で行われる．
- 補助換気（assist breathing）：患者の吸気開始を感知して人工呼吸器が吸気を開始し，吸気ガスの送り方と吸気終了は人工呼吸器の設定で行われる．患者の自発呼吸が必要となる．
- 自発呼吸（spontaneous breathing）：吸気の開始と終了，吸気流量が患者の要求どおりに行われるものをいう．

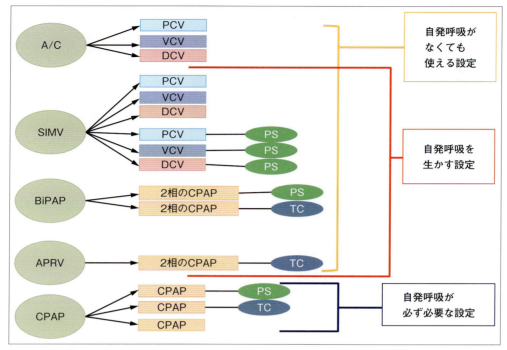

図3-49 換気モード一覧
TC（tube compensation）は気管チューブ内の圧力低下を自動的に補償する機能
A/C：assist control（補助/調節換気），PS：pressure support（圧支持）

(2) 吸気の送り方（強制換気および補助換気；図3-50）

- 圧制御式（pressure control ventilation：PCV）：気道内圧を決めて一定時間加えることで吸気を行う．1回換気量は患者の肺のふくらみやすさに応じて変化する．
- 量制御式（volume control ventilation：VCV）：1回換気量を決めて吸気を行う．気道内圧は患者の肺のふくらみやすさに応じて変化する．
- デュアルコントロール（dual control ventilation：DCV）：1回換気量が設定値より少なければ次の吸気圧を上昇させ，多ければ低下させる制御を行う．グラフィックモニターの波形はPCVだが，1回換気量を設定するので病態は吸気圧に反映される．

b．連続した吸気に関する分類

- 調節換気（controlled ventilation：CV）：すべての換気が強制換気で行われるものをいう．患者の状態に応じてPCV，VCV，DCVを選択する．
- 間欠的強制換気（intermittent mandatory ventilation：IMV）：設定された回数の強制換気または補助換気と自発呼吸が混在したものをいう．さらに同調性をよくしたものを同期型間欠的強制換気（synchronized intermittent mandatory ventilation：SIMV）という．

c．その他の換気モード

- プレッシャーサポート換気（pressure support ventilation：PSV）：自発呼吸時にあらかじめ設定した陽圧を加えて吸気を補助するものをいう（図3-51）．自発呼吸モードに付

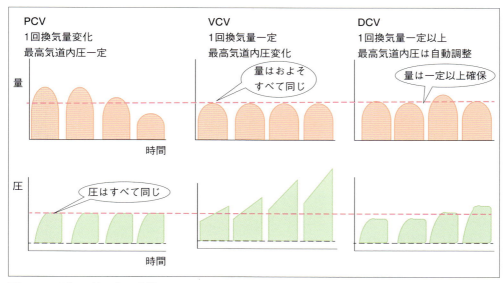

図3-50 吸気の送り方の比較

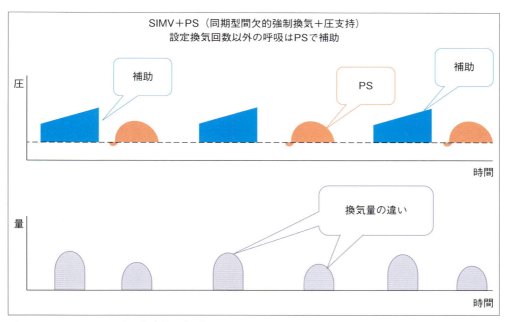

図3-51 PSVによる呼吸仕事量の軽減

加することで，自発呼吸時の呼吸仕事量を軽減することができる．
・持続的気道陽圧（continuous positive airway pressure：CPAP）：肺胞の拡張を維持して酸素化などを改善させるため，一定の陽圧をかけて自発呼吸を行うものをいう．自発呼吸だが，一定の陽圧をかけていることを強調するためにCPAPを換気モード名として使う場合がある．

表3-34　DOPE 評価

D	Displacement	チューブの位置異常
O	Obstructive	チューブの閉塞
P	Pneumothorax	気胸，緊張性気胸
E	Equipment failure	機器異常，接続外れ

・BiPAP（biphasic positive airway pressure）：高い圧の CPAP（高圧相）と低い圧の CPAP（低圧相）を交互に繰り返すものをいう．基本が CPAP のため，自発呼吸が可能である．低圧相の時間が非常に短いもので APRV（airway pressure release ventilation）という換気モードがある．これにより，健常に近い肺胞のみで換気することができ，傷害された肺胞の拡張状態を維持することができる．

d．呼気に関するもの

・呼気終末陽圧（positive end-expiratory pressure：PEEP）：呼気時の気道内圧を大気圧まで下げず，設定した陽圧を保つように制御する換気モードである．この設定した陽圧を PEEP といい，他のすべての換気モードと併用できる．

　気管挿管中は人工呼吸器の作動状態や気管チューブのトラブルに対応する必要がある．適切なアラームを設定し，アラーム発生時には優先して DOPE 評価（**表3-34**）を行い，原因を検索する．また，常に患者の呼吸循環動態を観察し，異常の早期発見に努めるとともに必要時は動脈血液ガス分析や胸部 X 線写真による詳細な評価を行う．

（1）気管吸引

　気管吸引の手順を**図3-52**に示す．酸素化と肺容量維持においては閉鎖式吸引（**図3-53**）が優れているため，高濃度酸素や高い PEEP を必要としている患者では閉鎖式吸引の使用を考慮する．

B 人工呼吸器からの離脱（ウィーニング）

　術後急性期を過ぎて全身状態および呼吸状態が安定したら，人工呼吸器からの離脱を図る．人工呼吸器から徐々に離脱し，自発呼吸ができるまでの過程をウィーニングという．ウィーニング開始の指標を**表3-35**に示す．

　人工呼吸器の一般的なウィーニング方法を**表3-36**に示す．患者の状態や施設の状況を加味して選択する．ウィーニングにより人工呼吸器からの離脱が可能な状態と判断されたら，気管チューブを抜去する抜管を行う．

　ウィーニングが可能だとしても，抜管が安全にできるとは限らない．抜管時には，必ず再挿管の準備をしておく．一般的な抜管の手順は次のとおりである．

① 手洗い，個人防護具（マスク，手袋，ゴーグル，ガウン）を装着する
② 必要時は気管・口腔吸引を行う
③ 乳幼児以外の患者ではあらかじめ本人に抜管することを説明する
④ 患者の状態を観察し，体位を整える
⑤ 10 mL シリンジをカフ用チューブに接続する
⑥ 患者に深呼吸を促し，最大吸気位でカフの空気を抜く

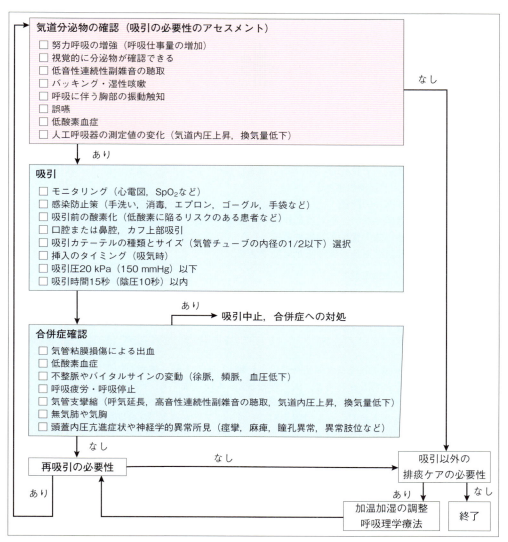

図3-52　気管吸引の手順
［日本クリティカルケア看護学会（監）：人工呼吸離脱のための標準テキスト，学研メディカル秀潤社，東京，p125，2015より作成］

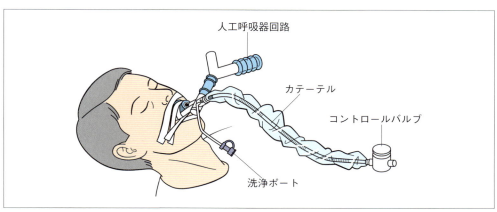

図3-53　閉鎖式吸引

表3-35　ウィーニング開始の指標

- ドレーン出血の安定
- 循環動態の安定

  重篤な不整脈を認めない，血圧の大きな変動がない，尿量の安定，末梢循環の改善
- 酸素化の評価

  FiO_2 0.4 かつ低気道内圧（PEEP≦5 cmH_2O）で PaO_2 80 mmHg 以上または PaO_2/FiO_2（P/F 値）>250
- 自発呼吸の評価

  自発換気下で $PaCO_2$ 35〜45 mmHg, pH 7.35〜7.45, 換気回数5〜30回/分，1回換気量≧5 mL/kg
- 意識レベルの評価

  瞳孔異常がない，呼名反応がある，離握手可能
- 気道分泌物の管理が容易である

  咳嗽反射がある，深呼吸が可能である

FiO_2：吸入気酸素濃度

表3-36　一般的なウィーニングの方法

	方法	ウィーニング方法の例
自発呼吸トライアル（SBT）	人工呼吸器離脱安全開始基準により離脱可能と判断されると，人工呼吸器によるサポートを30〜120分中断し，耐えられるかどうかを試験（SBT）する．問題なければ離脱を考慮する．ケアバンドルなどで推奨されるいくつかの方法（手順）が存在する．	1日に1回，患者が以下の状態に耐えられるか評価する．FiO_2 50%以下の設定で，CPAP≦5 cmH_2O（PS≦5 cmH_2O）またはTピースを30分間継続し，SBT 成功基準をもとに評価する．SBT は120分以上は継続しない．
ON-OFF 法	人工呼吸器を1日に何度か外し，人工呼吸（On）と自発呼吸（Off）を繰り返しながら，自発呼吸（Off）の時間を次第に長くする．確立した手順はない．	例えば，数時間に10〜30分程度の「Off」から開始し，少しずつ「Off」を延長していき，最終的に自発のみで呼吸が可能になっていくことで離脱させていく．
SIMV（漸減）法	SIMV モードで SIMV 回数を漸減する．確立した手順はない．	SIMV モードで最大吸気圧または1回換気量を変更せずに，呼吸状態の悪化がないことを確認しつつ，SIMV 回数のみを徐々に漸減させる．最終的には SIMV 回数をゼロまで減少させ離脱させていく．自発呼吸に対しては PSV 漸減法を併用し，最終的な離脱へと導くことが多い．
PSV（漸減）法	PSV モードで PS を漸減する．確立した手順はない．	PSV モードで呼吸状態の悪化がないことを確認しつつ，PS を例えば2〜5 cmH_2O ずつ下げていき，最終的に CPAP のレベルまで漸減させて離脱させていく．

［米倉修司：ウィーニングに ON-OFF 法は有効か．重症集中ケア 15：80, 2017 より作成］

⑦ 気管チューブを抜去する

⑧ 口腔内の分泌物を吸引する

⑨ 事前に医師と相談していた酸素療法を開始する

⑩ 全身状態を観察し，患者に処置の終了を伝え，ねぎらいの言葉をかける

C 抜管後の呼吸管理

気管チューブ抜去後の呼吸管理の目的は，① 酸素化の維持，② 換気の維持，③ 気道浄化である．

a．酸素療法

酸素療法には低流量システムと高流量システムがある（図3-54）．

低流量システムの酸素濃度の目安は図3-54 に示したとおりであるが，吸入する酸素濃度は患者の呼吸状態によって変わる．流れている酸素と外から流れてくる空気の混合気を吸入しているため，息を吸う速度や量によって酸素濃度は変化する．フェイスマスクでは，流量が少ないと二酸化炭素を含んだ呼気がマスク内に残る．そのため，最低でも 5 L/分の流量が必要となる．

一方，高流量システムでは，供給されるガスが患者の吸気流量（30 L/分）より多くなる．患者の 1 回換気量に左右されず，24～50％の安定した吸入気酸素濃度を供給できる．30 L/分以上の流量を作るために，ベンチュリー効果を利用している．したがって，高流量システムは吸入気酸素濃度を正確に設定する必要がある患者［慢性閉塞性肺疾患（COPD）患者，抜管直後の患者］に用いることが多い．

b．非侵襲的陽圧換気（non invasive positive pressure ventilation：NPPV）

マスクを介した陽圧呼吸のことを指す．COPD 急性増悪や心原性肺水腫に対して予後の改善効果が認められている．抜管後，酸素療法では対応できない低酸素血症や換気不全に対して，気管挿管を回避し，気管挿管に伴う合併症を軽減させることができる（表3-37）．

NPPV マスクには種々のタイプとサイズがある（図3-55）．患者の状態によってマスクのタイプを選択し，死腔量を少なくするために可能なかぎり小さいサイズを選択する．NPPV による呼吸管理の成否は，マスクフィッティングがうまくいくかどうかにかかっている．NPPV 導入とマスクフィッティングのポイントを表3-38 に示す．

低流量システム	酸素流量（L/分）	酸素濃度の目安（％）
経鼻カニューラ 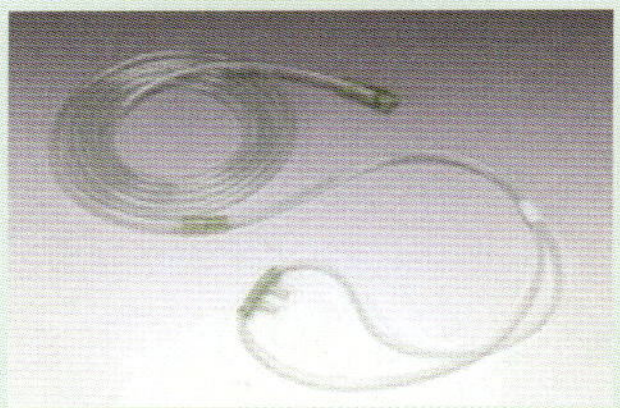	1	24
	2	28
	3	32
	4	36
フェイスマスク 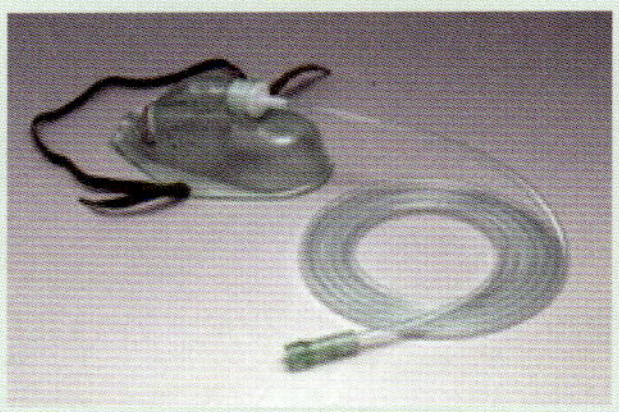	5〜6	40
	6〜7	50
	7〜8	60
リザーバー付フェイスマスク 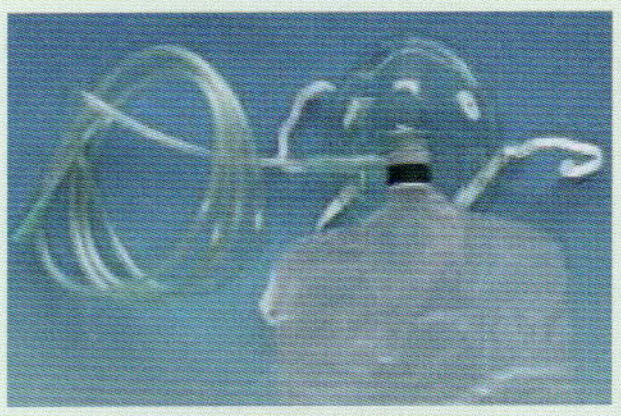	6	60
	7	70
	8	80
	9	90
	10	95
高流量システム	酸素流量（L/分）*	酸素濃度の目安（％）
ベンチュリーマスク 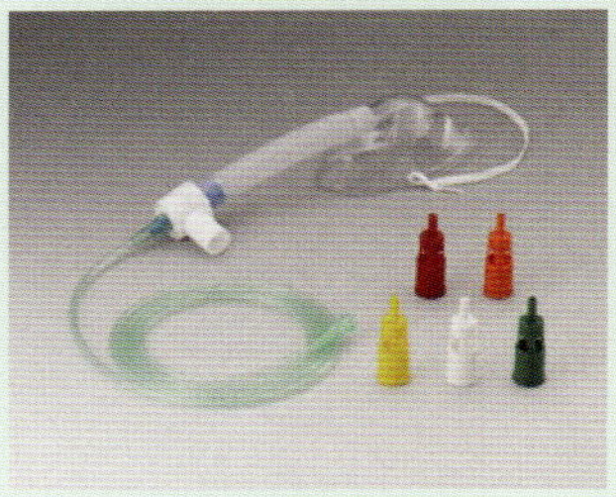	4（青）	24
	4（黄）	28
	6（白）	31
	8（緑）	35
	8（ピンク）	40
	12（オレンジ）	50

図3-54　酸素療法における酸素濃度の目安
*（　）内はダイリューターの色.

表3-37　NPPV のメリット・デメリット

メリット	デメリット
●挿管に伴う合併症［人工呼吸関連肺炎（VAP）など］を回避できる ●段階的なウィーニングが可能 ●通常の食事や飲水，会話などが可能である ●装着・中断・離脱が容易で簡便 ●鎮静薬を減らせる	●患者の協力が不可欠 ●自発呼吸がある患者にのみ使用可能 ●呑気・誤嚥・皮膚傷害などの合併症 ●気道確保が困難 ●高気道内圧をかけにくい

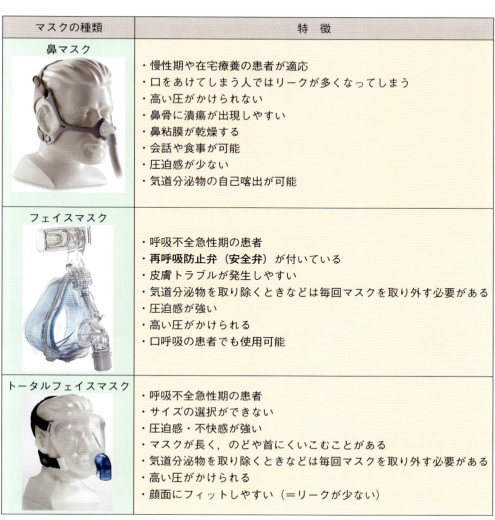

マスクの種類	特 徴
鼻マスク	・慢性期や在宅療養の患者が適応 ・口をあけてしまう人ではリークが多くなってしまう ・高い圧がかけられない ・鼻骨に潰瘍が出現しやすい ・鼻粘膜が乾燥する ・会話や食事が可能 ・圧迫感が少ない ・気道分泌物の自己喀出が可能
フェイスマスク	・呼吸不全急性期の患者 ・**再呼吸防止弁（安全弁）が付いている** ・皮膚トラブルが発生しやすい ・気道分泌物を取り除くときなどは毎回マスクを取り外す必要がある ・圧迫感が強い ・高い圧がかけられる ・口呼吸の患者でも使用可能
トータルフェイスマスク	・呼吸不全急性期の患者 ・サイズの選択ができない ・圧迫感・不快感が強い ・マスクが長く，のどや首にくいこむことがある ・気道分泌物を取り除くときなどは毎回マスクを取り外す必要がある ・高い圧がかけられる ・顔面にフィットしやすい（＝リークが少ない）

図3-55 NPPVマスクの種類

［画像はフィリップス・レスピロニクス合同会社より提供］

表3-38 NPPV導入とマスクフィッティングのポイント

- □ NPPVの必要性，呼吸の仕方，リークについてなど事前に説明する．
- □ 医療者がマスクを手で持ち，患者の顔に当てる．
- □ 最初は設定圧を低めにしてマスクの密着感と陽圧に慣れてもらう．
- □ 患者が慣れてからマスクをヘッドギアで固定する．
- □ 呼吸が同調するまでは，声かけをしたりして呼気を介助する．
- □ 不快感を訴えたら，すぐにマスクを外し，装着できていたことをねぎらい，休憩する．
- □ 症状の変化を示す（とくに呼吸苦などの自覚症状）．
- □ マスクフィッティングはできれば2名で行うことが望ましい．
- □ 患者本人にフィッティング具合などを定期的に確認する．
- □ 頬部の痩せ，義歯除去中 ➡ 後頭部〜後頸部にタオルを敷き，頸部の肉を寄せる．
- □ 頭が小さい ➡ 頭部にタオルを当てる．
- □ 経鼻胃管挿入中 ➡ 胃管の上から皮膚保護剤を貼付し，頬部の凸凹を補整する．
- □ 少量の鎮静薬の使用を検討する．

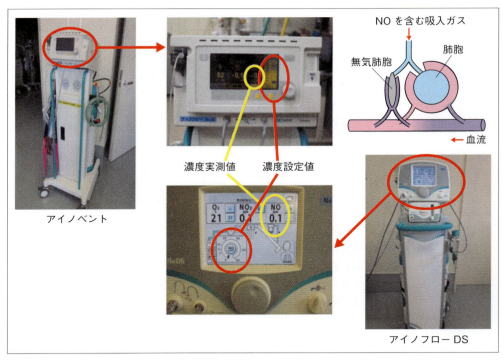

図3-56　一酸化窒素（NO）吸入装置

D　特殊な呼吸管理

a．一酸化窒素（NO）吸入療法

　重症な肺高血圧や肺血管抵抗の高い患者，低酸素血症の改善を目的に選択される治療法である．全身の血管抵抗には影響を与えず，肺血管を選択的に拡張することができ，しかも換気のよい肺胞の血管を選択的に拡張するという特徴がある．一酸化窒素吸入装置の概要を図3-56に示す．回路内に定常量を流している小児用の人工呼吸器では，一定流量のNOガスを吸気回路へ注入し，ほぼ安定した濃度にすることができる．投与後は，血液ガスの改善や肺血管抵抗をモニタリングしながら慎重に漸減する．

b．窒素（N_2）吸入療法

　短絡による肺血流量増加・体血流減少に対しN_2吸入を行うことで低酸素とし，肺血管抵抗を上げることができる．肺血流量増加，体血流減少に対する治療であり，低酸素血症が危機化しないように，投与時は呼吸循環動態の観察を密に行う．酸素濃度は，

$$21\% \times 人工呼吸器の流量(L/min) + \frac{0\% \times N_2流量(L/min)}{人工呼吸器の流量(L/min) + N_2流量(L/min)}$$

で計算することができる．

E 術後の呼吸器合併症（気胸，血胸，胸水貯留，無気肺）

a．気　胸

気胸は臓側胸膜(肺を包んでいる膜)が破れて肺胞から胸腔へ空気が漏れた状態である．この場合，胸腔に溜まった空気により肺は圧迫されて縮んでしまうため，患者は急に息苦しくなり，ときに低血圧，ショック症状を示すこともある．気胸は高齢者や乳児の心臓・大血管手術後に多くみられる．

診断は聴診，打診と胸部X線写真である．聴診による呼吸音の消失，打診で鼓音（過共鳴音）がしたら，胸部X線写真を撮る必要がある．胸部X線写真では萎縮した肺とその外側の空気像が認められる．

治療は，次のとおりである．

① 空気漏出が少量であれば経過を観察する．
② 大量であればトロッカーカテーテルを胸腔内に挿入し，脱気する．
③ 人工呼吸の陽圧を下げる．

b．血　胸

血胸とは胸腔内に血液が溜まった状態であり，側方開胸手術後に起こることが多い．胸腔ドレーンからの出血が増加した後に急に止まり，貧血が進行するときは血胸を疑う必要がある．

診断は胸部X線写真で容易につけられる．治療はトロッカーカテーテルによる胸腔ドレナージか，再開胸による血腫除去，止血である．

c．胸水貯留

胸水貯留は手術侵襲によるリフィリング後に心不全のある患者でしばしばみられる．胸水は右胸腔に溜まることが多い．小児患者ではファロー四徴症の心内修復術後や三尖弁閉鎖に対するフォンタン手術後などに胸水がしばしば認められる．

治療法は，

① 胸水が少なければ利尿薬を増加する．
② 胸水が多ければトロッカーカテーテルを留置して，ドレナージを行う．

貯留した胸水が乳白色の混濁を呈することがあり，これを乳糜胸と呼んでいる．乳糜胸はリンパ管の損傷から生ずることが多く，胸腔ドレナージだけでは治りにくい．中鎖脂肪酸（MCTミルク，MCTオイル）で作った食事を摂取させて，2〜3週間の胸腔ドレナージを続ける必要がある．

d．無気肺

心臓・大血管手術後は大量の補液による心拡大によって左下葉は無気肺になりやすい（図3-57）．胸骨正中切開による胸郭の拡張障害や安静による荷重側肺障害も加わるため，術後早期からのポジショニングが重要になる．左側臥位は肺が心臓を圧迫することにより，右側臥位は下大静脈の圧迫により血圧低下をきたしやすいため，ポジショニングによる循環動態の変化に注意する．また，気管挿管の刺激や術後早期の肺うっ血により気道内分泌物は増加する．術前にハフィングや深呼吸の指導を行い，術後は去痰薬や鎮痛薬などを併用しながら喀痰できるように援助する．

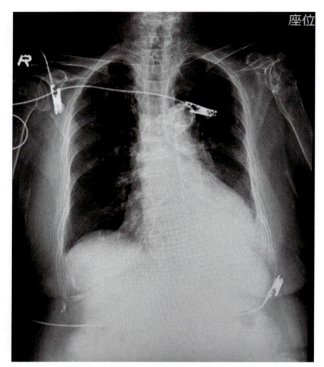

図3-57　術後の左下葉の無気肺

表3-39　気管切開の適応

① 長期間人工呼吸，抜管困難
② 喉頭狭窄
③ 気道内分泌物過多，痰喀出困難
④ 誤嚥性肺炎
⑤ 挿管チューブによるトラブル，出血，感染，内腔閉塞など

e．気管切開

　長期の人工呼吸器管理が必要な患者に対して，胸骨上部で気管を切開し，特殊なカニューラを挿入して呼吸管理を行う方法である．気管切開の適応を**表3-39**に示した．
　気管切開は，気管挿管に比べて呼吸仕事量が減少し，患者の苦痛を軽減させることができる．また，口腔内の清潔を維持しやすく，気管挿管を継続するよりは管理が容易で安全になる．気管切開後は，鎮痛・鎮静薬を減量し，ADL の再獲得を中心とした離床を進めていくことになる．気管切開孔に人工呼吸器回路の重みによる負荷がかかりやすくなるため，離床時は過度な負荷がかからないように配慮する．

f．胸部 X 線写真と血液ガス分析

　呼吸管理中にとりわけ重要な検査は胸部 X 線写真と血液ガス分析である．**図3-58**に胸部 X 線写真読影の要点を示した．胸部 X 線写真は外側から内側に向かって読むとよい．**図3-59**には分析結果の例と血液ガス分析のうち重要な値の基準値を示す．

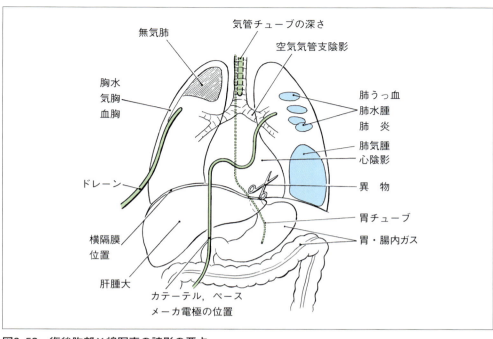

図3-58 術後胸部X線写真の読影の要点

検査項目	基準値
pH	7.40±0.05
PaO₂	80〜100 mmHg
PaCO₂	35〜45 mmHg
HCO₃⁻	24±2 mmol/L
BE	−2〜+2 mmol/L

分析結果例

```
温度補正値
    pH(T)           7.498
    pCO2(T)         36.4    mmHg
    pO2(T)          111     mmHg
電解質値
    cNa+            137     mmol/L
    cK+             3.7     mmol/L
    cCl-            103     mmol/L
    cCa2+           1.11    mmol/L
    cCa2+(7.4),c    1.17    mmol/L
代謝項目値
    cGlu            104     mg/dL
    cLac            0.5     mmol/L
    ctBil           0.4     mg/dL
酸塩基状態
    cHCO3-(P),c     28.3    mmol/L
    cHCO3-(P,st),c  28.7    mmol/L
    cBase(B),c      4.7     mmol/L
    cBase(Ecf),c    5.1     mmol/L
    ctCO2(P),c      29.4    mmol/L
酸素状態
    ctHb            11.9    g/dL
    sO2             99.2    %
    ctO2,c          16.5    Vol%
    Hct,c           36.6    %
    FO2Hb           97.5    %
    FCOHb           1.3     %
    FMetHb          0.4     %
    FHHb            0.8     %
演算値
    AnionGap,K+,c   10.1    mmol/L
    p50(T),e        23.72   mmHg
血液ガス値
    pH              7.498
    pCO2            36.4    mmHg
    pO2             111     mmHg
```

図3-59 動脈血液ガス分析

VIII 水, 電解質, 体液の管理

体液には大きく分けて, 細胞外液（血漿と組織間液）と細胞内液がある. これらはいずれも水分の他に, Na^+, K^+をはじめとする電解質や蛋白質, 各種の血球など様々な成分を含んでいる. 3つの体液はそれぞれ異なる組成を持っているが, 成分の一部は血管壁あるいは細胞膜を通して比較的自由に移動できる.

心臓・大血管手術後の患者では出血や排尿, 発汗, 体腔・組織間への移動などによって体液が失われるため, 水分や電解質, 血液成分などの補給が必須になる（図3-60）.

体液の管理は喪失と補給のバランスをとることであるが, 実際の患者管理ではしばしば体液成分の不均衡が生じる. その主な理由は,

① 人工心肺による希釈体外循環後に細胞内外で水分・電解質の移動が起こる.

② 手術侵襲や低心拍出量症候群のため体腔（胸腔, 腹腔）や組織間に体液が漏出する.

③ 不感蒸泄量の測定が困難である.

などのためである. こうした体液成分の不均衡は, 図3-60 に示す検査の結果と全身状態の観察から総合的に判断される. 体液成分の不均衡を判断するためのフィジカルアセスメントのポイントを図3-61, 図3-62 に示す.

A 水・電解質のバランス

水分の補給は開心術と非開心術で異なるが, 基本的には, 尿量と不感蒸泄を加えたものが輸液量となる. 健常者の平均的尿量および不感蒸泄量は表3-40 に示すように, 体重比にすると乳児では多く, 成人では少ない. 健常者の体液中の電解質組成を表3-41 に示した. 術後, 電解質は主に尿によって排泄される.

電解質は尿以外では胃液, 汗, 出血などでも喪失するが, 術後管理上問題になることは少ない. 電解質補正で常に問題になるのは細胞内外の電解質の移動である. 人工心肺を使用した開心術では細胞内へ Na^+, Cl^- が入り, K^+ が細胞外に出てくることが多い. この場合, 血清 Na 値が低下したからといって, Na^+ を多く投与すると細胞内浮腫を増強させることになる.

B 基本輸液, 補液

1日の総輸液量をあらかじめ予測することは困難であるから, 術後の輸液は基本輸液（main）と補液（volume）に分けて行う.

基本輸液量は表3-42 に示したように, 体重別に1日量を決めて, さらに患者の状態に応じて1時間の投与量を決定する. 基本輸液の組成はできるかぎり単純にして, 配合薬剤や側管注の薬剤と化学反応を起こさないようにする. 主に維持液を使用することが多い.

補液は, 図3-61 の検査の結果をみながら, そのたびに投与量や内容を変える. したがってその種類や量をあらかじめ決めることはできないが, これには, ① 細胞外液補充液（図3-63）, ② 人工膠質液（図3-64）, ③ アルブミン製剤（図3-65）, ④ 輸血, ⑤ カリウム（K）補正用輸液などがある.

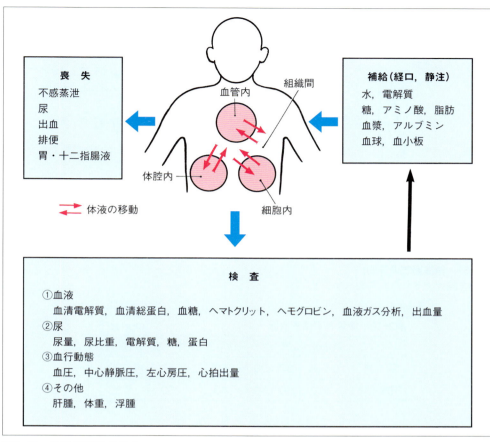

図3-60 体液管理の考え方

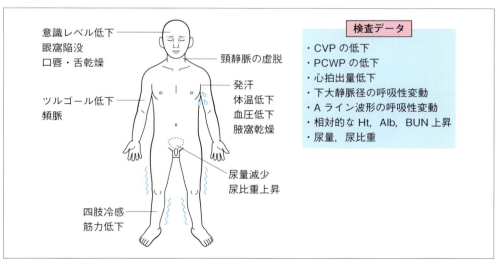

図3-61 輸液不足の評価
CVP：中心静脈圧，PCWP：肺動脈楔入圧，Ht：ヘマトクリット値，Alb：アルブミン濃度，BUN：尿素窒素

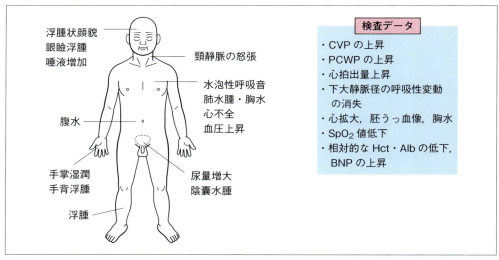

図3-62 輸液過剰の評価
BNP：脳性ナトリウム利尿ペプチド

表3-40 尿量と不感蒸泄量　　　　　　　　　　　　　　　　　（mL/kg/日）

	新生児	乳児	幼児	学童	成人
尿量	10〜90	80〜90	50	40	30
不感蒸泄	30	50〜60	40	30	20

表3-41 体液の電解質組成　　　　　　　　　　　　　　　　　　　　　　　　　　　　　（mEq/L）

	Na^+	K^+	Cl^-	HCO_3^-	Ca^{2+}	Mg^{2+}	HPO_4^{2-}	SO_4^{2-}	有機酸	蛋白
血漿	142	4.5	103	27	5	3	2	1	5.5	16
組織間液	140	4.5	114	27	3.5	3	2	1	5.5	1.5
細胞内液	15	157	4	0	5	27	100	18	—	72

表3-42 基本輸液量

体重	投与量	
	1日	1時間
1〜15 kg	150 mL	2〜5 mL/時
15〜30 kg	250 mL	5〜10 mL/時
30 kg 以上	500 mL	20 mL/時

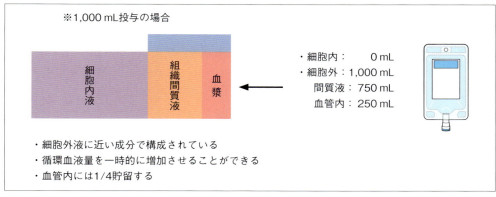

図3-63 細胞外液補充液

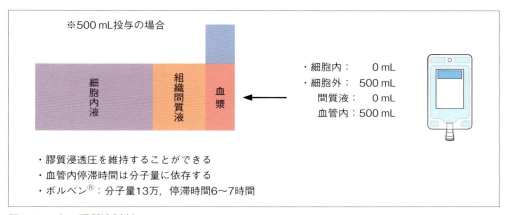

図3-64 人工膠質液製剤

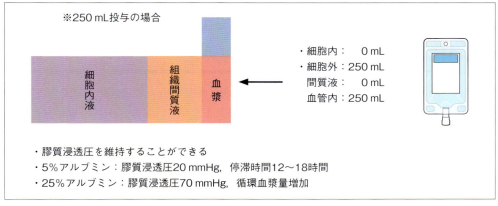

図3-65 アルブミン製剤

C 血清カリウムの異常

低カリウム血症（<3.5 mEq/L）は利尿によることが多い．インスリン投与や高カロリー輸液，β_2作動薬投与によりカリウムが細胞内へ移行する．これにより期外収縮が発生しやすくなる．

カリウム投与に対して低カリウム血症の改善が乏しければ，マグネシウム欠乏も考慮する．

インスリン欠乏や代謝性アシドーシスではカリウムが細胞外へ移行する（pH が 0.2 低下すると血清カリウム値が 1 mEq/L 上昇する）．高カリウム血症（>5.5 mEq/L）により，心電図上，T 波の先鋭化，ST 低下，R 波増高，P 波消失，QRS 波の拡大，徐脈，心停止などが起こる．アシドーシスが存在すればその補正を優先させる必要がある．血清カリウム 6.0 mEq/L 以上のときはグルコースインスリン療法（GI 療法）の導入を検討する．

D グルコースインスリン療法（GI 療法）

インスリンは体内の種々の細胞，とくに筋細胞・脂肪細胞におけるグルコースの取り込みを促し，細胞におけるグルコースの利用を促進させる．グルコースがグリコーゲンとして細胞内へ取り込まれるとき，3 g のグリコーゲンに対し，1 mEq のカリウムが細胞内へ取り込まれる．これを利用したのがグルコースインスリン療法（GI 療法）である．

　組成：成人：50％Glu 90 mL＋NR 10 単位

　　　　：小児：50％Glu 20 mL＋NR 2 単位＋蒸留水 25 mL

＊Glu：ブドウ糖液，NR：ノボリン R® （速効型インスリン）

E アシドーシスの管理

アシドーシスになると細胞機能の低下により，不整脈や心収縮力の低下，交感神経機能の緊張や自立神経機能の低下，昇圧薬などの薬剤反応の低下が起こる．アシドーシスが認められたとき（図3-66）は，原因を検索し早期に対応する必要がある．

IX | 急性腎不全の管理

急性腎不全は心臓・大血管手術後にみられる合併症である．主な原因を表3-43 に示した．手術侵襲などの高度な侵襲は容易に GFR の低下を招く．また，人工心肺の使用は，全身性の炎症，血液希釈，低体温により腎血流が低下し，腎血管収縮を誘発する．活性化血小板，微小塞栓，溶血による遊離ヘモグロビンも関与しているといわれている．

A 診　断

術後 48 時間での血清クレアチニン値と尿量が急性腎障害を評価するまで重要な観察項目になる（表3-44）．尿量は腎機能が正常であれば，腎血流量を反映する．心臓・大血管手術後は 0.5～1 mL/kg/時を維持することが目標となり，3～5 時間続く乏尿（400 mL/日，20 mL/時），2 時間以上続く平均血圧 80 mmHg 以下は注意が必要である．したがって基準

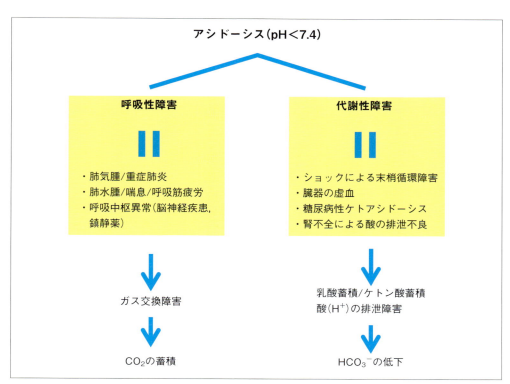

図3-66 アシドーシスの原因

表3-43 急性腎不全の原因

① 低心拍出量症候群（腎前性）
② 虚血再灌流障害*
③ 溶血（長時間体外循環）
④ 薬剤など腎毒性物質
⑤ 術前からの腎障害の増悪
⑥ 重症感染症，敗血症

* 体外循環，大動脈遮断に伴う腎自体の虚血によるもの．

表3-44 AKIN（Acute Kidney Injury Network）による診断基準

stage	血清クレアチニンによる分類（ベースラインとの比較）	尿量による分類
Stage1	1.5倍以上の上昇 または 0.3 mg/dL 以上の上昇	0.5 mL/kg/時が6時間以上継続
Stage2	2倍以上の上昇	0.5 mL/kg/時が12時間以上継続
Stage3	3倍以上の上昇，または現在の血清クレアチニンが 4.0 mg/dL 以上の急速な上昇	0.3 mL/kg/時が24時間以上継続，または無尿が12時間以上継続
	または血液浄化療法の施行	

［Mehta RL, et al; Acute Kidney Injury Network: Report of an initiative to improve outcomes in acute kidney injury. Crit Care 11：R31, 2007 より作成］

になる尿量のモニタリングだけでなく，クレアチニン以外の血液検査の値も確認し，バランス管理や血行動態の管理が重要となる．

B 治　療

急性腎不全の治療は，以下の ①〜⑥ である．
① 原因の除去
② 循環動態の維持
③ 利尿薬の投与
④ 高カリウム血症の治療
⑤ 血液浄化療法［持続的血液濾過透析（CHDF），腹膜透析（PD），血液透析（HD）］
⑥ 利尿期の輸液・電解質補正

急性腎不全の原因を除去するためには，まず循環不全を改善し，腎血流を適正にすることが必要である．溶血がある場合はハプトグロビンを点滴静注するとともに，尿が出ていればできるかぎり輸液と利尿薬で尿中に排泄させる．腎毒性の強い薬剤は投与を中止する．利尿薬は腎不全の急性期にはほとんど効果はないが，回復期に効果があるか否かは，腎不全の予後を判断する上で役立つ．

a．腎代替療法（renal replacement therapy：RRT）

急性腎不全に対する腎代替療法は多様だが，心臓・大血管手術後では血行動態の不安定な重症例が多く，出血の合併に対する配慮も必要となる．表3-45 に各種腎代替療法の特徴について示す．血行動態への影響を極力避ける意味では，持続的血液濾過透析（continuous hemodiafiltration：CHDF）が現在最も普及している（図3-67）．血液透析（hemodialysis：HD）と基本的には同様の原理（図3-68）で，ファイバー型の濾過膜の外側に透析液（サブラッド液など）を流し（図3-69），濾過および透析による物質移動を行う（図3-70）．CHDF 装置全体図を図3-71 に，回路を図3-72 に示す．

（1）CHDF の実際

回路組み立ては，回路と濾過膜を連結し，ヘパリン加生理食塩液で回路洗浄，空気抜き充填を行う．ブラッドアクセスカテーテルを大腿静脈，頸静脈などに穿刺法にて挿入する．透析液はサブラッド液，抗凝固薬は術後急性期で出血傾向のある患者ではナファモスタット（フサン®）を使用する（5〜30 mg/時，ACT を 150〜200 秒程度に調節する）．

CHDF の開始は次の手順で行う．
① 回路と患者に挿入されたブラッドアクセスカテーテルを接続する．
② 始めは緩徐な血流量で開始し，バイタルサインや回路に異常がないか確認する．
③ 予定の血流量（80〜120 mL/分）まで流量を増やす．
④ 濾過回路を開始し，除水などを行う．

（2）CHDF 施行中の看護と注意点

① 警報装置が ON の状態であることを確認する（緑ランプ点灯）．
② 体位変動などで血流量が低下したり，回路内圧が上昇すると，安全装置が働き，血流ポンプが停止することがある．迅速に原因を確認し，再スタートさせる．
③ 血流量，除水量を確認し定期的に記録する．

表3-45　主な腎代替療法

	特　徴
血液透析（hemodialysis：HD）	・小分子量物質（BUN など）の除去能力に優れる. ・電解質，酸塩基平衡の管理が可能. ・限外濾過による過剰水分の除去が可能. ・中・大分子量物質の除去が困難. ・持続的かつ緩徐な除水が困難. ・循環動態に影響を及ぼしやすい.
血液濾過（hemofiltration：HF）	・限外濾過のみ．濾過膜は穴のサイズが大きい．中分子物質の除去効率に優れる一方，小分子量の除去効率は少し劣る. ・濾過膜を通して圧をかけることにより，水の流れに伴って物質の移動が生じる. ・血液中に不足している物質は補充液で補う.
血液透析濾過 （hemodiafiltration：HDF）	・血液透析と血液濾過を組み合わせたもの. ・小分子物質の除去能に優れ，加えて中分子物質・低蛋白物質の除去も可能. ・不均衡症状が血液透析に比べて少ない.
体外限外濾過（extracorporeal ultrafiltration method：ECUM）	・透析液や補充液を使用しない. ・限外濾過による過剰水分やナトリウムの除去が可能. ・血液透析に比べると循環器系への負担が少ない.

	HD	CHDF
血液流量	150〜250 mL/分	60〜120 mL/分
施行時間	3〜5 時間/2〜3 日	24 時間

有用性	問題点
●循環動態に与える影響が少ない ●体液バランスの管理が容易 ●酸塩基平衡，電解質や血漿浸透圧の厳密な管理が可能 ●組織内に広く分布した不要物質の除去が可能 ●緩徐な補正で不均衡症候群のリスク減少	●毒素の除去が遅い ●抗凝固薬の長期投与による出血のリスク ●カテーテル留置による感染のリスク ●低体温になりやすい ●栄養素の喪失 ●長時間にわたる監視が必要

図3-67　CHDF の特徴

④ 透析液，補充液の注入状況を観察し，空にならないように注意する.

⑤ 除水に伴い循環血液量が減少するので，バイタルサインの変化に注意する.

⑥ 意識のある患者では体位の制限による苦痛を和らげるように，体位変換を行う.

⑦ 機器の異常を認めた場合，ただちに臨床工学技士や担当医に報告する.

　腎機能，尿量の回復を認めた時点で CHDF 離脱の判断（表3-46）がなされる．回路内の残血の返血に際しては，空気の混入がないよう細心の注意をもって行われる．ブラッドアクセスカテーテルは通常ヘパリン加生理食塩液でロックする.

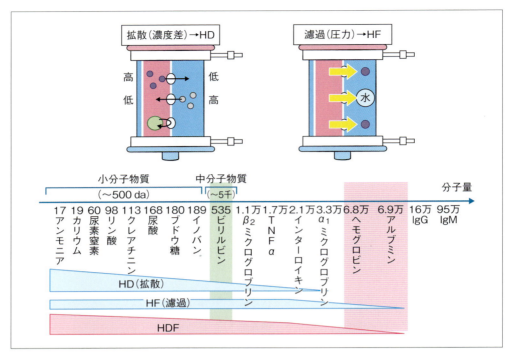

図3-68 CHDFの原理

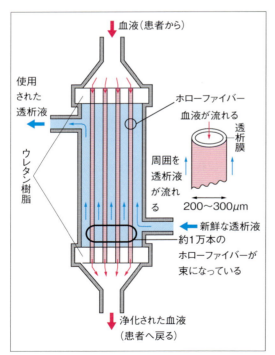

図3-69 濾過膜の模式断面図

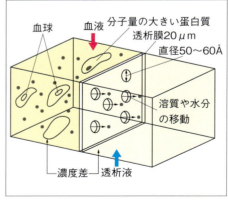

図3-70 濾過膜を介した水分と溶質の移動
50〜60 Å＝百万分の5〜6 mm．

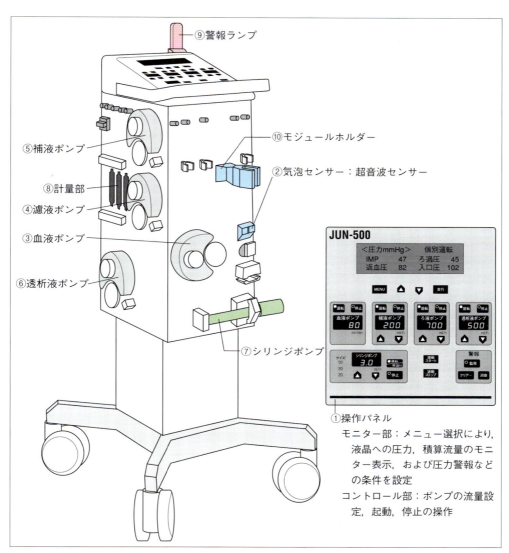

図3-71　CHDF装置全体図

b．腹膜透析（peritoneal dialysis：PD）

　腹膜透析は循環動態への影響が少なく，かつ抗凝固療法が不要という長所をもち，適応はCHDF実施困難な乳幼児に限られつつある．

　高浸透圧の透析液を一定時間内腹腔内に貯留し，浸透圧によって腹膜の毛細血管から水分および血液中の異常成分を排出する治療法である．開心術後のPDは，腎不全に対する治療という意味のみならず，体温管理，抜管までの水分管理，腎不全予防などの幅広い意義がある．その特徴を以下に示す．

① 中分子物質の除去効率は血液透析よりよいが，小分子物質の除去効率は悪い．
② 血行動態への影響が少なく方法が簡便である．
③ 水分管理の目的で術直後から施行する場合がある．
④ 腹部手術後や腹膜の癒着，腹腔内出血などの場合は施行できない．

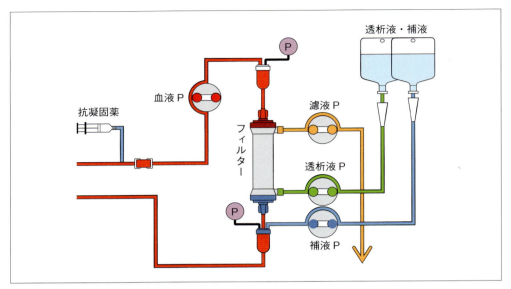

図3-72 CHDF 回路図

表3-46 血液浄化療法中止の条件

① 血行動態	安定している
② 尿　量	1 mL/kg/時またはそれ以上 利尿薬によく反応する
③ 血清 K 値	4 mEq/L
④ 血清クレアチニン値	1.5 mg/dL 以下
⑤ 血中尿素窒素	25 mg/dL 以下
⑥ クレアチニンクリアランス	70 mL/分またはそれ以上
⑦ 自由水クリアランス	－0.5 mL/分以下

⑤ 蛋白質の喪失を起こしやすい．
⑥ 除水のために浸透圧を高く（糖濃度を高く）すると高血糖となり，除水効率が低下する．

　PD 注入中は腹部が膨満し，呼吸負荷がかかる場合がある．一方，開放時は急激に排液されるため，血圧低下など血行動態が不安定になる可能性がある．チューブの挿入位置は腹腔内，ダグラス窩などである．挿入位置を医師に確認し，チューブが挿入されている部位を下にする体位をとる方が排液されやすい．ベッドはギャッヂアップしておくと呼吸もしやすく，ダグラス窩に貯留しやすい．PD 中の観察項目を以下に示す．

① 注入や排液の状態，チューブ・注入システム
② 血行動態
③ 排液の性状・量，水分出納，浮腫の有無と程度，胸部 X 線所見
④ 血清 K を中心とした電解質，血糖，炎症所見
⑤ 腹部症状

X 手術部位感染の管理

手術部位感染（surgical site infection：SSI）の大きな原因としては，手術中の創部汚染が大きな因子として考えられている．皮膚の常在菌や術中の直接的な創部の汚染，手術部位から離れた感染部位からの血行性感染なども考えられる．このように手術部位感染の原因を限りなく少なくするために，術前の口腔ケアや皮膚の清潔保持，術後管理中の標準予防策の徹底，抗菌薬の予防投与などの対策がある．

A 術前の口腔ケアと皮膚の清潔保持

術前に口腔環境を整えると，周術期の合併症が減少するとされ，感染源の除去にもつながる．また，手術部位はどのように消毒をしても，毛包などの皮下に潜む菌は皮膚の消毒のみでは除去できない．術中の創部の汚染を減らす目的で皮膚の常在菌数を少しでも減らすため，術前には抗真菌成分が含有された洗浄剤などでシャワー浴や全身洗浄を行う．中心静脈カテーテル挿入部位なども洗浄する．

B 標準予防策の徹底

標準予防策はすべての患者に対して行われる基本的な感染対策である．
標準予防策はすべての患者の血液，体液，粘膜，損傷した皮膚を感染の対象として対応する．手指衛生はその基本となる．体液などを扱う際は手袋を，分泌物が飛散する可能性がある場合にはマスク，ゴーグル，ビニールエプロンを使用するなど，処置に対してそれぞれの予防策を行う．

C 抗菌薬の予防的投与

心臓・大血管手術において腸管などの細菌に汚染された部位に接することはまれであり，多くの場合は皮膚常在菌である黄色ブドウ球菌，連鎖球菌などのグラム陽性球菌に対応することが重要である．**表3-47**にその代表的なものを示した．このため，抗菌薬の選択については，ペニシリン製剤や第一世代セファロスポリン製剤が第一選択薬になる．
βラクタム薬にアレルギーがある患者では，クリンダマイシンやバンコマイシンの使用を考慮する．メチシリン耐性黄色ブドウ球菌（MRSA）を保有していることが分かっている患者には，バンコマイシンを使用する．

D 術後の創部管理

一時閉鎖された創部には術後24〜48時間の閉鎖ドレッシングを行う．ドレッシング除去後も毎日観察し，発赤，腫脹，熱感，疼痛などがある場合は早めに医師に報告する．

E 縦隔炎

心臓・大血管手術後の縦隔炎は重篤な合併症である．その多くは術後1週間から2週間で発症する．排膿，胸骨動揺，発赤，熱感，腫脹，圧痛などの症状がある．菌血症を伴う

表3-47 術後感染症の主な原因菌

① グラム陽性菌	α溶連菌 腸球菌 肺炎連鎖球菌 緑色連鎖球菌 黄色ブドウ球菌* 表皮ブドウ球菌*	*α-hemolytic streptococcus* *Streptococcus faecalis* *Streptococcus preumoniae* *Streptococcus viridance* *Staphylococcus aureus* *Staphylococcus epidermidis*
② グラム陰性菌	アシネトバクター エンテロバクター 大腸菌 インフルエンザ菌 肺炎桿菌 変形菌 緑膿菌 セパシア 腸炎菌 霊菌	*Acinetobacter* *Enterobacter* *Escherichia coli* *Haemophilus influenzae* *Klebsiella pneumoniae* *Proteus* *Pseudomonas aeruginosa* *Pseudomenas cepacia* *Salmonella enteritidis* *Serratia marcescens*
③ 嫌気性菌	バクテロイデス ペプトストレプトコッカス ペプトコッカス	*Bacteroides fragilis* *Peptostreptococcus* *Peptococcus*
④ 真菌	コウジカビ カンジダ	*Aspergillus fumigatus* *Candida albicans*

* メチシリン耐性菌は MRSA, MRSE と呼ばれている.

場合や，すでに敗血症となっている患者もいる．そのため，創部の症状だけでなく，発熱，心拍数や呼吸回数の上昇，意識の混濁など全身性の炎症反応によるバイタルサインの変化をモニタリングし，異常の早期発見に努める．

XI 脳神経障害，末梢神経障害の予防と管理

心臓・大血管手術は人工心肺使用に伴う灌流圧（血圧）低下による脳の低灌流，大動脈粥状硬化病変や心臓内血栓，細菌性疣贅の遊離に起因する脳塞栓，大動脈弓部手術時の脳分離体外循環法の使用など，脳神経系に対しても高い侵襲とリスクを伴う手術である．

また，手術直後も人工呼吸器をはじめとして数多くの医療機器があるため，頭部 CT 検査など脳神経学的精密検査を行うことが困難なことが多い．したがって，ICU での脳神経障害の早期発見には，ベッドサイドでの患者の意識レベルや全身状態，反射などの基本的な身体所見を観察することが重要となる．

A 意識レベル

麻酔から覚醒するに従って患者の意識は次第にはっきりしてくる．意識レベルのチェックはジャパン・コーマ・スケール（JCS；**表3-48**）やグラスゴー・コーマ・スケール（GCS；**表3-49**）評価法に基づいて行われる．

表3-48　意識レベル：ジャパン・コーマ・スケール（JCS）

Ⅲ. 刺激しても覚醒しない （deep coma・coma・semicoma）	300：痛み刺激にまったく反応しない 200：手足を少し動かしたり顔をしかめる（除脳硬直を含む） 100：はらいのける動作をする
Ⅱ. 刺激すると覚醒する （stupor・lethargy・hypersommia・somnolence・drowsiness）	30：痛み刺激を加えつつ呼びかけをくり返すと，かろうじて開眼する 20：大きな声または体をゆさぶることにより開眼する 10：普通の呼びかけで容易に開眼する
Ⅰ. 覚醒している （confusion・senselessness・delirium）	3：名前・生年月日がいえない 2：見当識障害がある 1：だいたい意識清明だが今ひとつはっきりしない

表3-49　意識レベル：グラスゴー・コーマ・スケール（GCS）

E　開　眼		V　発　語		M　運動機能	
自発的に	4	指南力良好	5	命令に従う	6
音声により	3	会話混乱	4	疼痛部認識可能	5
疼　痛	2	言語混乱	3	四肢屈曲反応逃避	4
開眼せず	1	理解不明の声	2	四肢屈曲反応異常	3
		発語せず	1	四肢伸展反応	2
				まったく動かず	1

GCS の評価点の仕方：表にしたがって E2V3M5＝10 と書き，
① M，V，E 各項の評価点の総和をもって意識障害の重症度とする．すなわち，最重症は 3 点，最軽症は 15 点である．
② V，M 項においての採点は，くり返し検査したときの最良の反応とする．

　全身麻酔では少量の麻薬性鎮痛薬（フェンタニル）と短時間作用型静脈麻酔薬（プロポフォール）を併用しており，術後 2〜3 時間程度で比較的早期に覚醒が得られること多い．覚醒時には呼びかけに対する開眼やうなずき，四肢の指示動作を確認する．5 時間以上経過しても痛み刺激などに反応を示さない場合は，代謝性意識障害か，何らかの脳障害発生の疑いがある．

B 脳神経障害の診断と管理

a. 症　状

　手術中あるいは手術直後に脳神経障害が発生した場合は，麻酔が覚醒するとともに昏睡，痙攣，四肢麻痺などの特異な神経症状が現れる．
　痙攣は脳障害を示す最も特徴的な症状である．小児の熱性痙攣や血清電解質異常によるものを除けば，痙攣は脳実質に虚血や出血，低酸素血症，低血糖などによる障害があることを示している．痙攣には硬直性痙攣と間代性痙攣（図3-73）がある．間代性痙攣では，全身の筋肉が一度に痙攣を起こす全身性痙攣と，体のある 1 ヵ所から始まって全身に広が

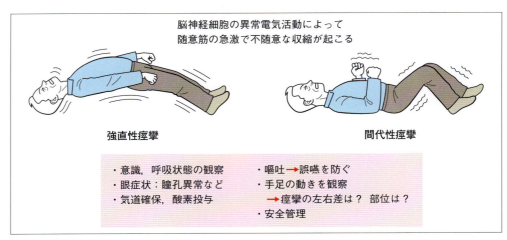

図3-73 痙攣

表3-50 鎮静薬

① ジアゼパム (ホリゾン®・セルシン®)	0.2 mg/kg	静 注
② ヒドロキシジン (アタラックスP®)	0.5 mg/kg	静 注
③ フェノバルビタール (フェノバール®)	2 mg/kg	静 注
④ トリクロホスナトリウム (トリクロリール®)	50 mg/kg	経 口
⑤ クロルプロマジン (コントミン®)	1〜2 mg/kg	点 滴

表3-51 脳神経系の検査

① 意識レベルのチェック
② 各種反応
　　対光反射
　　角膜・睫毛反射
　　咳嗽反射
　　腱反射
　　バビンスキーなどの病的反応
　　モロー反射（乳幼児のみ）
③ 眼底検査
④ 脳波検査
⑤ 脊髄液検査
⑥ 頭部CT検査

るジャクソン型痙攣がある．痙攣の治療には表3-50に示した鎮静薬が用いられる．

　麻痺は脳・脊髄の局所的障害ではそれぞれの支配領域に発生する．大脳運動領域を出た脳神経は脳内で交差して，体の反対側の運動を支配する．したがって右大脳半球に障害が起これば，左半身に麻痺が起こる．脳幹部の障害では多動・振戦などの不随意運動が生じたり，左上肢と右下肢のように交差麻痺が生じることもある．

b．検査法

　心臓・大血管手術による脳卒中は，約半数が術中，残りが術後に発症するといわれている．ICUで行える脳神経系の検査法は表3-51に示したように，意識レベルのチェックや各種のベッドサイドの検査である．脳波や脊髄液の検査は必要に応じて随時行われる．CT検査は病態判断に有力な診断法のため，覚醒遅延や痙攣，麻痺などが出現した場合，患者の血行動態安定後，早期に実施する．

c．予防，治療

　術後脳梗塞を予防するためには，手術部位の出血のリスクを考慮しつつ，抗凝固療法が

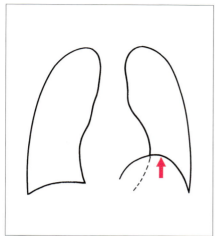

図3-74 左横隔神経麻痺

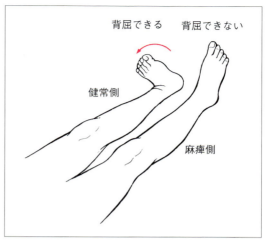

図3-75 腓骨神経麻痺

必要になる．また，術前の高血圧，頸動脈の狭窄病変がある患者のように脳梗塞のリスクがある患者は，低灌流を予防するために高めの血圧が望ましい．

脳梗塞が発症した際は，発症後48時間以内のアスピリン使用，エダラボンの使用が推奨されている．また，全身管理としては循環動態安定，酸素化維持，高血糖および高体温の予防によりペナンブラ（半影帯：血流量が低下している領域で細胞死に至っていない部分）の血流維持に努める．

C 末梢神経障害の予防

末梢神経障害による麻痺で最も多いのが横隔神経麻痺（図3-74）と腓骨神経麻痺である．横隔神経麻痺には，手術中に横隔神経を損傷した場合と，心筋保護による局所冷却氷水による"cold injury（冷却損傷）"とがある．冷却損傷は数ヵ月以内に自然治癒することが多い．腓骨神経麻痺では，麻痺側の足尖は背屈が困難になり，歩行や階段の昇降に支障をきたす（図3-75）．予防法としては手術中・術後に両下肢を適度に屈曲させ，膝蓋外側を圧迫しないように注意してポジショニングを行うことである．

XII 鎮痛・鎮静

手術後の患者には，創部の痛みだけでなく，安静による筋骨格系の痛み，気管挿管チューブやカテーテルによる苦痛が存在する．術後の痛みは交感神経を緊張させ，不整脈や心筋虚血のリスクを高める．また，早期離床を阻害し，せん妄や呼吸器合併症の増加につながる．さらに，痛みは人工呼吸管理期間や入院期間の延長，死亡率増加の要因になる．

鎮痛・鎮静管理の大原則は，眠らせることではない．前述したような合併症の軽減，患者の快適性の確保を目的に，鎮静よりも先に鎮痛を行う．そうすることで過剰な鎮静を予防することができる．そのためには目標の鎮痛・鎮静深度を設定する必要がある．

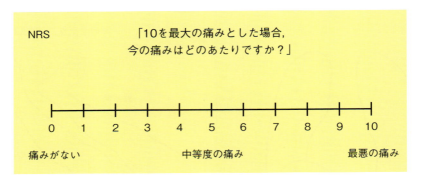

Behavioral Pain Scale（BPS）

項目	説明	スコア
表情	穏やかな	1
	一部硬い（たとえば，まゆが下がっている）	2
	全く硬い（たとえば，まぶたを閉じている）	3
	しかめ面	4
上肢	全く動かない	1
	一部曲げている	2
	指を曲げて完全に曲げている	3
	ずっと引っ込めている	4
呼吸器との同調性	同調している	1
	時に咳嗽，大部分は呼吸器に同調している	2
	呼吸器とファイティング	3
	呼吸の調整がきかない	4

図3-76 NRS と BPS

［BPS は Payen JF, et al：Assessing pain in critically ill sedated patients by using a behavioral pain scale. Crit Care Med 29：2258-2263, 2001／日本集中治療医学会 J-PAD ガイドライン作成委員会：日本版・集中治療室における成人重症患者に対する痛み・不穏・せん妄管理のための臨床ガイドライン．日集中医誌 21：539-579，2014 より引用］

A 鎮痛・鎮静評価

鎮痛評価には主に Numerical Rating Scale（NRS）と Behavioral Pain Scale（BPS）がある（図3-76）．BPS は気管挿管中などで疼痛を訴えられない患者向けの評価法である．鎮静の評価には Richmond Agitation-Sedation Scale（RASS；表3-52）を用いることが推奨されている[1]．

B 術後疼痛の一般的な経過

通常，麻酔から覚醒すると同時に強い痛みを訴えることが多い．術後4～9時間頃がピークで，12時間後まで続く．次第に漸減し，3日目頃には断続的になっていく．感染や縫合不全が起こると，術後36～48時間頃でも痛みの増強，発赤，腫脹，熱感が出現する．また，3日過ぎても内臓痛が残存するが，創部痛は断続的となり，体動時に伴って出現する．

表3-52　RASS

ステップ1：30秒間，患者を観察する．これ（視診のみ）によりスコア0〜＋4を判定する．
ステップ2：
1）大声で名前を呼ぶか，開眼するように言う．
2）10秒以上アイ・コンタクトができなければ繰り返す．以上2項目（呼びかけ刺激）によりスコア−1〜−3を判定する．
3）動きが見られなければ，肩を揺するか，胸骨を摩擦する．これ（身体刺激）によりスコア−4，−5を判定する．

スコア	用　語	説　明	
＋4	好戦的な	明らかに好戦的な，暴力的な，スタッフに対する差し迫った危険	
＋3	非常に興奮した	チューブ類またはカテーテル類を自己抜去；攻撃的な	
＋2	興奮した	頻繁な非意図的な運動，人工呼吸器ファイティング	
＋1	落ち着きのない	不安で絶えずそわそわしている，しかし動きは攻撃的でも活発でもない	
0	意識清明な落ち着いている		
−1	傾眠状態	完全に清明ではないが，呼びかけに10秒以上の開眼及びアイ・コンタクトで応答する	呼びかけ刺激
−2	軽い鎮静状態	呼びかけに10秒未満のアイ・コンタクトで応答	呼びかけ刺激
−3	中等度鎮静	状態呼びかけに動きまたは開眼で応答するがアイ・コンタクトなし	呼びかけ刺激
−4	深い鎮静状態	呼びかけに無反応，しかし，身体刺激で動きまたは開眼	身体刺激
−5	昏睡	呼びかけにも身体刺激にも無反応	身体刺激

［日本呼吸療法医学会：人工呼吸中の鎮静のためのガイドライン．人工呼吸 24：146-167，2007 より許諾を得て転載］

C 主な鎮痛・鎮静薬と投与方法

心臓・大血管手術後の鎮痛では，複数の方法や薬物を副作用が出ない範囲で組み合わせるマルチモーダル鎮痛を用いる．1種類の鎮痛薬，1つの鎮痛法のみでは疼痛を抑えるのは困難であり，投与量が多くなると副作用が出現しやすい．術後早期は医療用麻薬の点滴静脈注射や経静脈的自己調節鎮痛（IV-PCA：図3-77）が選択される．

IV-PCAは，医師が設定した注入量，ボーラス投与量，ロックアウト時間などの制約の中で，患者自身が専用機器を操作して，少量の鎮痛薬を短い投与間隔で自己投与する方法を静脈内投与に用いたものである．個人差に柔軟に対応でき，通常よりも最短で鎮痛薬を投与することができる．経口投与が可能であれば，IV-PCAによる医療用麻薬投与と合わせて経口鎮痛薬を使用する．

心臓・大血管手術後に主に使用される鎮痛・鎮静薬を表3-53に示した．

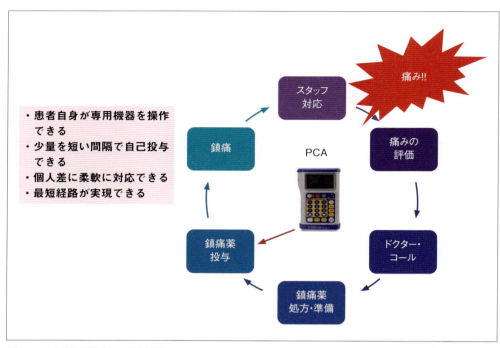

図3-77 経静脈的自己調節鎮痛（intravenous patient-controlled analgesia：IV-PCA）のメリット

表3-53 術後に使用される主な鎮痛・鎮静薬

薬剤名	特徴	副作用
フェンタニル	・鎮痛作用＞鎮静作用 ・作用発現が速く，半減期が短い ・腸管の運動抑制作用が少なく，他の副作用もモルヒネに比べて少ない ・末梢血管拡張，心収縮力抑制作用が少ない ・代謝は主に肝臓	呼吸抑制，低血圧，消化管機能抑制
デクスメデトミジン	・呼吸抑制が弱く，抜管後も使用可能 ・循環抑制作用がある ・軽度鎮痛作用がある ・自然な睡眠に近い鎮静が可能 ・せん妄予防の効果あり	徐脈，低血圧
プロポフォール	・短時間作用性（10〜15分程度効果持続） ・脂肪製剤であり，細菌感染のリスクあり ・プロポフォール症候群を避けるため，7日以内の投与に留める	低血圧，呼吸抑制，アシドーシス
アセトアミノフェン	・脳の体温調節中枢や中枢神経などに作用して解熱・鎮痛作用を示す ・投与間隔は4〜6時間以上 ・1日総量として60 mL/kgを限度とする	血小板機能低下，過敏症，肝機能障害

XIII せん妄

A ICU で患者が感じる苦痛

　集中治療室（ICU）という，日常と極端に離れた環境に置かれた患者は，手術や疾患の影響のみならず ICU 入室後に様々なストレスに曝されることにより多様な精神症状をきたしやすい．

　手術後の患者が ICU で麻酔から覚醒すると，口には気管チューブが入っていて言葉が話せず，体にはドレーンチューブや動脈・静脈・尿道にカテーテルが挿入されていて，身動きがとれない．自分の意思が人に伝達できない上に，周辺にはたくさんの器械が並んで，器械音やアラーム音を発している．また，気管吸引，体位交換などの処置が行われるため，まとまった睡眠が得られない．さらに，ベッド配置がオープンスペースとなっており，隣の患者の処置の音や緊急入室時のあわただしい声なども患者の不安・緊張を増強させる．このように ICU では患者がきわめて多くの精神的・身体的苦痛を受ける環境がある．

B せん妄とは

　ICU で発症するせん妄は，急性脳機能障害であり，多臓器不全の1つであると考えられている．これは，侵襲時の免疫反応が神経興奮伝導に変化を生じさせるためと考えられている．

　せん妄はその症状により3つに分類される．ラインを抜こうとしたり，落ち着きがなくそわそわする，いわゆる「不穏」と呼ばれる過活動型に注目しがちだが，低活動型のせん妄が最も多い．低活動型のせん妄は，うつのような無気力な状態，無関心，傾眠傾向を示す．一見すると「おとなしい患者」と判断され，見落としやすく，早期介入が困難である．混合型せん妄は，過活動型と低活動型が混在するものである．せん妄は，在院日数の延長，死亡率の上昇，退院後の認知機能低下など患者予後に大きな悪影響を及ぼす．

C せん妄の評価

　せん妄は，注意力の障害であり，認知症では説明されず，短期間（通常，数時間から数日）のうちに出現し，1日のうちで変動するという特徴がある．現状では，せん妄に対する推奨度の高い治療薬が確立していないため，CAM-ICU（The Confusion Assessment Method for the Intensive Care Unit；図3-78）や ICDSC（Intensive Care Delirium Screening Checklist；表3-54）というスケールを用いてせん妄をモニタリングすることで，予防と早期発見に努める．また，せん妄の医学的診断には DSM-5 が用いられる（表3-55）．

　せん妄のリスク因子として，表3-56 のような内容が挙げられる．患者要因は変えることはできないが，リスクとなる重症病態の早期安定化，医原性因子の排除によってせん妄を予防することが可能になる．

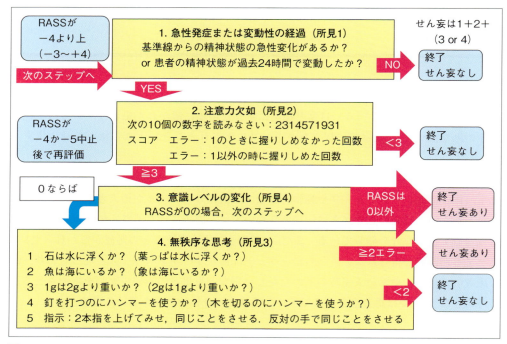

図3-78 CAM-ICUのフローチャート
［日本集中治療医学会J-PADガイドライン作成委員会：日本版・集中治療室における成人重症患者に対する痛み・不穏・せん妄管理のための臨床ガイドライン．日集中医誌 21：539-579, 2014 より作成］

D せん妄に対する看護ケア

　鎮痛・鎮静は，不安・疼痛の緩和や人工呼吸器の同調性の確保，安静による酸素消費量の抑制など，せん妄の予防・治療のための有力な手段となる可能性がある．しかし，心臓・大血管手術後の患者は重症であり，治療のために多くの薬剤を使用して病態を管理している．大部分の鎮痛・鎮静薬は呼吸抑制・循環抑制作用を有するため，不要な薬剤の投与はできるかぎり避けるべきである．鎮静・鎮痛薬を使用する前に表3-57を検討し，その上で必要であれば，鎮痛・鎮静の目的に応じた薬剤の使用を考慮する．

　また，せん妄に対する看護介入のポイントを図3-79に示す．せん妄は多臓器障害の1つであるという点からも心臓・大血管手術後の循環動態の管理が最も重要であり，その上で早期離床やセルフケアの促進，騒音の軽減や睡眠の調整を行っていく必要がある．

表3-54 ICDSC

このスケールはそれぞれ8時間のシフトすべて，あるいは24時間以内の情報に基づき完成される．明らかな徴候がある＝1ポイント：アセスメント不能，あるいは徴候がない＝0ポイントで評価する．それぞれの項目のスコアを対応する空欄に0または1で入力する．

1. 意識レベルの変化： （A）反応がないか，（B）何らかの反応を得るために強い刺激を必要とする場合は評価を妨げる重篤な意識障害を示す．もしほとんどの時間（A）昏睡あるいは（B）昏迷状態である場合，ダッシュ（－）を入力し，それ以上評価を行わない． （C）傾眠あるいは，反応までに軽度ないし中等度の刺激が必要な場合は意識レベルの変化を示し，1点である． （D）覚醒，あるいは容易に覚醒する睡眠状態は正常を意味し，0点である． （E）過覚醒は意識レベルの異常と捉え，1点である．	＿＿＿＿
2. 注意力欠如： 会話の理解や指示に従うことが困難．外からの刺激で容易に注意がそらされる．話題を変えることが困難．これらのうちいずれかがあれば1点．	＿＿＿＿
3. 失見当識： 時間，場所，人物の明らかな誤認．これらのいずれかがあれば1点．	＿＿＿＿
4. 幻覚，妄想，精神異常： 臨床症状として，幻覚あるいは幻覚から引き起こされていると思われる行動（たとえば，空を掴むような動作）が明らかにある．現実検討能力の総合的な悪化．これらのいずれかがあれば1点．	＿＿＿＿
5. 精神運動的な興奮あるいは遅滞： 患者自身あるいはスタッフへの危険を予防するために追加の鎮静薬あるいは身体抑制が必要となるような過活動（たとえば，静脈ライン抜く，スタッフをたたく）．活動の低下，あるいは臨床上明らかな精神運動遅滞（遅くなる）．これらのうちいずれかがあれば1点．	＿＿＿＿
6. 不適切な会話あるいは情緒： 不適切な，整理されていない，あるいは一貫性のない会話．出来事や状況にそぐわない感情の表出．これらのうちいずれかがあれば1点．	＿＿＿＿
7. 睡眠/覚醒サイクルの障害： 4時間以下の睡眠，あるいは頻回な夜間覚醒（医療スタッフや大きな音で起きた場合の覚醒を含まない）．ほとんど1日中眠っている．これらのいずれかがあれば1点．	＿＿＿＿
8. 症状の変動： 上記の徴候あるいは症状が24時間のなかで変化する（たとえばその勤務帯から別の勤務帯で異なる）場合は1点．	＿＿＿＿

（Bergeron N, et al：Intensive Care Delirium Screening Checklist：evaluation of a new screening tool, Intensive Care Med, 27 (5)：859-864, 2001.より著者の許可を得て逆翻訳法を使用し翻訳）

翻訳と評価：卯野木 健*，水谷太郎**，櫻本秀明***

*聖路加看護大学 **筑波大学大学院人間総合科学研究科 ***筑波大学附属病院ICU

［卯野木健，劔持雄二：せん妄の評価3）ICDSCを使用したせん妄の評価，看護技術 57 (2)：133-137, 2011 より許諾を得て転載］

表3-55　せん妄の診断基準（DSM-5）

A．	注意の障害（すなわち，注意の方向付け，集中，維持，転換する能力の低下）および意識の障害（環境に対する見当識の低下）
B．	その障害は短期間のうちに出現し（通常数時間～数日），もととなる注意および意識水準からの変化を示し，さらに1日の経過中で重症度が変動する傾向がある．
C．	さらに認知の障害を伴う（例：記憶欠損，失見当識，言語，視空間認知，知覚）．
D．	基準AおよびCに示す障害は，他の既存の，確定した，または進行中の神経認知障害ではうまく説明されないし，昏睡のような覚醒水準の著しい低下という状況下で起こるものではない．
E．	病歴，身体診察，臨床検査所見から，その障害が他の医学的疾患，物質中毒または離脱（すなわち乱用薬物や医薬品によるもの），または毒物への曝露，または複数の病因による直接的な生理学的結果により引き起こされたという証拠がある．

［日本精神神経学会（日本語版用語監修），髙橋三郎・大野裕（監訳）：DSM-5 精神疾患の診断・統計マニュアル，p588，医学書院，東京，2014 より許諾を得て転載］

表3-56　せん妄のリスク因子

- 患者要因：年齢，高血圧，既存の認知症，緊急手術・外傷によるICU入室経験，過去のせん妄の経験
- 重症病態：重症度，敗血症，貧血，疼痛，人工呼吸管理，代謝性アシドーシス，昏睡，多臓器不全，薬剤
- 医原性因子：日光の遮断，隔離，身体拘束，騒音，不動

表3-57　鎮静を行う前に考慮すること

- 患者とのコミュニケーションを確立する．
- 患者の置かれた状況の詳しい説明を行う．
- 安静による苦痛を取り除くため，体位を調節する．
- 疼痛はスケールによる評価を行い，積極的に取り除く．
- ベッド周辺の環境を整える．
- 日常生活のリズムと睡眠の確保を行う．
- 患者家族の面会を延長し，家族とともにいる時間を多くする．

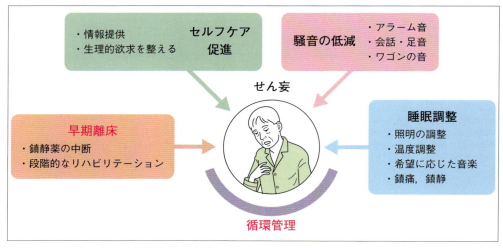

図3-79　せん妄に対する看護介入のポイント

XIV 栄養管理

　心臓・大血管手術後，ICU で急性期の治療が終了して，血行動態が安定したらただちに栄養の投与を開始する．

　3日間以上経口摂取が不可能な場合は，腸粘膜の萎縮防止，腸内細菌の正常化，腹腔内免疫機能保持のために経腸栄養が第一選択となる．しかし，循環動態が不安定でカテコラミン製剤投与による腸管の蠕動運動の低下や消化管内の出血，胆汁の胃内逆流など消化管の機能が不良であれば，静脈栄養を行う．消化器の機能が改善し，腸管の蠕動運動が良好になった患者では，経鼻胃管を用いた経腸栄養を開始する．血行動態安定後，短時間で気管チューブが抜管できた患者で嚥下機能に問題がなければ経口摂取を開始する．

A 嚥下評価

　手術後，気管挿管が長引くと，嚥下障害のリスクも高まる．48時間以上の気管挿管では，嚥下障害の発生率が34〜56％にもなると言われている．抜管後，飲水や経口摂取を始める前には，RSST（反復唾液嚥下テスト；図3-80）と MWST（改訂水飲みテスト；図3-81）による嚥下障害のスクリーニングテストを行い，経口摂取が可能かどうかを評価する．

B 経口摂取

　抜管後，飲水が可能であれば早期に経口摂取を開始する．初回は流動食から開始し，五分粥や全粥を経て通常の食事形態となるようにする．術後は心不全の程度によって水分制限や塩分制限を行う．食事内容はエネルギー必要量，たんぱく質必要量，水分制限，塩分制限を考慮して決定し，食事摂取量をモニタリングする．摂取量が少なければ，栄養補助食品などを患者の好みの応じて導入することを検討する．

①喉頭隆起と舌骨に示指・中指を当てる
②「できるだけ何回も，ゴックンゴックンと唾を確実に飲み込んでください．私が合図するまで続けて下さい」と声かけをする．
③当てた指を喉頭が乗り越えた場合を1回とカウントする．
④30秒間観察を続け，触診で確認できた回数で評価する．

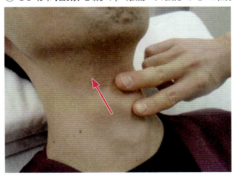

・実施前に口腔ケアを実施する
　➡口腔内清浄化＋唾液分泌を促す
・慌てずにしっかり飲み込んでもらう

30秒以内に3回以上：正常
30秒以内に3回未満：嚥下障害疑い

図3-80　RSST（反復唾液嚥下テスト）

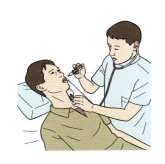

① RSST合格後に実施する．
② カテーテルチップに3ccの水を準備する．
③ 検査前の呼吸状態を確認する．
④ 「今から少量の水を舌の下に注ぎますので，私が合図したら飲み込んでください．飲み込めたら，すぐにアーと声を出して下さい．その後に水が残っていなくても合図するまで何回も飲み込む努力を続けて下さい」と説明する．
⑤ 口腔前庭へ水を入れ，頸部に聴診器を当てて，嚥下してもらう．
⑥ 嚥下音確認後に発声➡むせ・ゴロゴロ・湿性嗄声なし
　➡空嚥下を2回してもらい，30秒以内であれば5点となる．空嚥下が2回できなければ4点．
⑦ 1～3点ならその時点で終了．4点以上なら，最大2回実施し，最も悪い場合の評価を採用する．

頸部聴診のポイント
☐ ごっくんを確認
☐ 嚥下後の呼吸音を確認

1点：嚥下なし．むせる and/or 呼吸促進　⇨嚥下反射なし
2点：嚥下あり．呼吸促進　⇨不顕性誤嚥
3点：嚥下あり．呼吸良好．むせる and/or 湿性嗄声　⇨タイミングを確認
4点：嚥下あり．呼吸良好．むせなし
5点：4点の項目に加えて，追加空嚥下2回/30秒可能

図3-81　MWST（改訂水飲みテスト）＋頸部聴診法

C 経静脈高カロリー輸液法

中心静脈内に高濃度，高エネルギーの栄養成分を持続的に点滴し，栄養を与えるのが高カロリー輸液（total parenteral nutrition：TPN）である．TPNの開始は，低心拍出量症候群による血管外への血漿の露出が軽減してから行う．TPNの組成はブドウ糖，アミノ酸，電解質，ビタミン，微量元素であり，長期にわたる場合は脂質も投与する．

D 経腸栄養法

重症患者であっても消化器の機能が比較的良好に保たれている患者には，胃チューブを用いて経腸栄養を行う．主な経腸栄養剤を表3-58に示した．近年は，日本人の栄養所要量に微量元素の所要量が示されたことから，微量元素を添加した製品や特殊な栄養素を組み合わせて，生体反応を積極的に修飾して免疫能や生体防御能を亢進させるための工夫がされた病態栄養剤など，多くの人工経腸栄養剤が出回っている．半消化態栄養剤は，味の面でも配慮がされているので経口的に摂取することもできる．

E 術後の血糖管理

侵襲時の血糖値の管理については，目標血糖値を144～180 mg/dL程度にすることが推奨されている[2]．急性期のインスリンの投与方法は，間欠的静脈内投与や皮下投与よりも，持続静脈内投与が望ましいとされている[3]．血糖管理中は，電解質のバランスに注意が必

表3-58　主な経腸栄養剤

		成分栄養剤	消化態栄養剤	半消化態栄養剤
組成	窒素源	アミノ酸	アミノ酸，ペプチド	たんぱく質
	糖質	デキストリン	デキストリン	デキストリン
	脂質	きわめて少ない 1～2%	25%	20～30%程度
繊維成分		—	—	±
味・香り		不良	不良	比較的良好
消化		一部不要	一部不要	必要
残渣		きわめて少ない	きわめて少ない	あり
浸透圧		高い	高い	比較的低い

要であり，そのときの値に応じて補正する必要がある．食事や経腸栄養，高カロリー輸液が開始されるタイミングで高血糖となりやすくなるため，血糖値が変動する要因をアセスメントし，頻繁な血糖測定が必要かどうかを検討する．

XV　早期離床と一般病棟への帰室

　早期離床は，手術が終了し，ICUに入室したときから始まっている．長期臥床によって筋力は低下し，臥床1日分の筋力低下は加齢による筋力低下の2年分に相当すると言われている．さらに廃用症候群に陥ると様々な弊害が生じる（図3-82）．早期に血行動態を安定に導き，頭部挙上から始まり，側臥位などへのポジショニング，ベッド上坐位，端坐位というように段階的に進むように支援することが重要である（図3-83）．その際は，図3-84のように心負荷を最小限にすることで，安全に進めることができる．とくに心負荷の目安となる心筋酸素消費量は，交感神経の活性化に伴う心拍数の上昇や後負荷の増大に影響される．したがって，心拍数や血圧のモニタリングが重要である．

　一般的には表3-59に示した条件が整ったら，患者はICUから一般病棟へ帰室する．医師による病棟への帰室の決定後，ICU看護師は病棟看護師に連絡し，帰室の準備を開始する．

A　帰室準備

　患者の帰室準備は，次の手順で行う．
① 関係各部署への連絡（病棟，事務，栄養科など）
② 書類の整理
③ サマリーの作成
④ 持参品の整理（洗面道具，眼鏡など）
⑤ 患者の帰室準備（輸液ラインの整理，動脈圧モニター・心電図モニターの除去，膀胱留置カテーテルの抜去など）

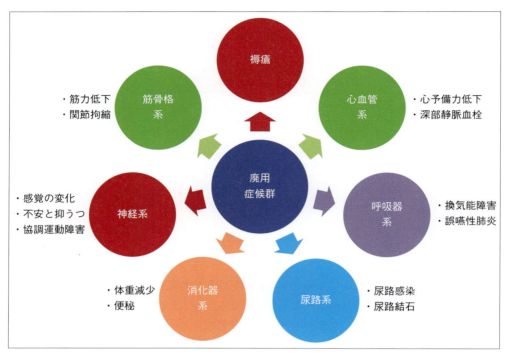

図3-82 廃用症候群

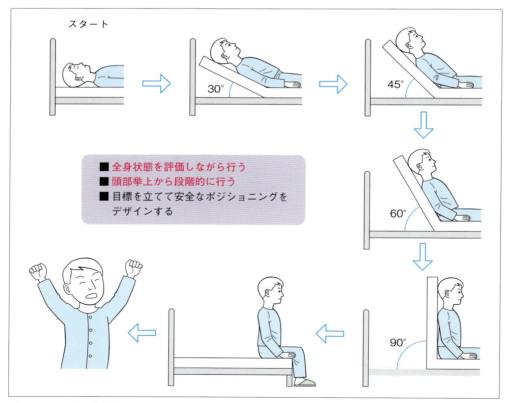

図3-83 段階的な離床

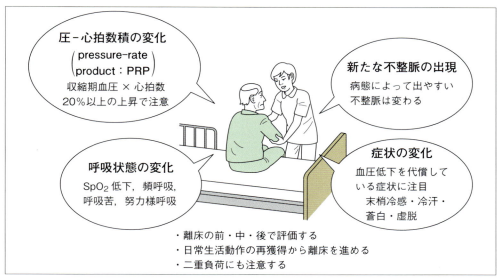

図3-84 心負荷を最小限にした離床

表3-59 帰室の条件

① 呼吸が安定している：人工呼吸をしていない，無気肺，肺炎，気胸，胸水などがない
② 血行動態が安定している：大量カテコラミン製剤を使用していない，IABPを使用していない，重症不整脈がない，動脈圧モニターが不要
③ 腎機能が良好：尿排泄良好，尿素窒素，クレアチニン値が正常かそれに近い．血液透析や腹膜透析をしていない
④ 肝機能が良好
⑤ 意識がはっきりしている．重症の四肢麻痺などがない
⑥ 出血，出血傾向がない
⑦ 重症感染症がない
⑧ 食事が自分で摂取できる

B 病棟への申し送り

　ICUから病棟へ申し送る内容は多岐にわたる．あらかじめサマリーを作成し，① 現在の看護上の問題点は何か，② 病態として注意するところはどこか，③ 離床はどの程度進んでいるのかなど，継続看護に必要な内容を申し送る．また，現在投与されている点滴や内服，挿入されているライン類，食事内容，安静度や酸素の投与量なども伝達する．

C 患者移送中の注意

　患者の移送はできるかぎり静かに行い，ベッドからの転落や輸液ラインの自然抜去，空気の混入などを防止する．とくにカテコラミン製剤を使用している場合は，輸液ポンプの作動状態に注意する．

患者の顔色，意識や精神状態，呼吸状態を常に観察し，異常があれば，ベッドを止めて，脈の触診，心音・呼吸音の聴診を行う．ベッドが動く場合，エレベーターに乗る場合などは，患者に声をかけて不安感を取り除くよう努める．

引用文献

1）日本呼吸療法医学会：人工呼吸中の鎮静のためのガイドライン．人工呼吸 **24**：146-167，2007
2）西田 修ほか；日本版敗血症診療ガイドライン 2016 作成特別委員会：日本版敗血症診療ガイドライン 2016：The Japanese Clinical Practice Guidelines for Management of Sepsis and Septic Shock 2016（J-SSCG2016）．日救急医会誌 **28**：S1-S4，2017
3）Furnary AP, et al：Continuous insulin infusion reduces mortality in patients with diabetes undergoing coronary artery bypass grafting. J Thorac Cardiovasc Surg **125**：1007-1021, 2003

4 一般病棟での術後患者管理と看護

A 帰室直後の管理

　集中治療室から帰室後1〜2日間は，輸液ラインの他に心嚢，胸骨下，胸腔ドレーンなどが留置されていることが多い．また，酸素療法や心電図モニターも装着している．**表3-60**に患者説明用の術後の流れのパンフレットを示す．この期間中の処置の主なものは以下のとおり．

① 病棟帰室直後のバイタルサインの測定は1日4〜5回とし，全身状態が安定したら1日3回とする．

② 血液一般検査，血液生化学，血清学的検査は，必要に応じて毎日測定する．心電図，胸部X線写真などは，必要に応じて1日置きに測定する．

③ ドレーンからの出血量は1日8回（3時間置きに）観察する．その他，ドレーン排液の性状（**図3-85**）や，胸腔ドレーンではエアリークの有無も観察する．**表3-61**にドレーン抜去基準を示す．淡血〜漿液性となればドレーン抜去となる．

④ 尿道カテーテルは原則，帰室翌日には抜去する．尿道留置カテーテルを抜去した後は，毎朝食前に体重を測定し，前日および術前の体重と比較し，経過を観察する．

表3-60　患者説明用パンフレット例：心臓・大血管手術後の流れ

	術後1日目 （ICUより帰室）	術後2日〜3日目	術後4日目以降〜退院 （術後7日〜10日前後）
検温	朝・昼・夕4〜5回/日測定します．	術後評価のための諸検査を行っていきます． バイタルサインは基本的に朝・昼・夕の3回/日計測します．	
検査	定期的に検査を行い，身体の状態を評価していきます．		
傷（消毒）	外科医師が傷の状態を観察に来ます．	ドレーンは1日の排液量を確認し，減少してきたら抜けるようになります．	
清潔・排泄	温かいタオルで身体を拭きます． 尿管は医師の指示のもと抜去します．	ドレーン抜去翌日よりシャワー浴が可能となります．	入浴はドレーン抜糸2日後より可能となります．
食事・水分	術後初めての食事は流動食です． 水分制限がある方もいます．	おかゆ	常食
体重測定	手術後は毎日体重測定を行います．	術後2〜3日より利尿期となってきます． 水分はこまめに，しっかり取りましょう．	
リハビリテーション	集中治療室でベッドから足を下ろし，坐位や立位をとります． トイレ・デイルーム⇒	病棟でリハビリを継続していきます． 状態に応じて距離を徐々に延ばしていきます． ⇒100m〜400m⇒リハビリ室での運動	
活動許容範囲	・トイレ歩行〜デイルーム歩行可能．	・200mリハビリクリア⇒棟内歩行可能． ・400mリハビリクリア⇒院内歩行可能．	

a. 正常な経過

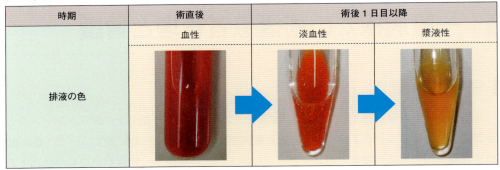

b. 異常

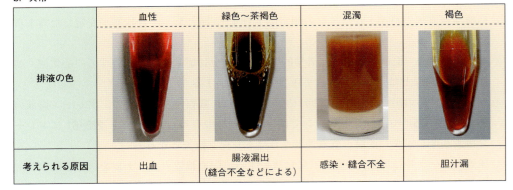

図3-85　ドレーン排液の性状の変化

表3-61　ドレーン抜去基準

心嚢・胸骨ドレーン	両側で100 mL/日以下
グラフト周囲ドレーン	100 mL/日以下が2日間
左右胸腔ドレーン	100 mL/日以下　かつエアリークがない
大伏在静脈（SVG）ドレーン	術後3日間

どのドレーンも長期留置は感染源となるため，早期に抜去する．

⑤ 縫合閉鎖した創部は，術後24～48時間滅菌材で被覆して保護する．それ以降は被覆の必要はない．また，基本的に創部を消毒する必要はない．

⑥ 抗菌薬の注射は，『術後感染予防抗菌薬の適正使用のための実践ガイドライン』（2016年）では，**表3-62**のように勧告されている．

⑦ 点滴静注ラインは，経口栄養摂取が十分可能となり，薬物を経口投与できるようになったら，早期に抜去する．静脈ラインは長く留置すると細菌感染や静脈血栓症の原因になり，また，患者が睡眠中に無意識に引き抜くおそれもあるので，注意が必要である．

⑧ ペースメーカを使用する場合は心電図をモニターする．体外式ペースメーカでは本体とリード線との間が外れたり，ペーシングやセンシングの障害が生じることがある．また，術後2週間くらいで刺激閾値が上昇し，ペーシングが困難になることがある．この場合，刺激出力を高くするなどの対応がある．

表3-62 各外科領域における標準術式に対する術後感染予防抗菌薬の適応，推奨抗菌薬，投与期間に関する勧告

創分類	術式	予防抗菌薬の適応 推奨グレード/エビデンスレベル	推奨抗菌薬	β-ラクタム系抗菌薬アレルギー患者での代替薬	投与期間 単回または術後時間	投与期間 推奨グレード/エビデンスレベル	備考
心臓外科							
クラスI	冠動脈バイパス手術，弁膜症手術（弁置換術，弁形成術）	A-I	CEZ	VCM, TEIC, CLDM	48時間	A-Ⅱ	①MRSAによるSSIが高率な施設では，術前に鼻腔内MRSA保菌チェックを考慮する（C1-Ⅲ）．保菌者ではVCMの併用と除菌が勧められる（B-Ⅱ）．②MRSAによる感染が問題となっている施設ではCEZとグリコペプチド系との併用によるの予防投与の必要性に関し，ICTなどの感染の専門家と相談する（C1-Ⅲ）．③人工心肺使用により，分布容積が増大かつ血中からの抗菌薬消失が増す．そのため血中濃度は低下するが，人工心肺開始後の抗菌薬再投与の有用性は証明されておらず，推奨しない（C2-Ⅲ）．特にアミノグリコシド系薬は排泄が遅れるため，GM 1回投与量は4 mg/kgに減量する．
クラスI	小切開心臓手術：肋間アプローチ（低侵襲心臓手術，Minimally Invasive Cardiac Surgery）	C1-Ⅲ	CEZ	VCM, CLDM	24~48時間	C1-Ⅲ	
血管外科							
クラスI	胸部動脈瘤に対する人工血管置換術（待機手術）	C1-Ⅲ	CEZ	VCM, CLDM	48時間	C1-Ⅲ	①MRSAによるSSIが高率な施設では，術前に鼻腔内MRSA保菌チェックを考慮する．保菌者ではVCMの併用と除菌が勧められる（C1-Ⅲ）．②MRSAによる感染が問題となっている施設ではグリコペプチド系と相談性に関し，ICTなどの感染の専門家と相談する（C1-Ⅲ）．
クラスI	胸部大動脈解離に対する人工血管置換術（待機手術）	C1-Ⅲ	CEZ	VCM, CLDM	48時間	C1-Ⅲ	
クラスI	破裂胸部大動脈瘤，急性胸部大動脈解離に対する人工血管置換術	C1-Ⅲ	CEZ	VCM, CLDM	72時間	C1-Ⅲ	
クラスI	人工物埋入を伴う手術：腹部大動脈瘤人工血管置換術など	A-I	CEZ	VCM, CLDM	24~48時間	C1-Ⅲ	感染性大動脈瘤では抗菌薬治療を行い感染をコントロールした後に待機的に手術を行うことが望ましい（C1-Ⅲ）．
クラスI	人工物埋入を伴う手術：腹部大動脈瘤人工血管置換術など（緊急手術などSSIリスクのある場合）	A-I	CEZ	VCM, CLDM	72時間	C1-Ⅲ	

・SSI高リスクに対する勧告の場合は，以下の因子に該当する症例を適応とする．
1. 米国麻酔学会術前状態分類≧3（糖尿病など），2. 創クラス3（4は予防抗菌薬適応外），3. 長時間手術（各術式における手術時間>75 percentile），4. body mass index≧25，5. 術後血糖コントロール不良（>200 mg/dL），6. 低体温（<36℃），7. 緊急手術，8. ステロイド・免疫抑制剤の使用，9. 術野に対する術前放射線療法，10. 高齢（年齢に関しては症例ごとに評価）
・単回：長時間の可能性のある手術において，長時間手術では術中再投与を行う．

[日本化学療法学会/日本外科感染症学会 術後感染予防抗菌薬適正使用のためのガイドライン作成委員会（編）：術後感染予防抗菌薬適正使用に関するガイドライン（Summary），p20-21, 2016<http://www.chemotherapy.or.jp/guideline/jyutsugo_shiyou_jissen.pdf>（2018年9月閲覧），<http://www.gekakansen.jp/antimicrobial-guideline.html>（2019年1月閲覧）より抜粋と許諾を得て転載]

表3-63　心臓・大血管手術後の離床開始基準

以下の内容が否定されれば離床が開始できる.
1．低（心）拍出量症候群（Low Output Syndrome：LOS）により 　① 人工呼吸器，IABP，PCPS などの生命維持装置が装着されている 　② ノルアドレナリンやカテコラミン製剤など強心薬が大量に投与されている 　③ （強心薬を投与しても）収縮期血圧 80～90 mmHg 以下 　④ 四肢冷感，チアノーゼを認める 　⑤ 代謝性アシドーシス 　⑥ 尿量：時間尿が 0.5～1.0 mL/kg/hr 以下が 2 時間以上続いている 2．スワンガンツカテーテルが挿入されている 3．安静時心拍数が 120 bpm 以上 4．血圧が不安定（体位交換だけで低血圧症状が出る） 5．血行動態の安定しない不整脈（新たに発生した心房細動，Lown Ⅳb 以上の PVC） 6．安静時に呼吸困難や頻呼吸（呼吸回数 30 回/分未満） 7．術後出血傾向が続いている

［日本循環器学会：循環器病の診断と治療に関するガイドライン（2011 年度合同研究班報告）：心血管疾患におけるリハビリテーションに関するガイドライン（2012 年改訂版），http://www.j-circ.or.jp/guideline/pdf/JCS2012_nohara_h.pdf（2018 年 12 月閲覧）より許諾を得て転載］

⑨ 経口薬剤，とくに強心薬，利尿薬，抗凝固薬は早期に投与されることが多いが，この場合，消化薬や乳酸菌製剤も同時に処方する

⑩ 食事は，嘔気や下痢，便秘，腹部膨満感などに注意しながら，2～3 日で流動食から常食まで段階的に変えていく．心不全患者では塩分摂取量を厳密に制限する．水分の摂取量は，食事由来の水分量とお茶などの飲み物の水分量を含めて，1 日量を制限以内にする.

B　歩行開始

病棟帰室し，バイタルサイン，症状，出血量などの心臓・大血管手術後の離床開始基準（表3-63）をクリアしたら，離床を開始する.

患者が初めて歩行するときには，介助が必要である．心臓・大血管手術後初めての歩行の際，患者はかなりの緊張と疲労をきたす．歩行時間は短めにして，介助者は輸液ラインやドレーン，体外式ペースメーカなどが，歩行の邪魔にならないように配慮する．心臓・大血管手術後の患者では，歩行開始後に不整脈や低血圧などが発生することがあるため，歩行前後でバイタルサイン，出血量などの確認が重要となる.

C　リハビリテーション

成人患者の心臓・大血管手術後は，心肺機能を回復させ，社会復帰を円滑にするために，術後早期からリハビリテーションを行う.

一般的な心臓・大血管手術後リハビリテーションの進行表例を表3-64 に示す．自覚症状，他覚症状，血圧，心拍数，呼吸，必要に応じて心電図をモニターし心負荷が許容範囲内であることを確認しながら実施する．ステップアップ基準（表3-65）をクリアしたら，次のステージに進む．実施中に表3-65 内にある異常や徴候を認めたら，ただちにリハビリテーションを中止し，患者の状態が落ち着いたところで再開を検討する.

表3-64 心臓・大血管手術後リハビリテーション進行表の例（日本の複数の施設を参考）

ステージ	実施日	運動内容	病棟リハビリ	排泄	その他
0	/	手足の自他動運動・受動坐位・呼吸練習	手足の自動運動,呼吸練習	ベッド上	嚥下障害の確認
Ⅰ	/	端坐位	端坐位10分×__回	ベッド上	
Ⅱ	/	立位・足踏み（体重測定）	立位・足踏み×__回	ポータブル	
Ⅲ	/	室内歩行	室内歩行×__回	室内トイレ可	室内フリー
Ⅳ-1	/	病棟内歩行（100 m）	100 m歩行×__回	病棟内トイレ可	棟内フリー
Ⅳ-2	/	病棟内歩行（200～500 m）	200～500 m歩行×__回	院内トイレ可	院内フリー,運動負荷試験
Ⅴ	/	階段昇降（1階分）	運動療法室へ		有酸素運動を中心とした運動療法

［日本循環器学会：循環器病の診断と治療に関するガイドライン（2011年度合同研究班報告）：心血管疾患におけるリハビリテーションに関するガイドライン（2012年改訂版），http://www.j-circ.or.jp/guideline/pdf/JCS2012_nohara_h.pdf（2018年12月閲覧）より許諾を得て転載］

表3-65 運動負荷試験の判定基準（ステップアップの基準）

1．胸痛，強い息切れ，強い疲労感（Borg指数＞13），めまい，ふらつき，下肢痛がない
2．他覚的にチアノーゼ，顔面蒼白，冷汗が認められない
3．頻呼吸（30回/分以上）を認めない
4．運動による不整脈の増加や心房細動へのリズム変化がない
5．運動による虚血性心電図変化がない
6．運動による過度の血圧変化がない
7．運動で心拍数が30 bpm以上増加しない
8．運動により酸素飽和度が90%以下に低下しない

［日本循環器学会：循環器病の診断と治療に関するガイドライン（2011年度合同研究班報告）：心血管疾患におけるリハビリテーションに関するガイドライン（2012年改訂版），http://www.j-circ.or.jp/guideline/pdf/JCS2012_nohara_h.pdf（2018年12月閲覧）より許諾を得て転載］

　術前の日常生活動作（ADL）や術後の状態によっては，プログラムの進行を遅くすることも必要であり，術前・術後の評価を行い，個別の対応が必要である．

　また，リハビリテーションが進むにつれて安静度が拡大するが，過剰な負荷をかけないことや，自主的にリハビリテーションをしている際に脈拍が増えたり気分不快があった場合の対処方法などを指導することも必要である．

D 退院前検査

　心臓・大血管手術後1週間経過してから，表3-66に示した検査を行う．これらの検査結果が良好であれば退院となる．

　心臓・大血管手術後の病棟リハビリテーションにて400 m歩行可能となれば，退院・自宅療法可能と判断する．ただし，高齢者では手術前のADLが低い場合もあり，この場合，400 m歩行に達しなくても，日常生活自立が可能な活動範囲の獲得が目安となる．

表3-66　退院前の検査

各疾患共通検査	血液一般検査，血液生化学検査，血清学的検査，心電図，胸部 X 線撮影
冠動脈疾患手術	冠動脈造影検査，または冠動脈 CT
人工弁置換	心エコー
大血管手術	CT

E 退院時の指導

　術後状態が安定したら，できるかぎり早期から，患者本人および同居家族に対し，疾患の治療，看護経過を説明し，退院後の日常生活の注意点や外来治療について説明する．入院中は医療従事者が常に患者の身辺に気を配っており，安静を保ちやすい環境である．退院後は，精神的にも身体的にも患者は自立した生活に戻るため，退院後に患者・家族が困らないように，できるかぎり具体的な説明が必要である．表3-67 に退院時や外来で必要な指導内容を示す．

ａ．全般的なこと

　病態や心臓・大血管手術の結果については主治医より説明があるが，患者・家族の理解を確認し，疑問な点があれば再度主治医に説明を依頼するなどし，患者・家族が疑問をもったまま退院することにならないように支援する．

ｂ．運動療法について

　心臓リハビリテーションは入院のみならず，退院後も生涯にわたって継続することが必要であり，退院後の運動療法が重要となる．運動療法について，運動種類・強度・持続時間・頻度および注意点の指導を行う．

（1）運動種類

　心臓リハビリテーションにおける運動療法で用いられる運動の種類には，大きく分けて「有酸素運動」と「レジスタンストレーニング」の2種類がある．

　心疾患患者に対する運動療法は効果的であると同時に安全でなければならない．開心術後患者は，胸骨切開を行っていることが多いため，術後3ヵ月間は上肢に過大な負荷のかかるレジスタンストレーニングは避けることが望ましい．しかし，術後3ヵ月経過し，胸骨が安定した症例には，上肢のレジスタンストレーニングも取り入れた方がよい．一方，下肢のレジスタンストレーニングは，監視型運動療法へ4週間継続して参加した後であれば，手術後5週間から開始できる．

（2）運動強度

　負荷強度としては，有酸素運動レベルであることが望ましい．通常，何らかの運動負荷試験を行って，その運動強度を決定することが望ましい．デコンディショニングの強い例や，心不全合併例などでは術後早期に運動負荷試験が実施できないことがある．その場合は，Borg 指数 11〜13（「楽である」〜「ややつらい」）（表3-68）を目安に，十分な監視の下で歩行などから開始する．

（3）運動を指導する際に注意すべき事項（表3-69）

表3-67　退院指導や外来指導の項目

項目	内容
全般的なこと	・病態や心臓手術の結果について ・今後の治療やリハビリテーションの目標について
運動療法について	・運動強度，頻度，種類，運動実施の時間，禁忌など ・運動前のバイタルサインや運動時の血圧管理について ・運動時の服装や靴，天候，水分補給について ・レジスタンストレーニング開始時期について ・運動量（日常生活活動量）を設定する
服薬の徹底	・正しく服用すること（残薬を確認） ・薬の目的や内容の理解について ・薬の管理者について ・副作用について ・薬効の減少する食べ物について
栄養，食事について	・塩分管理について ・脂質（カロリー）管理について ・水分管理について ・偏食の予防について ・自炊できない場合の各種サービス利用（コンビニを含む）について
バイタルサインの測定	・血圧・脈拍測定，体重測定を習慣化する ・運動時の自覚症状のモニタリングを覚える
生活全般	・手洗い，うがいの励行 ・口腔ケアをしっかりする ・入浴の具体的方法，温泉，サウナの入り方など ・家事，草むしりなど ・性生活について ・海外旅行について ・ゴルフ，ガーデニング，登山など ・変則勤務への対応など
創部の管理	・創部の管理（発赤，圧痛，浸出液がないかを確認する） ・軽い上肢動作は可（ぶら下がりは禁） ・体幹の過度な伸展と回旋は避ける ・自動車の運転や10～15ポンドのものを持つことを6週間避ける ［低侵襲心臓手術（Minimally Invasive Cardiac Surgery：MICS）の場合は制限はない］
緊急時の対応について	・異常反応についての知識 ・BLS（basic life support：一次救命処置）について ・緊急連絡先について

［日本循環器学会：循環器病の診断と治療に関するガイドライン（2011年度合同研究班報告）：心血管疾患におけるリハビリテーションに関するガイドライン（2012年改訂版），http://www.j-circ.or.jp/guideline/pdf/JCS2012_nohara_h.pdf（2018年12月閲覧）より許諾を得て転載］

表3-68　Borg 指数

指数 (Scale)	自覚的運動強度 RPE （ratings of perceived exertion）
20	もう限界
19	非常につらい （very very hard）
18	
17	かなりつらい （very hard）
16	
15	つらい （hard）
14	
13	ややつらい （somewhat hard）
12	
11	楽である （fairly light）
10	
9	かなり楽である （very light）
8	
7	非常に楽である （very very light）
6	

［American College of Sports Medicine：ACSM's Guidelines for Exercise Testing and Prescription. Williams & Wilkins, 1986. Karvonen MJ, et al：The effects of training on heart rate；a longitudinal study. Ann Med Exp Biol Fenn **35**：307-315. 1957 より引用］

ｃ．服薬管理

　薬剤の種類，効果，飲み方を説明する．とくに重要な薬剤については，お薬手帳などを用いて，名称や使用量などを理解し管理してもらうことが重要である．

　人工弁置換術後，僧帽弁形成術後などのワルファリン投与が必要な患者には，服用の必要性，服薬間違いの際の対処，医師へ相談が必要なケース，日常生活（食事，出血への注意など）での注意などを説明する（**図3-86**）．

ｄ．栄養，食事管理

　塩分・脂質（カロリー）に水分の管理，偏食の予防，自炊できない場合の各種サービス利用について説明する．患者の食生活について手術前から情報収集を行い，必要があれば，退院前に管理栄養士からの指導が受けられるように調整する．

ｅ．バイタルサインの測定

　退院後，患者自身が体調の変化に早期に気がつけるよう，血圧・脈拍・体重測定を習慣化するよう指導する．血圧・脈拍・体重測定は，病棟内歩行が自立した頃から，病棟での自主リハビリテーションの際などに，患者自身で測定・記録するよう指導する（**図3-87**）．入院中から患者が自身の血圧や脈拍の値を知ることで，退院後の異常の判断に役立つ．

表3-69　運動を処方する際に注意すべき事項

1．からだの調子のよいときのみ運動療法を行うこと
・感冒，寒気などの風邪症状後の運動療法の再開は，症状がなくなって2日以上経過するまで待つこと
2．食後すぐに運動を行わない．最低でも2時間は待つ
3．水分補給を行うこと
・運動中の発汗によって失われた水分の量は，運動強度や運動の環境，個々の健康状態によって異なるので，どの程度が適切な水分補給量なのか推奨するのは難しい
・中程度から比較的強い強度で行う30分以上の運動前・中・後に水分を補給することが望ましい
4．天候に合わせて運動を行うこと
・特に暑い気候での運動に注意を要する
・気温は湿度や風の有無によって影響されるので，運動に最適な気温の基準を決めるのは難しい
・摂氏21度（華氏70度）以上になれば，歩行のペースを落とし，熱中症のサイン（頭痛，ふらつき，めまい，悪寒，動悸など）に注意し，適切に水分補給を行うこと
・常にいつもと同じ程度のBorgスケールであるかを意識すること
5．坂道ではスピードを落とすこと
6．適切な服装と靴で行うこと
・ゴム素材や通気性の悪い素材で作られた洋服は使用してはならない
・直射日光が当たるような場合は，明るめの色の服を着て帽子をかぶること
・ウォーキング用にデザインされた靴をはくこと
7．個人の運動制限因子を理解すること
定期的に医師の診察を受けて，何か制限因子があれば聞いておくこと
8．適切な運動を選択すること
持久性運動（有酸素運動）が主要な運動種目であり，40歳以上の患者には強い衝撃のある運動は避けるほうがよい．運動期間中に休日を設けることで，ストレスへの順応もよくなる
ウォーミングアップとクールダウンを十分に行うこと
9．症状に注意すること
次のような症状が出現した場合は，運動を継続する前に医師に相談すること
A）運動中に胸部，腕，首，あごの不快感
B）運動後の脱力感
C）運動中の不快感を伴う息切れ（通常の会話が努力なくでき，喘鳴がないか，あっても回復に5分以上かからない）
D）運動後または運動中に骨関節に不快感（運動開始直後は軽い筋肉痛があると思われるが，腰痛や関節痛がある場合は医師の評価までは運動を中止する）
10．次のような過度の運動のサインに注意すること
A）決められたトレーニングセッションを完遂することができない
B）運動中に会話することができない
C）運動後にふらつき感や吐き気がある
D）慢性的に疲労感がある
E）睡眠不足（不眠症）
F）関節の痛み
11．ゆっくりと開始し，徐々に強度をあげること

［日本心臓リハビリテーション学会（編）：指導士資格認定試験準拠 心臓リハビリテーション必携，日本心臓リハビリテーション学会，東京，p230，2011より許諾を得て転載］

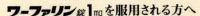
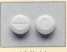
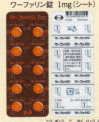
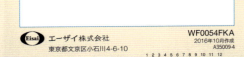

図3-86 「ワーファリン®錠1mgを服用される方へ」
[エーザイ(株),国立病院機構大阪医療センター 是恒之宏医師より許諾を得て転載]

f．生活全般

患者の日常生活を確認し，以下の項目に関して具体的に指導を行う．

(1) 口腔ケアの実施

口腔ケアの目的として，① 口腔内を清潔に保つ，② 歯や口腔疾患の予防，口腔機能の維持，③ 誤嚥性肺炎などの全身疾患の予防，全身の健康状態の維持・向上，などがある．とくに，弁膜症術後の患者は心内膜炎を発症しやすいハイリスク群であり，心内膜炎は歯の衛生状態の不良などからも起こしやすい．このため，ハイリスク群の患者では，口腔内を衛生的に保つことが重要である．

(2) 入 浴

入浴は方法によっては心臓へ負担をかけることもあるが，場合によっては心臓によい効

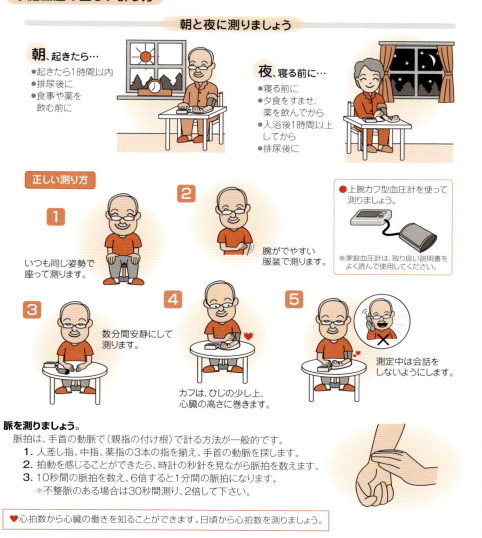

図3-87　家庭血圧の測り方

[榊原記念病院作成生活日誌より転載]

果が期待できる．心臓へ負担の少ない入浴方法を指導する．

(3) 家事，草むしりなど

　労作による作業強度のすべてを提示することは困難であり，また，同じ作業でも個人により強度が異なる．心疾患のリスクが中等度以上の場合には，表3-70に示す3 METs以上の労作に配慮が必要である．心疾患の場合は，強度に加えて，その労作の種類が循環器系に及ぼす影響を考慮する必要がある．

表3-70 主な職業および作業における活動強度

職業,作業分類	作業内容	強度(METs)
農作業	雑草を刈る,納屋の掃除,家禽の世話,きつい労力	6.0
	牛や馬に餌を与える,家畜用の水を運搬する	4.5
	動物の世話をする(身づくろい,ブラッシング,毛を刈る,入浴補助,メディカルケア,烙印押し)	4.0
林業	樹木を刈り取る	9.0
	手で若木を植える	6.0
	電動のこぎりを使用する	4.5
	草むしり	4.0
建設業	シャベルですくう:きつい(7.3 kg/分以上)	9.0
	シャベルやピック,じょうご,鋤のような重い道具の使用,れんがのような重い荷物の運搬	8.0
	シャベルですくう:楽な(4.4 kg/分以下)	6.0
	一般的な大工仕事	3.5
製鋼所	粉砕機の使用,一般的な作業	8.0
	鋳型(鋳物を鋳造するときに,溶かした金属を流し込む型)を返す,鍛冶	5.5
	鋳物(溶かした金属を鋳型に流し込んで器物をつくること)	5.0
部品製造	パンチプレス(大型の穴あけ機)を操作する	5.0
	たたく,穴を開ける	4.0
	溶接作業,旋盤の操作	3.0
歩行を伴う作業	階段上り,立位:約7.3〜18.1 kgのものを持ちながら	8.0
	階段下り,立位:約22.7〜33.6 kgのものを持ちながら	6.5
	階段下り,立位:約11.3〜22.2 kgのものを持ちながら	5.0
	5.6 km/時で11.3 kg以下の物を運ぶ:きびきびと	4.5
	4.8 km/時で11.3 kg以下の軽い物を運ぶ,車いすを押す	4.0
	5.6 km/時(屋内),きびきびと,何も持たずに	3.8
	4.8 km/時(屋内),ややはやい,何も持たずに	3.3
	4.0 km/時,ゆっくりと11.3 kg以下の軽いものを運ぶ	3.0
立位作業	立位でのトラックの荷物の積み下ろし	6.5
	ややきついまたはきつい(22.7 kg以上の物を持ち上げる,レンガを積み上げる,壁紙を貼る),マッサージ,アイロンがけ	4.0
	ややきつい(休息をはさみながら効率よく物を組み立てる,22.7 kgの物をロープに引っかけて釣り上げる)	3.5
	部品の組み立て,溶接,引っ越しの荷造り,看護:軽いまたはややきつい労力	3.0
管理業務	舞台,競技場の整備,ややきつい労力	4.0
	掃除,モップがけ,ややきつい労力,電気の配管工事	3.5
	掃除機をかける,機器を用いた床磨き,ゴミを捨てる,ややきつい労力	3.0

(1マイルを1.6 km,1ポンドを0.45 kgに換算して表示)
〔Ainsworth BE:Compendium of physical activities:an update of activity codes and MET intensities. Med Sci Sports Exerc **32**(9 Suppl):S498-S504, 2000 より作成〕

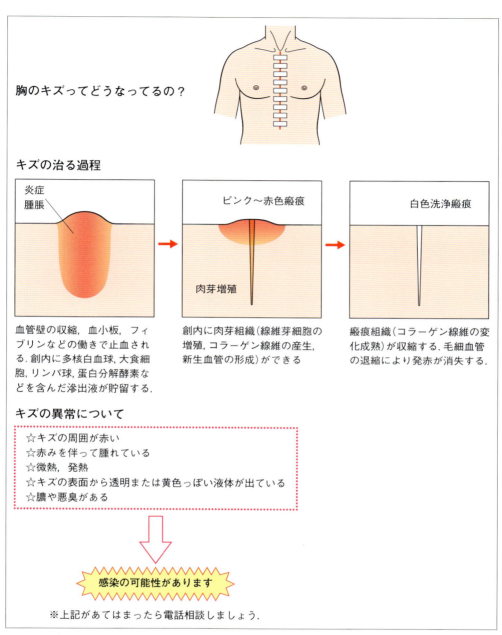

図3-88 術後の患者説明用パンフレット例：創部の異常について

　静的労作では，動的労作と同様に心拍数および血圧の上昇がみられるが，動的労作と比較して血圧の上昇が大きい．循環器疾患においてとくに注意が必要なのは静的動作である．静的動作とは，重量物の運搬，拭き掃除，しゃがみ動作のある庭仕事などである．また，同じ10 kgの重量物の運搬でも，「背負う」より，「抱える」，さらには「片手で下げる」という小さな筋群に負担がかかる労作の方が収縮期血圧の上昇が著明である．中等度以上のリスクを持つ心疾患者においては，静的要素が強い労作に注意するように指導する．

体の調子が悪化した時の症状と対処の方法を覚える

■このような症状・サインがでたら注意しましょう

胸部不快感（圧迫感・締め付け感）、胸・腕・背中・首・あごの痛み、呼吸困難感、息切れの出現または増悪、尿量の減少、動悸、めまい、意識の低下・消失、倦怠感（だるさ）、食欲不振、突然の体重増加（3日で2kg以上）、むくみ

＊病気によって問題となる症状や必要な対応が異なります。自分の病気の場合問題になる症状や対処方法はどのようなものかを医療スタッフへ確認しておきましょう。

緊急時には…

急激な症状が起こった時
ひどく胸が痛む、苦しがる、冷や汗が出る　など

一刻も早く救急車（119番）を要請
救急車を待っている間は…楽に寝かせる、保温する

強い症状や異常を感じるが、救急車を呼んでよいかどうか悩む場合には…

○○○病院では**24時間365日**、電話相談を実施しています。
まず、**電話でご相談ください。**
tel ○○○-○○○○-○○○○

緊急時への備え

定期外来以外の受診方法について、かかりつけ医療機関にあらかじめ確認しておきましょう。心臓の病気では、急激な症状が突然でることもあります。万一のときにあわてず、適切な行動をとれるように事前に準備をしておきましょう。

●緊急用の表示版を電話のそばに置く

① **救急車119番**

　〔救急車の呼び方〕
　「救急車をお願いします。
　住所は　　　区　　　町　　　町目　　　番です。
　急病です。（胸が痛い、意識がないなど）
　電話番号は　　　－　　　－　　　番です。」

② **かかりつけ医療機関**
　病院・クリニック名
　診療科
　連絡先

③ **緊急時に連絡する家族**
　●　　　　　　　　TEL
　●　　　　　　　　TEL

④ **緊急持ち出し物品**
　●健康保険証
　●後期高齢医療被保険者証
　●かかりつけ病院の診察券
　●病名、治療内容の記録
　●内服薬のリスト
　●血圧、血糖などの記録
　●通院中の病院名・科名・連絡先
　●生活日誌

東京都CCU連絡協議会「心臓病患者、家族のためのAED心肺蘇生法講習会」資料を一部改変

図3-89　術後の患者説明用パンフレット例：緊急時の対応

g．創部の管理

術後の創部管理は，患者にとって退院後最も気になることの1つである．創部に関して，創部治癒の経過，痛みへの対処，創の観察方法と感染徴候などの異常が出現したときの対処などを指導する（**図3-88**）．

① 創部は，1日1回は観察するようにし，発赤，圧痛，滲出液がないか確認するように指導する．

② 胸骨正中切開術後5〜8週間は，上肢の挙上負荷は2.27〜3.65 kgに制限する．胸骨の部分的な動き，痛み，ピシピシとかパチパチするような胸骨の不安定を示す徴候がなければ，関節可動域訓練や1.3 kg程度の物を腕で持ち上げる動作は許容される．切開部の引きつれや軽い痛みを感じない範囲の動きに留めるように患者に指導する[1]．

③ 胸帯は，胸骨骨折後に運動を制限する目的で使用されるものであり，胸骨切開や開心術後に使用する利点に関する報告はなく，患者の安心感やせきのときの疼痛を和らげる効果を期待して経験的に使用されているのが実情である．開胸に伴う肋骨骨折などで疼痛の激しい場合を除き，積極的使用は推奨されていない．最近は，胸骨に負担のかかる体動やせきをするときだけに用手的に胸郭の運動を制限する sternal support harness（胸骨補助帯）が用いられることも多い．

h．緊急時の対応

患者・家族に対し，どのような症状や徴候があったら医師に報告すべきか，連絡方法を具体的に指導する（**図3-89**）．

引用文献

1) 日本体力医学会体力科学編集委員会（監訳）：心疾患患者の運動処方．運動処方の指針：運動負荷試験と運動プログラム，原著第8版，南江堂，東京，p214-231，2011

5 | 手術前後の患者の安全管理

A 安全な医療のための方策

　安全な医療の推進は，患者にとってはもちろん，医療従事者にとっても重要な課題である．心臓外科の看護業務は多岐にわたるため，事故防止に十分な配慮が必要である．以下に，筆者の施設での医療安全管理の基本指針を示す．

a．医療の質と安全管理に関する基本的な考え方

　「人は誰でも間違える」という前提に基づき，エラーを誘発しにくいシステム，エラーが患者有害事象に発展しないシステムを構築していくことが重要である．

b．医療の質と安全管理のための組織

　医療事故を少なくし，医療安全策を推進するために病院内に組織を作る必要がある．病院長直属の組織として，図3-90のような組織体制としている．

(1) 質安全管理部

　医療安全の確保と医療の質の向上を中心に，関連する情報提供，医療事故などに関わる対応の支援や連絡活動などの実践的活動を行う．

(2) 医療安全管理委員会

　病院全体に及び各部門における医療安全体制の整備を図り，医療事故防止の取り組みを効果的に推進し，安全かつ適切で質の高い医療を提供するため，必要事項を審議し決定する．

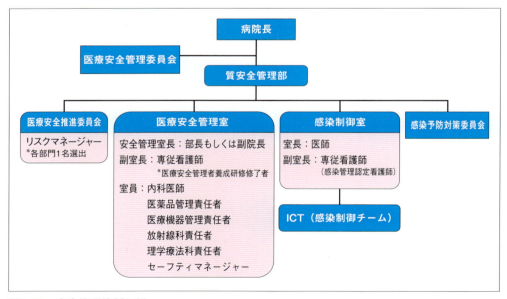

図3-90　安全管理体制の例

目　次	1．安全ポケットメモについて
1．安全ポケットメモについて 2．クライシス（危機）対応の基本 3．医療事故が起こったら！ 4．インデント・合併症報告の方法 5．転倒転落時の対応 6．無断離院発見時の対応 7．注射指示の記載の指針　抜粋 8．麻薬製剤の破損/紛失事故の取り扱い 9．小児ハイリスク薬の一般的用法用量（目安） 10．間違えやすいアレルギー 11．血管外漏出時の対応 12．夜間・休日の輸血体制 13．死亡時画像診断 PMI 14．平日（日中の）救急受診フローチャート 15．WHO 患者安全カリキュラム 16．WHO 手術安全チェックリスト 17．感染制御のツボ 18．患者への各種の説明について 19．個人情報の取り扱いについて 20．大規模災害時の対応について 21．電話番号一覧	この「ポケットメモ」は，すぐ役に立つ重要情報だけを集めてあります． 人間は忘れる動物です． 忘れてしまった時，このメモを見ましょう． わからなかったら，誰かに聞きましょう． 当院は循環器専門病院なので，AED の使用方法などは省略してあります． ★あなたは○○○病院という「組織の一員」です． ★このポケットメモは，職員全員が必ず常に携帯して下さい． 　　○○○病院　院長

図3-91　「医療安全ポケットメモ」例

［SAKAKIBARA 安全ポケットメモ，榊原記念病院，2016 より作成］

（3）医療安全管理者

病院全体の医療の質と安全管理を統括するために，専従者として質安全管理部に配置されている．筆者の施設では，医療安全管理者育成研修を修了した看護師長が担当している．

（4）リスクマネージャー

看護部，技術部など各部門から選出された1名のリスクマネージャーが医療安全の窓口となる．リスクマネージャーは，月1回開催される医療安全推進委員会で，インシデントについて報告する．事例は，同会議で集計・解析され，月1回開催される医療安全管理委員会に提出される．

（5）セーフティマネージャー

医療安全管理室に配置し，患者・家族との円滑な連携を図るため，患者・家族の意見や相談などへの対応を行い，各部と連携を図りながら活動を推進する．

c．安全管理のための職員研修

医療の質・安全の維持と向上に関わる意識改革と向上を図ることを目的として，「医療安全ポケットメモ」（**図3-91**）の携帯を職員へ周知徹底するとともに，組織として全職員を対象とした安全管理に関する教育・研修および訓練を定期的に実施する．また，各部署においても必要に応じて随時実施する．

表3-71 医療器具などによる過誤の例と対策

起こりうる過誤の例	人工呼吸器	回路の外れや作動不全
	人工心肺	回路の不具合で空気が体に送り込まれたり，突然停止したりする
	日常看護	・患者の取り違え ・注射器に入れた消毒薬や経腸栄養食を間違って静注する ・似たような容器に入った薬液を誤って別の用途に使用する ・よく似た薬剤の包装，薬液色，薬剤形態による間違い
対策	回路の外れ防止	分かりやすいアラームの設定，回路の単純化
	間違い防止	・静注ができない流動食用の注射器の導入 ・取り違えないような容器や包装それに薬剤形態の変更など ・識別のためのネームバンド，バーコードやICチップの導入など

B 手術中・後で起こりうる事故への対応

手術で起こりうる事故として，**表3-71**のようなものが挙げられる．術直後では，挿管チューブ，ドレーン，点滴ラインなど，生命維持に直結するような様々なラインが入っており，その管理には，厳重な注意が必要である．心臓外科病棟，ICU，CCU（coronary care unit），HCU（high care unit）は術後せん妄が発症しやすく，術後せん妄の発生345件のうちインシデント発生に至ったのは235件（68.1％）あったことが報告されている．発生したインシデントの内訳は，輸液ルート事故抜去（自己抜去含む），胃管・EDチューブの事故抜去，転倒・転落，ドレーン事故抜去などが報告されている（**表3-72**）．

このため，術後のインシデント予防対策の一つとして，術後せん妄を予防することが重要である．看護師は，可能なかぎりせん妄発症リスク要因や誘発要因をコントロールし，さらに，せん妄徴候を早期に捉え，インシデント予防のためのケアを行うことが求められる．筆者の施設では，せん妄モニタリングツールとしてCAM-ICUを用いている（**図3-78**参照）．

C 医療安全推進システムのための組織

医療事故を少なくし，医療安全策を推進するために病院内に組織を作る必要がある．各部署から選出された1〜2名の安全推進員が各職場での医療安全相談の窓口となる．

安全推進員は，当事者を指導してインシデントレポートを作成させ，月1回開催される医療事故防止推進会議に報告する．事例は，同会議で集計・解析され，年3〜4回開催される医療事故防止委員会に提出される．

D 院内における報告制度と改善のための検討に関する基本方針

インシデントレポートは，原因分析により改善策を提案し，医療の質の向上に努めるのが目的であり，個人の責任追及ではないことを周知させ，迅速かつ積極的な報告を求める．

インシデント報告，死亡報告書，患者・家族の意見などは質安全管理部を中心に分析を行い，必要かつ適切な対応を検討する．病院全体の問題として検討する必要がある事案は，

表3-72　インシデントの内訳

インシデント内容	件数	比率%
輸液ルート事故抜去	81	34.5
胃管・EDチューブ事故抜去	59	25.1
転倒・転落	33	14.0
ドレーン事故抜去	12	5.1
暴力・暴言	12	5.1
無断離床・離棟	11	4.7
膀胱留置カテーテル事故抜去	6	2.6
気管チューブ事故抜管	6	2.6
その他	15	6.4

※事故抜去には自己抜去を含む

[佐々木吉子ほか：術後せん妄ケアガイドライン作成に向けて―ICUおよび外科病棟の入院患者における術後せん妄の発症状況および看護ケアの実態. 日クリティカルケア看会誌 10：51-62, 2014より作成]

早急に「院内検討会」を開催する. 改善策や検討結果は現場へ適宜フィードバックし, 情報を共有化して医療の質と安全の向上を目指す.

(1) インシデントレポート

インシデントレポートの書式を示す（**図3-92**）. 書式内で用いられている患者影響度レベル分類の詳細は**表3-73**に示す.

a. 患者影響度レベル3b以上の対応

事故が発生した場合, 患者の一刻も早い回復に全力を尽くし, 並行して, 患者・家族に分かりやすい言葉で情報の共有化と経過を説明し, それらを正確な日時（月, 日, 時間）を記録する（**図3-93**）.

(1) 現場対応

・患者の有害事象からの回復と救命に全力を尽くす.

・有害事象を把握し, 主治医・診療科長・看護師長・リスクマネージャーに連絡する.

・時系列に沿った患者変化, 治療行為を, 日時も含め詳細に記載する.

・事故に関与, または関与すると思われる物品および画像写真などを保存する(医療機器：チューブ類, 注射器, 空アンプル, 薬剤, 検体検査, モニター記録など).

(2) 家族への連絡と対応

① 発生時の連絡

・家族への連絡はできるかぎり早く行う. 医師から行うことが望ましい.

・連絡した時間, 家族の氏名, 連絡内容を記録する.

・電話がつながらない場合も, その時間を必ず記載する.

② 当日の家族への説明

・家族到着時にできるかぎり早く説明対応する.

項目を設定してください.
（＊は必須項目です. 必ず入力してください.）
「インシデント・合併症関連レポート（病院）」

標題	薬剤投与経路間違い
	14字以内でタイトルを記載ください
名前	インシデント報告者（看護部）
報告日時	2018　2月∨　23日∨
発生（発見）日時	2018　2月∨　23日∨　00∨：00∨
報告者	●当事者　○発見者
報告者の職種	看護師
患者ID	患者氏名 南江太郎
年齢	60
性別	●男　○女　○なし
患者の心身状況	問題なし
経験年数（職種通年）	1年未満
経験年数（本病院での経験年数）	1年未満
発生場所	集中治療室

インシデントの種類は下記より1つえらんで入力

ど	1. 薬剤・輸血 関連	（選んでください）∨　内容（選んでください）∨
れ	2. 療養環境 関連	（選んでください）∨　内容（選んでください）∨
か	3. 手術・処置・検査 関連	（選んでください）∨　内容（選んでください）∨
1	4. ドレーン・チューブ 関連	4. 注射薬　　内容 1）6：投与経路間違い
つ	5. その他	∧　∨

影響度レベル	レベル1…患者への実害はなかった
	必須ではないため，判断できないときは空白で大丈夫です
発生状況（その後の対応）	手術後，集中治療室へ入室した患者. 入室後よりイノバン®にて血圧コントロールしていたが，覚醒とともに血圧上昇したため，ニカルジピン開始となった. ニカルジピン作成後，投与経路についてダブルチェックせず，単独にて投与する薬剤と認識していなかったため，メイン側管に接続し投与開始した. 夜勤看護師へ引き継いだ際にニカルジピン投与経路が間違っていると伝えられた.
その他の意見（必須ではありません）	6Rの徹底不足. 投与経路まで確認を怠ってしまったため，次回より薬剤管理表確認し，投与経路についてもダブルチャック後，薬剤投与開始を徹底する.

内容を確定し，経路を設定する＞＞　｜キャンセルする

図3-92　インシデントレポート書式例

・状況の説明は原則として主治医と看護師が同席して行う.
・状況説明，行った処置・治療，患者の容態，今後の治療について誠意をもって説明する.
・説明内容などは必ず記録し，情報共有を図る（説明者，同席者，説明内容，説明場所，説明時間，家族の言動など）.

表3-73 インシデントの患者影響度分類

レベル	障害の程度	説　明
レベル0	—	エラーや医薬品・医療用具の不具合がみられたが，患者には実施されなかった
レベル1	—	患者への実害はなかった（何らかの影響を与えた可能性は否定できない）
レベル2	軽度	処置や治療は行わなかった（患者観察の強化，バイタルサインの軽度強化，安全確認のための検査などの必要性は生じた）
レベル3a	中等度	簡単な処置や治療を要した（消毒，湿布，皮膚の縫合，鎮痛薬の投与など）
レベル3b	高度	濃厚な処置や治療を要した（バイタルサインの高度変化，人工呼吸器の装着，手術，入院日数の延長，外来患者の入院，骨折など）
レベル4a	軽度～中等度	永続的な障害や後遺症が残ったが，有意な機能障害や整容上の問題は伴わない
レベル4b	中等度～高度	永続的な障害や後遺症が残り，有意な機能障害や整容上の問題を伴う
レベル5	—	死亡（原疾患の自然経過によるものを除く）

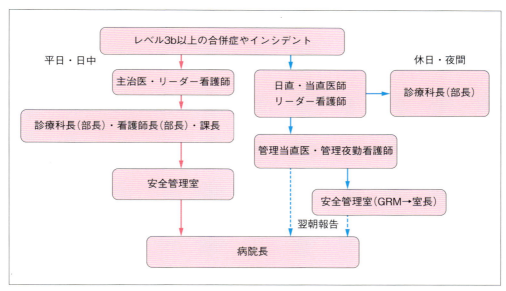

図3-93 重大事案（レベル3b以上）時の報告フロー（榊原記念病院例）
まずは口頭にて安全管理室へ第一報，その後にレポート報告する．

4章

心臓手術の歴史

　近代心臓手術は1896年ドイツの外科医L. Rehnが心臓外傷の縫合に成功したのが始まりといわれている．1628年W. Harveyが血液循環説を唱えてから270年後のことである．Rehnの成功から今日まで約百年の心臓外科の歩みは，医療の他の分野と同様，初めはゆっくりと，そして現代に近づくほど速度を速めて進歩した．

　1920年代に，心臓が動いたまま病気を治す試みがまず始まり，1950年代に入ると低体温麻酔法や人工心肺が開発され，外科医は初めて心臓を開いて中を直接目でみながら手術ができるようになった．その後の心臓外科の発達はめざましく，今や新生児に心臓移植が行われることもめずらしいことではなくなった．

　こうした心臓外科の発展は単に外科医の努力のみによってもたらされたものではなく，心臓病診断学や麻酔科学，薬学，輸血学など，他分野の進歩に負うところが少なくない．ここでは，心臓手術の発達史を他の関連部門といっしょに年譜として記載した（表4-1）．

表4-1　心臓手術の歴史　　　　　　　　　　　　　　　　　　　　　　（青字は重要項目）

年代	心臓血管外科	周辺外科技術	心臓病診断法・内科的治療法	循環理論，実験，薬剤など
1600				1628　W. Harvey 血液循環理論発表 1661　M. Malpighi 毛細血管発見 1696　A.V. Leeuwenhoek 顕微鏡で赤血球観察
1700	1762　Hallowell & Lambert 血管縫合 1785　J. Hunter 動脈瘤手術		1707　J. Floyer 脈拍測定用時計発明 1733　S. Hales 観血的血圧測定法報告 1761　L. Auenbrugger 胸部打診法報告	1761　J.B. Morgagni 心臓病理の確立 1772　W.Heberden 狭心症の命名 1785　W. Withering ジギタリスの強心作用報告
1800		1828　J. Blunde 輸血で産婦救命	1812　J.N. Corvisart 心臓触診法 1816　R.T.H. Laennec 聴診器発明 1826　R. Adams 失神と心臓病の関係を報告 1831　J. Hope 心臓喘息記載 1835　J.B. Bouillaud 心内膜炎記載	1804　Aldini 心臓電気刺激実験 1812　J.J.C. Le Gallois 人工心肺実験 1839　J.E. von Purkinje プルキンエ線維発見

年代	心臓血管外科	周辺外科技術	心臓病診断法・内科的治療法	循環理論, 実験, 薬剤など
1840		1844　H. Walls　笑気麻酔で抜歯 1846　J.C. Wallen　エーテル麻酔で手術成功 〃　Simmelweiss　塩化石灰水消毒で産褥熱予防		1840　C.W. Longe　エーテルの麻酔効果発見 1847　J. Simpson　クロロホルムの麻酔作用発見
1850				1850　L. Pasteur　腐敗細菌起源説 1852　Claude Bernard　交感神経切除
1860		1863〜67J. Lister　フェノールによる無菌手術法 1868　F. Trendelenburg　気管挿管麻酔		1861　A. Chauveau, J.H. Marey　心臓カテーテルの実験
1870	1877　N.Y. Eck　肝静脈-下大静脈吻合	1875　R. Von Volkmann, M. Nussbaum Lister　の消毒法採用	1875　K.F. von Rokitansky　心室中隔欠損症の病理報告 1879　H. Roger　心室中隔欠損症の病理と診断	1870　A. Fick　心拍出量測定の原理 1875　E. Ponfick, L. Landois　輸血反応の機序解明
1880	1888　R. Matas　動脈瘤形成術（endoaneurysmorrhaphy）	1880　W. MacEwen　経口気管挿管麻酔	1886　H. Grehant Fick の原理による心拍出量測定 〃　H.J.Brooks　左冠動脈肺動脈起始症記載 1888　A. Fallot　ファロー四徴症報告	1882　Bloch　実験的心臓創縫合 von Schroeder による　人工肺の発明 1884　M. von Frey　人工心肺の設計
1890		1891〜92　W.H. Welch, von Vergmann, C. Schimmelbusch　手術消毒法を改良，普及 〃　E.T. Kocher　手術用消毒手袋使用 1893　V. Eisenmenger　カフ付き気管チューブ D. Fell　人工呼吸器を麻酔に使用 1895　A. Kirstein　経口気管挿管法開発	1895　W.K. von Roentgen　X 線を発見	1890　O.M. Arthus　クエン酸の血液凝固阻止作用発見 1893　W. His Jr.　ヒス束発見 1895　G. Oliver　エピネフリンを発見

年代	心臓血管外科	周辺外科技術	心臓病診断法・内科的治療法	循環理論, 実験, 薬剤など
	1896 L. Rehn 心臓創の縫合に成功 1897 J.B. Murphy 動脈端々吻合	1896 Tiffier 気管挿管, 人工呼吸下に胸部手術	1896 F.H. Williams 心臓病のX線診断 1899 W. Stokes アダムス-ストークス症候群記載	1896 E. Duchesne *Penicillium glaucum* の抗菌作用発見 〃 M. Schiff 開胸心マッサージ実験 1899 J.L. Prevost, F. Batteli 心室除細動実験 〃 C.E. Francois Frank 交感神経切除による狭心症の治療示唆
1900	1902 A. Carrell 血管縫合法を確立 〃 W.A. Lane 経横隔膜的心マッサージ施行 1906 Lecer 自己静脈片による血管補塡 1907 F. Trendelenburg 肺動脈血栓除去	1900 K. Landsteiner ABC血液型発見 1902 A. von Decastello 血液型発見 1906 R. von den Velten エピネフリンを心蘇生に使用 1907〜10 Bartheleng, S.J. Meltze, C.A. Elsberg 気管挿管による陽圧呼吸麻酔と胸部手術 1907〜11 J. Jausky ら交叉凝集テストで血液型判定 1908 A. Grossich ヨードチンキによる手術野消毒	1900 W. Einthoven 心電図計発明 1902 F. Moritz X線透視心臓診断法 1905 A. Koehler 遠隔X線撮影法 1908 高安（右）脈無し病（大動脈炎症候群, 高安病）報告	1902 T.L. Brunton 僧帽弁狭窄の弁切開術理論提唱 1905 A. Carrell, C.C. Guthrie 心臓移植実験 1906 S. Tawara 房室結節発見 〃 P. Carnot, C. Deflandre エリスロポエチン発見
1910	1913 L. Rehn 収縮性心膜炎の手術 〃 F. Bauer 動脈血栓除去 〃 E. Doyen 肺動脈弁狭窄交連切開 1914 T. Tuffier 非直視下大動脈弁交連切開 1916 T. Jonnesco 狭心症に交感神経節切除	1913 C. Jackson 現在の気管挿管麻酔法を確立 1914 Hustin 保存血の輸血 1915 D.E. Jackson 炭酸ガス吸着剤を完全閉鎖式麻酔に使用	1912 A. Bleichroeder 自分の血管内に尿管カテーテル挿入 1913 W.O. Coolidge 高圧X線管作製 1918〜19 G. Bousfield, J.B. Herrick 冠動脈疾患の心電図を解析	1916〜18 J. Mclean, W.H. Howell, E. Holt 血液凝固阻止薬ヘパリンを発見

年代	心臓血管外科	周辺外科技術	心臓病診断法・内科的治療法	循環理論, 実験, 薬剤など
1920	1923 E. Cutler 僧帽弁狭窄に弁切除 1925 H. Souttar 経左房的用指的僧帽弁裂開	1928 A.H. Guedal カフ付き気管カニューラ作製 〃 G.H.W. Lucas サイクロプロペインの麻酔作用報告	1923 J.R. Berberich, S. Hirsch 動脈造影施行 1929 W. Forssmann 経静脈的に自分の心臓内にカテーテルを挿入 〃 R. Dos Santos 血管造影	1928 A. Fleming ペニシリン発見
1930	1935 C.S. Beck 狭心症に大胸筋心臓固定 〃 D.W.G. Murray 術後静脈血栓予防にヘパリン使用 1938 R.E. Gross ボタロー管結紮 〃 小沢（凱）・榊原（亨）心臓損傷治療法の論争	1934 M.E. DeBakey ローラーポンプを開発 1937 J.H. Gibbon Jr. 人工心肺作製 B. Fantus 血液銀行の創設	1930~31 C. Jimminez, E. Moniz, P. Ara 右房造影施行 1930 L. Wolff ら WPW 症候群報告 1931 W.C. Wood 心電図に胸部誘導を採用 1933 E.F. Bland, P.D. White, J. Garland 左冠状脈肺動脈起始症報告 1937~38 G.P. Castelenos, Robb 選択的心血管造影法	1931~33 W.B. Kouwenhoven 電気的心除細動の研究 1932 A. Hyman 心臓ペースメーカの実験 1933 F.C. Mann 頸部心臓移植実験 1935 C.A. Lindbergh 人工心肺実験 〃 J.S. Lundy ペントバルビタール発明 1936 C.E. Wigger 心マッサージと除細動による心蘇生実験 1937 E. Chargaff, K.B. Olsen プロタミンのヘパリン中和作用
1940	1944 C. Crafoord 大動脈縮窄切除端々吻合 1945 A. Blalock, H.B. Taussig 鎖骨下動脈-肺動脈吻合 〃 A.M. Vineberg 内胸動脈心筋内移植 1948 C.P. Bailey, D.E. Harken 非直視下僧帽弁交連切開 〃 R.C. Brock 非直視下肺動脈弁切開 〃 A. Blalock, C.R. Hanlon 心房中隔欠損作成	1941 C.S. Beck 電気的心除細動の臨床応用 1943 J.F. Loutit ACB 保存血作製	1940 F.A. Firestone パルスドプラ作製 1941 A. Cournand, D.W. Richards 心臓カテーテル検査法の確立 1948 H.B. Taussig, R.J. Bing トーシッヒ・ビング奇形報告	1941 H.W. Florey ペニシリンの生産 1946 V.P. Demikhov 胸腔内心肺移植実験 1948 Alquist ノルエピネフリン, イソプロテレノールの作用解明 〃 H.G. Smithy 非開心大動脈交連切開術の実験

年代	心臓血管外科	周辺外科技術	心臓病診断法・内科的治療法	循環理論, 実験, 薬剤など
1950			1950　H.A. Zimmerman　左心カテーテル法	1950　D. Zoll, A. Hyman　ペースメーカの実験 〃　W.G. Bigelow　低体温実験 1950～51　J.M. Campbell, C.A. Hufnagel　ボール弁作製
	1951　C. Dennis 人工心肺で一次孔心房中隔欠損閉鎖 〃　榊原（仟）ボタロー管結紮 〃　木本（誠）ブロック・トーシッヒ手術	1951　C.P. Bailey, R. Varco, M. Taufic　低体温法臨床応用		
	1952　W.H. Muller Jr., J.F. Dammann Jr. 肺動脈絞扼 〃　C.A. Fufnagel 人工弁を下行大動脈に移植 〃　C. Dubost, 木本（誠）同種大動脈移植	1952　A.B. Voorhees Vinyon-N 人工血管		
	1953　J.H. Gibbon Jr. 人工心肺を用いて心房中隔欠損閉鎖 〃　D.A. Cooley, M.E. DeBakey 胸部大動脈瘤の手術		1953　S.I. Seldinger 経皮的動脈造影法	
	1954　C.W. Lillehei 交叉血液循環下にファロー四徴症根治		1954　I.E. Edler, C.H. Hertz 超音波心臓診断法	
1955	1955　J.W. Kirklin, A. De-Wall, C.W. Lillehei 人工心肺下に先天性心疾患の手術を多数行う	1955　Deterling ら ダクロン人工血管使用	1955　里村, 吉田, 仁村 超音波ドプラ心臓診断法	1955　C.M. Albert 完全大血管転位の心内修復術
	1956　C.W. Lillehei 直視下僧帽弁交連切開 〃　C.P. Bailey 冠動脈内膜切除 〃　曲直部（寿）ファロー四徴症の心内修復 〃　G. Murray 同種大動脈弁下行大動脈移植	1956　W.J. Kolff 膜型人工肺作製 1956～57　E.S. Hyman, V.L. Gott ビニール製使い捨て人工心肺作製		1957　W.R. Webb 人工心肺による心肺移植実験 〃　T. Akutsu, W.T. Kolff 人工心臓実験 〃　B.K. Kusserow 補助心臓実験
	1958　W.W.L. Glenn 上大静脈・右肺動脈吻合	1958　Elmqvist, A. Senning 植込み式ペースメーカ臨床使用		1958　E. Harken counter-pulsation 創案
	1959　C. Dubost, Tubbs 僧帽弁切開刀作製 〃　A. Senning 完全大血管転位にセニング手術	1959　S. Furman 経静脈的ペースメーカ電極挿入法の開発 〃　N.E. Shumway 心筋保護に心筋局所冷却法	1959　F.M. Sones, E.K. Shirey 選択的冠動脈造影法の確立	1959　M.H. Cass, R. Brock 心臓移植術の簡略化

4章　心臓手術の歴史

年代	心臓血管外科	周辺外科技術	心臓病診断法・内科的治療法	循環理論，実験，薬剤など
1960	1960 A. Starr ボール弁による僧帽弁置換	1960 岡村（宏）単純低体温法の確立		1960 R.R. Lower, N.E. Shumway 同所性心臓移植実験
				〃 A. Kantrowitz 骨格筋ポンプによる心収縮補助
	1961 R.H. Goetz 内胸動脈による冠動脈バイパス	1961 C. Dennis 左心バイパス補助法	1961 川崎（富）急性熱性皮膚粘膜リンパ筋症候群（川崎病 MCLS）報告	1961 R.R. Lower 心肺同時移植実験
	1962 D.N. Ross, B.G. Baratt-Boyes 同種大動脈弁による弁置換		1962 今野（草），榊原（仟）カテーテル式心内膜心筋生検法	1962 S.D. Moulopoulos, W.J. Kolff 大動脈内バルーンパンピング法
	〃 D. S. Waterston 上行大動脈・右肺動脈吻合（ウォーターストン手術）			
	1963 堀内（藤）低体温法による乳児心室中隔欠損の閉鎖		1963 T.J. Forgaty バルーンカテーテル血栓除去法	
	1964 J.D. Hardy チンパンジー心をヒトに移植		1964 C.T. Dotter, M.P. Judkins 経皮的経管的血管形成術	1964 K. Reemtsma アザチオプリンを移植後の免疫抑制に使用
	W.R. Mustard 完全大血管転位にマスタード手術			
1965			1965 海老名，田中，菊池 超音波心臓断層法	1965 近藤（芳）単純低体温法による心臓移植実験
	1966 J.A. Waldhausen 鎖骨下動脈による大動脈縮窄解除		1966 W.J. Rashkind, W.W. Miller バルーン心房中隔欠損拡大術	
	〃 D.A. Cooley 総肺静脈還流異常の手術			
	〃 D.N. Ross 肺動脈弁を用いた大動脈弁，僧帽弁置換			
	〃 D.N. Ross 自己肺動脈弁による大動脈弁置換			
	1967 C.N. Bernard 心臓移植に成功	1967 A. Kantrowitz 大動脈内バルーンパンピング臨床応用		
	〃 R.G. Favaloro 大伏在静脈による冠動脈バイパス	〃 R.L. Kaster リリハイ・キャスター弁作成		
	〃 榊原（仟）両大血管左室起始の心内修復	〃 M.E. DeBakey 左心バイパス応用臨床		
	1968 A. Carpentier 異種生体弁による弁置換	〃 堀内，日笠 バイパス低体温法確立		
	〃 F.R. Cobb, W.C. Sealy WPW 症候群の Kent 束切断	〃 B.R. Kalke SJM 弁報告		
	〃 和田（寿）心臓移植			

年代	心臓血管外科	周辺外科技術	心臓病診断法・内科的治療法	循環理論，実験，薬剤など
	1968 D.L. Patrick, D.C. McGoon 完全大血管転位にパトリック・マグーン手術 H. Bentall 上行大動脈瘤，大動脈弁逆流に対してベントール手術 1969 G.C. Rastelli 完全大血管転位に対するラステリ手術 〃 D.A. Cooley 人工心臓を移植への bridge として使用	1969 V.O. Björk ビジョルク・シャイリー人工弁		1969 C.T. Dotter 末梢動脈ステント拡大実験
1970	1970 R. Nicks 大動脈弁輪拡大にニックス法 〃 川島（康）タウシッヒ・ビング奇形に川島手術 1971 F. Fontan, E. Baudet 三尖弁閉鎖症に対するフォンタン手術 〃 新井（達）A 型単心室心内修復術 1972 N.F. DeVega 三尖弁閉鎖不全にドベガ法	1970 R.L. Reis Hancock 異種生体弁 1971 M. I. Ionescu 異種心膜弁 1972 V. Kirsch 心筋保護法	1970 H.J.C. Swan 心拍出量測定用バルーンカテーテル開発 1971 Hounsfild computedtomography（CT スキャン）開発 〃 W. Porstmann 経皮的カテーテル式動脈管閉鎖法 〃 C.G. Side 経食道心エコー法 1974 T.O. King, S.N.L. Mill カテーテル式心房中隔欠損閉鎖	1970〜74 W.W. Angel, M.F. O'Brien 冷凍保存新鮮同種大動脈弁を開発 1972 H. Matras フィブリン糊を神経移植実験に使用 1973 R.H. Anderson 修正大血管転位の刺激伝導系解明
1975	1975 A.O. Jatene 完全大血管転位症に対するジャテン手術 〃 今野（草），H. Rastan 右室-大動脈切開による大動脈弁置換（今野手術） 〃 A. Morrow 大動脈弁下筋性狭窄にモローの手術 1979 竹内（成）BWG 症候群に対する肺動脈フラップ法（竹内法） 〃 S. Manouguian 大動脈弁輪拡大にマヌーギャン法	1975 G.D. Buckberg 心筋保護法確立 1976 H.P. Spängler フィブリン糊を肝臓手術に応用	1975〜76 H.W. Strauss ら 心臓核医学画像診断，digital subtraction angiography の開発 1977 A. Grüntzig 経皮的冠動脈バルーン拡大術（PTCA） 1979 B.K.H. Semb バルーンカテーテルによる肺動脈弁狭窄裂開法	1977 T. Miyake, E. Goldwasser エリスロポエチン抽出 1978 R.Y. Calne 臓器移植後に免疫抑制薬シクロスポリン A 使用
1980		1980 須磨（幸）hollow fiber 型人工心肺	1980 L.D. Allan, C.S. Kleiman, L.W. Lange 胎内心エコー診断	1980 N. Shumway 心臓移植後にシクロスポリン A を用いる

年代	心臓血管外科	周辺外科技術	心臓病診断法・内科的治療法	循環理論, 実験, 薬剤など
1981	1981 W.I. Norwood 左心低形成症候群にノーウッド手術 〃 C. Cabrol 上行大動脈瘤大動脈弁逆流にキャブロール手術 1982 W. deVries 完全置換型人工心肺の臨床応用 1983 H.G. Borst 胸部大動脈瘤に elephant trunk 手術 〃 A. Carpentier 僧帽弁形成法 1984 川島（康）TCPS 手術	1982 S.R. Gundry 逆行性冠灌流による心筋保護 1983 S. Phillips 経皮的心肺補助装置（PCPS）		1981 米国でAIDS（HIV）報告
1985	1985 L.L. Bailey 新生児にヒヒの心臓移植 〃 F.J. Benetti, E. Buffolo 人工心肺を用いない冠動脈バイパス術 1987 須磨（久）, J. Pym 右胃大網動脈を冠動脈バイパスに使用 1988 M.R. deLeval TCPC 手術	1986 E. Muhe, 1987 P. Mouret 腹腔鏡下胆嚢摘出術	1985 J.B. Simpson DCA 法（directional coronary athelectomy） 〃 T.H. Welch レーザー・バルーン冠動脈形成法 1987 U. Sigwait 冠動脈ステント法 〃 尾本（良）カラードプラ心エコー図 1988 R.A. Vogel PCPS を用いて冠動脈バルーン拡大	
1990	1994 D.A Cooley TMR（レーザーによる心筋直接灌流法）	1991 S.V. Lichtenstein, T.A. Salerno 低温持続冠灌流	1993 ロータブレーター（回転冠動脈アテレクトミー）臨床応用	
1995	1995 F.J. Benetti Carafiore 小切開冠動脈バイパス術 1997 R. Batista 拡張型心筋症に左室縮小手術 1998 H. Reichenspurner ロボット手術で心房中隔欠損閉鎖 1999 松田（暉）脳死による国内初の心臓移植		1998 ホルミウムレーザーによる PTMR（経皮的心筋直接灌流法）	1997 I. Wilmut, K.H.S. Campbell クローン羊誕生
2000	2002 A, Cribier 経カテーテル的大動脈弁留置術（TAVI）	2000 血管新生物質, 胎生幹細胞による再生医療の発達		2000 ヒトゲノム塩基配列解析
2010	2010 米国FDA, Medtronic 社製 Melody（経皮留置型肺動脈用生体弁）承認			

索 引

和文

■あ
アシドーシス管理　324
圧制御式（PCV）　308
圧モニター接続　286
アデノシン負荷　34
アランチウス小体　7
アルブミン製剤　323
アレンテスト　40
安全管理体制　364

■い
移行細胞層　12
維持液　320
意識レベル　332
移植ドナー　230
移植片対宿主病　239
移植レシピエント　230
イソプロテレノール負荷　55
一時的ペースメーカ電極の植込み　109
一酸化窒素（NO）吸入療法　316
一側肺動脈大動脈起始　118
一般病棟　349
　──への帰室　345
イリゲーションシステム　58
医療事故　366
陰圧吸引補助脱血法（VAVD）　87
インシデントレポート　367
インフォームド・コンセント　241

■う
ヴァンプラークの分類　180
ウィーニング　310
ウィリアムス症候群　130
植込み型除細動器（ICD）　77
植込み型補助人工心臓　224
右脚　11, 12, 18
右室　2, 3, 4
　──圧　41
　──二腔症（TCRV）　150
　──流入部　4
　──漏斗部狭窄　150
右室流出路　4
　──狭窄　150, 156
右心系　2

■え
右心耳　2, 3, 5
右前斜位　10
右側大動脈弓　114
右房　2, 3
　──圧　41
　──枝　10
　──膜性中隔　3
運動強度　354
運動負荷試験　31
運動療法　354

エアリーク　286
鋭縁枝　10
栄養管理　343
エプスタイン病　45, 137
エーラス・ダンロス症候群　208
エリオットの分類　180
エルゴメーター負荷試験　31
遠隔虚血コンディショニング（RIC）　233
遠隔モニタリング　81
嚥下評価　343
遠心ポンプ　88

■お
横隔神経麻痺　335
横隔膜　9
　──ヘルニア　119
黄色ブドウ球菌保菌者　246
オフポンプ冠動脈バイパス術　198, 231

■か
開胸法　83
外頸動脈　9
開心術　82
改訂水飲みテスト（MWST）　343
ガイディングカテーテル　61
回路内充填液　97
ガウン着衣　266
拡張型心筋症　217
下行大動脈　2, 9
　──瘤　204, 206, 207
下大静脈　2, 3
　──欠損　128

家庭血圧　359
カテコラミン製剤　297, 300
カテーテルアブレーション　56, 214
カテーテルインターベンション　42, 61
カテーテルルーメン　38
カニューラ　94
　──挿入　98
川崎病後の冠動脈病変　202
川島法　167
簡易ベルヌーイの式　24
換気モード　308
間欠的強制換気（IMV）　308
観血的血圧　257
観血的動脈圧　290
患者安全管理　364
患者移送　347
患者観察　289
患者と機器の固定　287
冠静脈　5
　──-左房交通　140
　──洞　3, 4, 6, 127
感染性心内膜炎（IE）　194
完全大血管転位　45, 163
完全皮下植込み型除細動器（S-ICD）　77
間代性痙攣　333
冠動脈　10
　──形成術　199
　──血管内イメージング法　49
　──疾患　45, 195
　──造影　44
　──バイパス術　195, 199, 268
　──部位の標識分類　47
　──瘻　153
冠攣縮性狭心症　47

■き
気管吸引　310
気管支動脈　9
気管切開　318
気胸　317
帰室直後　349
奇静脈　2
　──半奇静脈接続　128

379

基本輸液　320
逆 T 字法　85
逆行性冠灌流カニューラ　95
キャブロール手術　190
吸引子　94
急性腎不全管理　324
弓部大動脈瘤　204, 206, 207
胸腔鏡下手術　85
胸骨　1
　——圧迫　305, 306
　——閉鎖　109
胸骨正中切開　3, 83
　——体位　264
　——ドレーピング　267
凝固能検査　14
狭心症　195
胸水貯留　317
強制換気　307
胸腺　3
胸部 X 線写真　20, 318
胸腹部大動脈　9
　——瘤　204, 206, 207
虚血プレコンディショニング
　233
禁煙　245
緊急開胸コンテナ　279
緊急時の対応　362
緊急手術　274
近赤外線脳酸素モニター　259

■く
空気フィルター　94
グラスゴー・コーマ・スケール
　（GCS）　333
グルコースインスリン療法（GI
　療法）　324
グレン手術　128, 182

■け
頸横動脈　9
経カテーテル的大動脈弁置換術
　（TAVI）　231
経胸壁心エコー（TTE）　21
経口摂取　343
経静脈高カロリー輸液（TPN）
　344
経静脈的自己調節鎮痛（IV-
　PCA）　337
経食道心エコー（TEE）　25,
　258
経腸栄養　344
経皮的冠動脈形成術（PCI）　61
　——デバイス　62
　——難易度分類　64
経皮的心肺補助装置（PCPS）
　221

痙攣　333
血液ガス分析　318
血液型不規則抗体スクリーニン
　グ法　239
血液希釈の基準　97
血液照射　239
血液透析（HD）　327
　——濾過（HDF）　327
血液濃縮器　92
血液バランス　108
血液フィルター　94
血液濾過（HF）　327
血管拡張薬　298, 301
血管内エコー検査（IVUS）　50
血管内視鏡検査　52
血管輪　115
血胸　317
血行動態測定　40, 291
血栓イメージング　37
限外濾過　104
腱索断裂　184
剣状突起　1

■こ
後下行枝　10
高カリウム血症　324
抗菌薬　350
　——予防的投与　331
口腔ケア　245, 331, 358
後左室枝　10
後室間枝　10
高周波　58
甲状頸動脈　9
甲状腺機能検査　14
後側方枝　10
後中隔枝　10
硬直性痙攣　333
後天性心疾患　184
　——造影部位　45
抗頻拍ペーシング（ATP）　81
抗不整脈薬　297
交連　7
呼気ガス　257
呼気終末陽圧（PEEP）　310
呼吸管理　307
国際ペースメーカコード　71
コッホの三角　4, 12
コメレル憩室　114
ゴーリンの公式　43
コーン法　138

■さ
採血　236
最大心拍数　32
細胞外液　320
　——補充液　323

細胞内液　320
左脚　11, 12, 18
作業強度　359
鎖骨　1
鎖骨下動脈起始異常　115
左室　2, 5, 6
　——16 分画モデル　23
　——圧　41
　——-右房交通　147
　——拡張能指標　25
　——局所壁運動　22, 23, 49
　——駆出率（LVEF）　23
　——収縮能指標　23
　——造影　49
　——容積（V）　24
　——流出路　6
　——瘤切除　201
　——流入血流波形　25
　——流入部　6
左心系　2
左心耳　2, 3, 5
左心低形成症候群（HLHS）
　177
左前斜位　10
左房　2, 5, 6
　——圧　41
　——枝　10
　——粘液腫　214
三心房心　144
三尖弁　2, 3, 4, 7
　——逆流　137
　——閉鎖（TA）　45, 175
　——閉鎖不全　45, 192
酸素運搬量（DO₂）　290
酸素飽和度　43
酸素療法　313
三連ボトルシステム　296

■し
ジェネレーター　80
刺激生成異常　56
刺激伝導系　11, 12, 53
止血デバイス　65
止血プロトコル　66
自己保存血（自己血）　236
シースイントロデューサー
　39
持続的気道陽圧（CPAP）　309
持続的血液濾過透析（CHDF）
　326
室上稜　3, 4
室房伝導　55
自発呼吸　307
ジピリダモール負荷　34
シミター症候群　123
ジャテン手術　165

ジャドキンス法　44
ジャパン・コーマ・スケール
　（JCS）　333
シャワー浴　246
シャント疾患診断　25
縦隔炎　331
十字　10
重症心不全　227
修正大血管転位　168
集中治療室（ICU）　282
手術
　──会計票　277
　──介助　269
　──看護記録　275
　──器械の配置　253
　──器具　249
　──記録　273
　──終了後の処置　271
　──種類　82
　──説明　241
　──チームミーティング
　　249
　──同意書　244
　──部位感染（SSI）　331
手術室
　──環境　251
　──準備　249
　──使用される薬剤　251
　──入室時の処置　254
術後
　──患者管理　282, 349
　──感染症　332
　──血糖管理　344
　──呼吸器合併症　317
　──創部管理　331
　──疼痛　336
術前
　──患者管理　245
　──検査　235
　──処置　246
　──絶飲食　248
　──中止薬　246
　──訪問記録　275
術野消毒　266
主要体肺側副血行路（MAPCA）
　157
純型肺動脈閉鎖　45, 176
循環動態検査　37
　──モニター　290
上行大動脈　2, 3, 6, 9
　──瘤　203, 205, 207
小切開開胸　84
上大静脈　2, 3
静脈ライン　263
　──整理　287
消耗品　251

食道動脈　9
除細動器　307
　──の不具合　30
ショックリード　77, 80
徐脈性心房細動　70
除毛　246
ショーン症候群　135
心エコー　21
心音　16
心胸郭比（CTR）　20
心筋血流イメージング　35
心筋血流予備量比（FFR）　63
心筋交感神経機能イメージング
　36
心筋梗塞（MI）　50, 199
　──イメージング　36
　──後合併症　200
　──バイオマーカー　14
心筋腫瘍　213
心筋症　217
心筋代謝イメージング　35
心筋保護液　102
　──注入用カニューラ　94
心筋保護法　102
心腔内腫瘍　213
シングルチャンバーペーシング
　71
人工血管置換手術　205
人工膠質輸液製剤　323
人工呼吸器　307
　──装着　285
　──離脱　310
人工心肺　86
　──記録　273
　──停止条件　107
人工肺　90
心雑音　16
　──強度　17
心時相　16
心室中隔欠損（VSD）　45, 145
心室中隔穿孔　200, 201
心室破裂　200
心室頻拍　30, 200
心室瘤　200
真性大動脈瘤　203
心臓　1
　──移植　227
　──外傷　216
　──核医学検査　35
　──カテーテル検査　38
　──幹細胞　232
　──再生治療　232
　──再同期療法（CRT）　79
　──刺激装置　54
　──手術の歴史　371
　──腫瘍　213

　──突然死　77
　──病の診断　14
　──弁膜症　184
　──冷却法　102
心蘇生　305
腎代替療法（RRT）　326
心タンポナーデ　296
心電図　16
　──電極　18
　──モニター装着　285
心内圧　16
　──基準値　41
　──推定　25
心内修復術　82
心内心電図　55
心内膜床欠損（ECD）　45, 142
心肺同時移植　229
心拍出量算出　41, 42, 291
心拍数測定　20
心不全
　──鑑別診断　294
　──管理　293
　──バイオマーカー　14
心房細動　59, 214
　──アブレーション　59
心房錯位　142, 180
心房中隔欠損（ASD）　45, 123,
　140
心膜腫瘍　213

■ す
スターンズ法　138
スタンフォード分類　208
ステップアップ基準　352
ステントグラフト内挿術　211
ステント血栓症　62
ステント内再狭窄　62
スワン・ガンツカテーテル
　40, 290

■ せ
精神症状　339
静的労作　361
セニング手術　164
セルジンガー変法　39
セルセーバー　107
線維鞘　12
前右室枝　10
前下行枝　3, 10
前室間枝　10
センシング閾値　76
全大静脈–肺動脈吻合　183
穿通束　11
先天性心疾患　114
　──造影部位　45
先天性僧帽弁狭窄　135

381

先天性僧帽弁閉鎖不全　136
セントラルシャント　158
前乳頭筋　3, 4
せん妄　339, 366

■そ
早期離床　345
送血カニューラ　94
総動脈幹　45
　──（遺残）症　170
総肺静脈還流異常症（TAPVC）
　45, 144, 172
僧帽弁　2, 5, 6, 7, 8, 9, 12
　──狭窄（MS）　45, 184
　──上狭窄　135
　──不全に対する経カテーテ
　　ル的置換術（TMVI）232
　──閉鎖不全（MR）　45,
　　184, 200
側方開胸　83
　──体位　264
　──ドレーピング　268

■た
体位固定　264
退院時指導　354
退院前検査　353
体液管理　320
体外型補助人工心臓　223
体外限外濾過（ECUM）　327
体外式膜型人工肺（ECMO）
　221
体外循環
　──血液検査　106
　──条件　101
　──追加薬剤　106
対角枝　10
大血管異常　114
大血管疾患　203
大腿動脈　39
　──穿刺部位　40
大動脈　6
　──圧　41
　──炎症候群　212
　──解離　208
　──弓　2, 9
　──狭窄　45, 129
　──峡部　9
　──縮窄　45, 120
　──中膜壊死　203
　──内バルーンパンピング
　　（IABP）　220, 300
　──肺動脈中隔欠損　117
　──離断　45, 122
　──瘤　45
大動脈弁　2, 6, 7

　──逸脱　146
　──下狭窄（SAS）　131
　──狭窄（AS）　45, 129,
　　188
　──上狭窄（SVAS）　130
　──閉鎖ノッチ　290
　──閉鎖不全（AR）　45,
　　146, 188
体肺動脈短絡術　158
タイプアンドスクリーン法
　239
ダウン症候群　145
高安病（動脈炎）　212
多臓器不全症候群（MODS）
　293
脱血カニューラ　93
脱血法　86
ダブルスイッチ手術　169
ダモス・ケイ・スタンセル吻合
　134
段階的な離床　346
単冠動脈　151
短径短縮率（%FS）　23
単心室症　45, 175
断層法　21, 22

■ち
チアノーゼ性心疾患　155
窒素（N$_2$）吸入療法　316
緻密結節　12
中介束　4
中隔枝　10
中隔尖　6
中隔辺縁束　3, 4
中空糸外部灌流膜型肺　90
中鎖脂肪酸　317
中心静脈圧　258
中心静脈ライン　287
調節換気（CV）　308
重複大動脈弓　115
直視下僧帽弁交連切開　186
貯血槽　94
鎮静　335
　──薬　334, 337
鎮痛　335
　──薬　337

■つ
椎骨動脈　9
通常型心房粗動　56

■て
手洗い　266
手洗い看護師　266
低圧持続吸引器　286
低カリウム血症　324

低侵襲血行動態モニタリング
　292
低侵襲心臓手術（MICS）　231
低心拍出量症候群（LOS）　293,
　297
適合試験　239
テザリング　184
デービッド手術　191
テベシウス弁　3, 4
デュアルコントロール（DCV）
　308
デュアルチャンバーペーシング
　72
デレバール法　169
電気ショック　81, 305
電気生理検査　53
電気伝導　18
電極カテーテル　54

■と
東京女子医大心研分類　145
洞結節　11, 18
橈骨動脈　40, 196
同所性心臓移植　228
洞調律　17
動的労作　361
洞不全症候群　29, 55, 70
洞房結節枝　10
動脈圧波形　290
動脈管開存（PDA）　45, 116
動脈血液ガス分析　14
動脈血酸素含量（CaO$_2$）　290
動脈瘤　203
トーシッヒ・ビング奇形　166
トダロー腱索　4, 12
ドブタミン負荷　34
ドプラ法　21
ドベガ法　193
ドベーキー型ポンプ　88
ドベーキー分類　209
トランスデューサー　257,
　286
トレッドミル運動負荷試験
　31
ドレナージシステム　296
ドレーピング　266
ドレーン
　──管理　293
　──固定　295
　──挿入　109
　──と吸引器の接続　286
　──排液の性状　350
　──抜去基準　350
鈍縁枝　10

■な

内胸動脈　196, 197
内視鏡的手術　84
内乳頭筋　3, 4
内分泌検査　14

■に

日赤血液　236
乳頭筋機能不全　184
乳糜胸　317
入浴　246, 358
尿量　320
尿路確認　287

■の

脳神経障害　332, 333
脳卒中　334
ノーウッド手術　178, 179
脳波　258
　　──モニター　258
脳分離体外循環　103

■は

肺血流イメージング　37
肺静脈　6
　　──隔離　60
　　──狭窄　126
バイタルサイン　289
肺動静脈瘻　119
肺動脈　2, 3
　　──圧　41, 259
　　──狭窄　45, 156
　　──絞扼　148
　　──左房交通　119
　　──楔入圧　41, 290
　　──統合手術　161
　　──閉鎖　157
肺動脈弁　2, 3, 4, 6, 7
　　──狭窄（PS）　150
　　──欠損症候群　162
ハイブリッド OR カテーテル検
　　査室　44
肺分画症　119
廃用症候群　346
パクリタキセル　67
バチスタ手術　219
バッテリー状態　75
バルサルバ洞　7
　　──動脈瘤破裂　146
パルスドプラ法　24
バルーンカテーテル　302
反復唾液嚥下テスト（RSST）
　　343

■ひ

非開心術　82

光干渉断層検査（OCT）　51
腓骨神経麻痺　335
　　──予防　289
非侵襲的陽圧換気（NPPV）
　　313
ヒス束　11, 12, 18
肥大型心筋症　217
左円錐枝　10
左回旋枝　10
左冠動脈　9, 10
　　──尖　6
　　──肺動脈起始　152
左鎖骨下動脈　2, 9
左主幹部　10
左上大静脈遺残（PLSVC）　127
左総頸動脈　2, 9
左内胸動脈　2, 9
左肺静脈　5
非チアノーゼ性疾患　129
ヒト心房性ナトリウム利尿ポリ
　　ペプチド製剤（hANP）　298
標準看護計画　276
標準予防策　331
病棟への申し送り　347
頻拍発作　75
頻脈性不整脈　56, 77

■ふ

ファロー四徴症（TOF）　45,
　　151, 155
不安定狭心症　15, 47, 200
フィジカルアセスメント　289
フォンタン手術　181, 182
負荷試験　31
負荷心エコー　27
不感蒸泄量　320
腹腔動脈　9
腹部大動脈瘤　205, 207
腹膜透析（PD）　329
不整脈　297
部分肺静脈還流異常（PAPVC）
　　123
ブルガダ症候群　59
プルキンエ線維　11, 12, 18
プレッシャーサポート換気
　　（PSV）　308
プレフィルドシリンジ製剤
　　283
ブレロック短絡　158
分界溝　5
分界稜　3
分枝束　12

■へ

閉胸　109
閉鎖ドレッシング　331

並列大血管　167
ペーシング　305
　　──閾値　75
ペースメーカ　69
ヘモコンセントレーター　92
弁逆流重症度評価　25
弁口面積算出　43
ベントカニューラ　95
ベントール手術　190

■ほ

房室結節　11, 18
　　──枝　10
　　──リエントリー性頻拍
　　59
房室錯位　168
房室中隔欠損（AVSD）　142
房室ブロック　55, 70
房室リエントリー性頻拍　59
放射性同位元素　35
補液　320
歩行開始　352
補助換気　307
補助循環　220
補助人工心臓（VAD）　223
ボタロー管開存　116
ポリグラフ　54
ホルター心電図　28
ポンプ脱血法　87

■ま

膜性中隔　4, 6, 12
　　──瘤　146
マジックベッド　264
麻酔器　253
麻酔記録　273
麻酔中のモニター　257
麻酔導入　262
　　──準備　260
マスタード手術　164
マスター負荷試験　31
末梢静脈ライン　261
末梢神経障害　332
麻痺　334
マルファン症候群　203, 208

■み

右胃大網動脈　9, 196, 198
右円錐枝　10
右冠動脈　3, 6, 9, 10
　　──尖　6
右鎖骨下動脈　9
右総頸動脈　9
右内胸動脈　2, 9
右内頸動脈　9
右肺静脈　5

右傍胸骨切開法　85
水・電解質バランス　320
脈なし病　212

■ む
無冠動脈尖　6
無気肺　317
ムピロシン　246
無名静脈　2
無名動脈　2,9
無輸血体外循環　97

■ め
メイズ手術　214
滅菌材　350

■ も
目標心拍数　32
モードスイッチ　74
問診　14

■ や
薬剤溶出ステント（DES）　63
薬剤溶出バルーン　67
ヤクー手術　191
薬物負荷試験　34

■ ゆ
有酸素運動　354

遊離グラフト　196
輸液過剰　322
輸液不足　321
輸血　240
　　──及び血漿分画製剤使用同
　　　　意書　238
ユースタキス弁　3,4

■ ら
落差脱血法　87
ラステリ手術　157,165,171
卵円窩　3,4
卵円孔弁　5
ランベルティ変法　134

■ り
リエントリー　56
　　──性不整脈　56
リザーバー　94
離床開始基準　352
リード抵抗　75
リードレスペースメーカ　69
リハビリテーション　352
両冠動脈同一バルサルバ洞起始
　　154
量制御式（VCV）　308
両大血管右室起始症（DORV）
　　45,166
両方向グレン手術　182

両房室弁同一心室挿入　180

■ れ
冷却損傷　335
冷凍凝固　59
レジスタンストレーニング
　　354
レート応答機能　74
攣縮性狭心症　195
連続波ドプラ法　25

■ ろ
ロイス・ディーツ症候群　208
労作性狭心症　46
肋頸動脈　9
ロス手術　129,132
ロータブレータ　66
肋間動脈　9
肋間閉鎖　109
肋骨弓　1

■ わ
ワルファリン　356
腕頭静脈　2
腕頭動脈　2,9

欧文

■ 数字

2D エコー　21
3D マッピングシステム　54
12 誘導　16
22q11.2 欠失症候群　155
^{99m}Tc-HSA　37
^{99m}Tc-MAA　37
^{99m}Tc-MIBI　35
^{99m}Tc-PYP　36
^{99m}Tc-tetrofosmim　35
^{111}In　37
^{123}I-BMIPP　35
^{123}I-MIBG　36
^{201}Tl　35

■ A

absent pulmonary valve syndrome　162
acute marginal branch　10
Alantius body　7
angina pectoris　195
anomalous origin of the left coronary artery from the pulmonary artery（ALCAPA）152
anterior interventricular branch　10
anterior papillary muscle　3, 4
anterior right ventricular branch　10
anti tachycardia pacing（ATP）81
aortic arch　2, 9
aortic regurgitation（AR）　188
aortic stenosis（AS）　129, 188
aortic valve　2, 6
aortopulmonary septal defect　117
aortopulmonary window　117
APRV（airway pressure release ventilation）　310
artery to the atrioventricular node　10
artery to the sinoatrial node　10
ascending aorta　2, 3, 6, 9
atrial septal defect（ASD）　140
atrioventricular discordance　168
atrioventricular node　11
atrioventricular septal defect（AVSD）　142
azygos vein　2

■ B

azygos/hemiazygos connection　128

Batista 手術　219
Beck の三徴　296
Behavioral Pain Scale（BPS）　336
Bentall 手術　190
BiPAP（biphasic positive airway pressure）　310
Bland-White-Garland（BWG）症候群　152
Borg 指数　356
brachiocephalic artery　2, 9
brachiocephalic vein　2
branching bundle　12
Braunwald 分類　15
bronchial artery　9
bundle of His　12
B モード　21

■ C

Cabrol 手術　190
CAM-ICU（The Confusion Assessment Method for the Intensive Care Unit）　339, 340
cardiac resynchronization therapy（CRT）　79
cardiomyopathy　217
celiac artery　9
Celoria-Patton 分類　122
clavicle　1
CM5 誘導　28, 29
coarctation of aorta　121
cold injury　335
Collet-Edwards 分類　170
commissure　7
compact node　12
complete transposition of great arteries（dTGA）　163
Cone 法　138
continuous hemodiafiltration（CHDF）　326
coronary artery fistula　153
coronary sinus　3, 4, 6
coronary vein　5
corrected transposition of great arteries　168
costal arch　1
costocervical artery　9
Crawford 分類　204

■ D

crux　10

Damus-Kaye-Stansel 吻合　134
Darling の分類　172
David 手術　191
DeBakey 分類　209
descending aorta　2, 9
DeVega 法　193
diagonal branch（DB）　10
diaphragma　9
dilutional ultrafiltration（DUF）　105
directional coronary atherectomy（DCA）　66
DOPE 評価　310
double aortic arch　115
double inlet ventricle　180
double outlet right ventricle（DORV）　166
ductal shock　122

■ E

Ebstein anomaly　137
Edwards-Burchell の分類　175
Ehlers-Danlos 症候群　208
Eisenmenger 症候群　117
electro-physiological study（EPS）　53
endocardial cushion defect（ECD）　142
esophageal artery　9
Eustachian valve　3, 4
external carotid artery　9
extracorporeal membrane oxygenation（ECMO）　221

■ F

fibrous sheath　12
Fick 法　42
Fontan 手術　182
fossa ovalis　3, 4
Fr（単位）　46
fractional flow reserve（FFR）　63

■ G

Glenn 手術　128, 182
Gorlin の公式　43

■ H

hemitruncus　118

385

heterotaxia 142, 180
hypoplastic left heart syndrome (HLHS) 177

■ I
ICDSC (Intensive Care Delirium Screening Checklist) 339, 340
ICU (intensive care unit) 282
——ベッド 283
——への移送 271
implantable cardioverter defibrillator (ICD) 77
infectious endocarditis (IE) 194
inferior vena cava (IVC) 2
infundibular stenosis 150
infundibulum 4
innominate artery 2, 9
innominate vein 2
intercostal arteries 9
interruption of aortic arch 122
intra-aortic balloon pumping (IABP) 220
intravascular ultrasound (IVUS) 50
ischemic preconditioning 233
isthmus of aorta 9

■ J
Jatene 手術 165
Judkins 法 44
J 字法 85

■ K
Kirklin 分類 145
Kommerell 憩室 114

■ L
Lamberti 変法 134
left anterior descending branch (LAD) 3, 10
left atrial appendage (LAA) 2, 5
left atrial branches 10
left atrium (LA) 2
left bundle branch 11, 12
left circumflex branch (LCX) 10
left common carotid artery 2, 9
left conal branch 10
left coronary cusp 6
left internal thoracic artery 2,

9
left main trunk (LMT) 10
left pulmonary veins 5
left subclavian artery 2, 9
left ventricle (LV) 2
Levine 分類 17
Loeys-Dietz 症候群 208
low output syndrome (LOS) 293

■ M
Marfan 症候群 208
maze 手術 214
medial papillary muscle 3, 4
membranous septum 3, 4, 6
minimally invasive cardiac surgery (MICS) 231
minimally invasive direct coronary artery bypass (MIDCAB) 84
mitral regurgitation (MR) 184
mitral stenosis (MS) 184
mitral valve 2, 5, 6
moderator band 4
modified Simpson 法 24
modified ultrafiltration (MUF) 104
multiple organ dysfunction syndrome (MODS) 293
Mustard 手術 164
myocardial infarction (MI) 200
M モード 21

■ N
NASA 誘導 28, 29
NBG コード 71
non-coronary cusp 6
NPPV (non invasive positive pressure ventilation) 313
Numerical Rating Scale (NRS) 336
NYHA (New York Heart Association) 心機能分類 15

■ O
obtuse marginal branch (OM) 10
optical coherence tomography (OCT) 51

■ P
partial anomalous pulmonary venous connection (PAPVC) 124

patent ductus arteriosus (PDA) 116
PDE Ⅲ 阻害薬 298
penetrating bundle 11
percutaneous cardiopulmonary support (PCPS) 221
percutaneous coronary intervention (PCI) 61
peritoneal dialysis (PD) 329
persistent left superior vena cava (PLSVC) 127
Pombo 法 23
posterior descending branch (PD) 10
posterior interventricular branch 10
posterior left ventricular branch 10
posterior septal branches 10
posterolateral branch 10
PQ 間隔 19
pulmonary artery (PA) 2, 3
pulmonary atresia with intact ventricular septum 176
pulmonary sequestration 119
pulmonary stenosis (PS) 150
pulmonary valve 2, 3, 4
pulmonary veins 6
Purkinje fiber 11, 12
P 波 18, 19

■ Q
QRS 波 18, 19
QT 延長 30
QT 間隔 19

■ R
radial 手術 216
Rastelli 手術 165, 171
rate drop response 75
Rawlatt の正常弁口径基準 13
remote ischemic conditioning (RIC) 233
renal replacement therapy (RRT) 326
Richmond Agitation-Sedation Scale (RASS) 336
right aortic arch 114
right atrial appendage (RAA) 2, 3, 5
right atrial branch 10
right atrium (RA) 2
right bundle branch 11, 12
right common carotid artery 9
right conus branch 10

right coronary artery（RCA）
  3, 6, 9, 10
right coronary cusp   6
right gastroepiploic artery   9
right internal carotid artery   9
right internal thoracic artery
  2, 9
right pulmonary veins   5
right subclavian artery   9
right ventricle（RV）   2
Ross 手術   129, 132
RR 間隔   19

■ S

Safety Checklist   256
scimitar 症候群   123
Senning 手術   164
septal branch（SB）   10
septal leaflet   6
septo-marginal trabeculation
  3
Shone 症候群   135
Sicilian Gambit 分類   298
single coronary artery   151
sinoatrial branch   10
sinus node   11
sinus of Valsalva   7
Smith 分類   151
Soto 分類   145
SPECT（single photon emission
  computed tomography）   35
Stanford 分類   208
Starnes 法   138
sternum   1
ST-T   19
subaortic stenosis（SAS）   131

superior vena cava（SVC）   2
supra-valvular aortic stenosis
  （SVAS）   130
surgical site infection（SSI）
  331
sutureless 法   174
Swan-Ganz カテーテル   40,
  290

■ T

T & S 法   239
Taussig-Bing 奇形   166
Teichholz 法   23
tendon of Todaro   4, 12
terminal crest   3
terminal sulcus   5
tetralogy of Fallot（TOF）   155
Thebesian valve   3, 4
thymus   3
thyrocervical artery   9
total anomalous pulmonary
  venous connection（TAPVC）
  172
total parenteral nutrition（TPN）
  344
trabecula septomarginalis
  （TSM）   3, 4
trans-catheter aortic valve
  implantation（TAVI）   231
trans-catheter mitral valve
  implantation（TMVI）   232
transesophageal echocardiog-
  raphy（TEE）   25
transitional cell zone   12
transthoracic echocardiogra-
  phy（TTE）   21

transverse cervical artery   9
triangle of Koch   4, 12
tricuspid atresia（TA）   175
tricuspid regurgitation（TR）
  192
tricuspid valve   2, 3, 4
truncus arteriosus   170
Trusler の絞扼基準   148
two-chambered right ventricle
  （TCRV）   150
T 波   18

■ U

unroofed coronary sinus   141
U 波   18

■ V

valve of fossa ovalis   5
Vaughan Williams 分類   299
ventricular assist device（VAD）
  223
ventricular septal defect（VSD）
  145
ventriculoinfundibular fold   3,
  4
vertebral artery   9

■ W

Williams 症候群   130

■ X

xiphoid process   1

■ Y

Yacoub 手術   191

387

監修者

龍野　勝彦（たつの　かつひこ）
1942 年 3 月　東京生まれ
1967 年 3 月　千葉大学医学部卒業
1968 年 4 月　東京女子医科大学
　　　　　　　附属日本心臓血圧研究所外科入局
1977 年 11 月　榊原記念病院心臓外科部長
1998 年 4 月　千葉県循環器病センター センター長
2007 年 4 月　　同　名誉センター長
　　　　　　　榊原記念病院特命顧問
2008 年 9 月　タツノ内科・循環器科院長

編集者

安藤　　誠（あんどう　まこと）
1991 年 3 月　京都大学医学部卒業
1991 年 4 月　東京女子医科大学循環器小児外科
　　　　　　　医療練士
1998 年 7 月　米国テキサス小児病院
　　　　　　　クリニカルフェロー
2000 年 1 月　米国クリーブランドクリニック
　　　　　　　クリニカルフェロー
2002 年 1 月　榊原記念病院心臓血管外科医長
2014 年 4 月　　同　部長
2019 年 1 月　金沢医科大学循環器外科教授

三浦稚郁子（みうら　ちかこ）
1986 年 3 月　岡山大学医学部附属看護専門学校
　　　　　　　卒業
1986 年 4 月　益田市美濃郡地域医療センター
　　　　　　　医師会病院就職
1990 年 4 月　榊原記念病院 CCU 入職
2002 年 4 月　東京女子医科大学大学院
　　　　　　　看護学研究科入学
2005 年 3 月　　同　大学院卒業
　　　　　　　クリティカルケア看護学修士取得
2006 年 4 月　榊原記念病院主任看護部長
2016 年 4 月　　同　副院長・主任看護部長
2018 年 4 月　公益社団法人 地域医療振興協会
　　　　　　　事務局 地域看護介護部次長

心臓外科エキスパートナーシング（改訂第 4 版）

1990 年 7 月 10 日　第 1 版第 1 刷発行	監修者　龍野勝彦
1996 年 5 月 20 日　第 2 版第 1 刷発行	編集者　安藤　誠, 三浦稚郁子
2004 年 12 月 15 日　第 3 版第 1 刷発行	発行者　小立鉦彦
2013 年 5 月 10 日　第 3 版第 5 刷発行	発行所　株式会社 南 江 堂
2019 年 3 月 25 日　改訂第 4 版発行	〒113-8410 東京都文京区本郷三丁目 42 番 6 号

☎ (出版)03-3811-7189（営業)03-3811-7239
ホームページ https://www.nankodo.co.jp/

印刷・製本 三報社印刷
装丁 アートライン

© Nankodo Co., Ltd., 2019

定価はカバーに表示してあります.
落丁・乱丁の場合はお取り替えいたします.
ご意見・お問い合わせはホームページまでお寄せください.

Printed and Bound in Japan
ISBN978-4-524-25272-5

本書の無断複写を禁じます.

JCOPY〈出版者著作権管理機構委託出版物〉

本書の無断複写は,著作権法上での例外を除き,禁じられています.複写される場合は,そのつど事前に,
出版者著作権管理機構 (TEL 03-5244-5088, FAX 03-5244-5089, e-mail: info@jcopy.or.jp) の許諾を
得てください.

本書をスキャン,デジタルデータ化するなどの複製を無許諾で行う行為は,著作権法上での限られた例外
(「私的使用のための複製」など) を除き禁じられています.大学,病院,企業などにおいて,内部的に業
務上使用する目的で上記の行為を行うことは私的使用には該当せず違法です.また私的使用のためであっ
ても,代行業者等の第三者に依頼して上記の行為を行うことは違法です.

ナースビギンズシリーズ

一人前をめざすナースのための
明日から使える看護手技

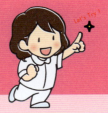

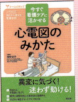

今すぐ看護ケアに活かせる
心電図のみかた
編集 藤野智子

B5判・174頁　2019.4.　定価（本体2,400円+税）　ISBN978-4-524-25951-9

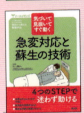

気づいて見抜いてすぐ動く
急変対応と蘇生の技術
編集 三上剛人

B5判・236頁　2016.11.　定価（本体2,700円+税）　ISBN978-4-524-26797-2

初めての人が達人になれる
使いこなし 人工呼吸器（改訂第2版）
著 露木菜緒

B5判・172頁　2016.8.　定価（本体2,300円+税）　ISBN978-4-524-25476-7

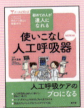

看るべきところがよくわかる
ドレーン管理
編集 藤野智子／福澤知子

B5判・174頁　2014.4.　定価（本体2,300円+税）　ISBN978-4-524-26749-1

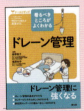

急変対応力10倍アップ
臨床実践フィジカルアセスメント
編集 佐藤憲明

B5判・182頁　2012.5.　定価（本体2,400円+税）　ISBN978-4-524-26472-8

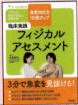

正しく・うまく・安全に
気管吸引・排痰法
著 道又元裕

B5判・126頁　2012.4.　定価（本体2,100円+税）　ISBN978-4-524-26414-8

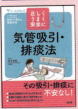

 南江堂　〒113-8410 東京都文京区本郷三丁目42-6　（営業）TEL 03-3811-7239　FAX 03-3811-7230　www.nankodo.co.jp